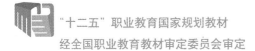 "十二五"职业教育国家规划教材
经全国职业教育教材审定委员会审定

 国家卫生和计划生育委员会"十二五"规划教材
全国卫生职业教育教材建设指导委员会"十二五"规划教材
全国高职高专院校教材

供护理、助产专业用

# 护用药理学

■■■■ 第3版 ■■■■

U0284599

主　编　陈树君　秦红兵
副主编　姚　伟　沈华杰　贾汝福
编　者（以姓氏笔画为序）

王　梅（沧州医学高等专科学校）
吴　艳（大庆医学高等专科学校）
沈华杰（天津医学高等专科学校）
陈树君（沧州医学高等专科学校）
范业宏（黑龙江护理高等专科学校）
范军军（山西医科大学汾阳学院）
周艳红（唐山职业技术学院）
姚　伟（山东医学高等专科学校）
秦红兵（盐城卫生职业技术学院）
贾汝福（沧州市中心医院）
贾胜梅（沧州市人民医院）
黄素臻（廊坊卫生职业学院）

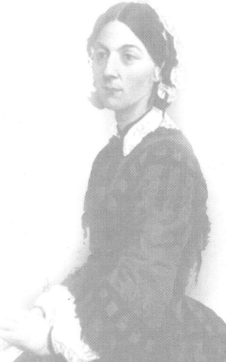

人民卫生出版社

图书在版编目（CIP）数据

护用药理学 / 陈树君，秦红兵主编 . —3 版 . —北京：
人民卫生出版社，2014
ISBN 978-7-117-18484-7

Ⅰ. ①护…　Ⅱ. ①陈…②秦…　Ⅲ. ①护理学 – 药理学 –
高等职业教育 – 教材　Ⅳ. ①R96

中国版本图书馆 CIP 数据核字（2013）第 292159 号

| 人卫社官网 | www.pmph.com | 出版物查询，在线购书 |
| 人卫医学网 | www.ipmph.com | 医学考试辅导，医学数据库服务，医学教育资源，大众健康资讯 |

**护用药理学**
**第 3 版**

主　　编：陈树君　秦红兵
出版发行：人民卫生出版社（中继线 010-59780011）
地　　址：北京市朝阳区潘家园南里 19 号
邮　　编：100021
E - mail：pmph @ pmph.com
购书热线：010-59787592　010-59787584　010-65264830
印　　刷：天津安泰印刷有限公司
经　　销：新华书店
开　　本：850×1168　1/16　印张：16　插页：8
字　　数：429 千字
版　　次：2001 年 7 月第 1 版　　2014 年 1 月第 3 版
　　　　　2019 年 1 月第 3 版第 10 次印刷（总第 40 次印刷）
标准书号：ISBN 978-7-117-18484-7/R·18485
定　　价：45.00 元

打击盗版举报电话：010-59787491　E-mail：WQ @ pmph.com
（凡属印装质量问题请与本社市场营销中心联系退换）

# 修订说明

第一轮全国高职高专护理专业卫生部规划教材出版于 1999 年，是由全国护理学教材评审委员会和卫生部教材办公室规划并组织编写的"面向 21 世纪课程教材"。2006 年第二轮教材出版，共 23 种，均为卫生部"十一五"规划教材；其中 8 种为普通高等教育"十一五"国家级规划教材，《基础护理学》为国家精品教材。本套教材是我国第一套高职高专护理专业教材，部分教材的读者已超过百万人，为我国护理专业发展和高职高专护理人才培养作出了卓越的贡献！

为了贯彻全国教育工作会议、《国家中长期教育改革和发展规划纲要（2010—2020 年）》、《教育部关于"十二五"职业教育教材建设的若干意见》等重要会议及文件精神，在全国医学教育综合改革系列精神指引下，在护理学成为一级学科快速发展的前提下，全国卫生职业教育护理类专业教材评审委员会于 2012 年开始全国调研，2013 年团结全国 25 个省市自治区 99 所院校的专家规划并共同编写完成第三轮教材。

第三轮教材的目标是"服务临床，立体建设，打造具有国内引领、国际领先意义的精品高职高专护理类专业教材"。本套教材的编写指导思想为：①坚持国家级规划教材的正确出版方向。②坚持遵循科学规律，编写精品教材。③坚持职业教育的特性和特色。④坚持护理学专业特色和发展需求，实现"五个对接"：与服务对象对接，体现以人为本、以病人为中心的整体护理理念；与岗位需求对接，贯彻"早临床、多临床、反复临床"，强化技能实训；与学科发展对接，更新旧的理念、理论、知识；与社会需求对接，渗透人文素质教育；与执业考试对接，帮助学生通过执业考试，实现双证合一。⑤坚持发挥教材评审委员会的顶层设计、宏观规划、评审把关的作用。⑥坚持科学地整合课程，构建科学的教材体系。⑦坚持"三基五性三特定"。⑧坚持人民卫生出版社"九三一"质量控制体系。⑨坚持"五湖四海"的精神，建设创新型编写团队。⑩坚持教学互长，教材学材互动，推动师资培养。

本套教材的特点为：

1. **教材体系创新**　全套教材包括主教材、配套教材、网络增值服务平台、题库 4 个部分。主教材包括 2 个专业，即护理、助产；5 个模块，即职业基础模块、职业技能模块、人文社科模块、能力拓展模块、临床实践模块；38 种教材，其中修订 23 种，新编 15 种。以上教材均为国家卫生和计划生育委员会"十二五"规划教材，其中 24 种被确定为"十二五"职业教育国家规划教材立项选题。

2. **教材内容创新**　本套教材设置了学习目标、导入情景/案例、知识拓展、课堂讨论、思考与练习等栏目，以适应项目学习、案例学习等不同教学方法和学习需求；注重吸收护理行业发展的新知识、新技术、新方法；丰富和创新实践教学内容和方法。

3. **教材呈现形式创新**　本套教材根据高职高专护理类专业教育的特点和需求，除传统的纸质教材外，创新性地开发了网络增值服务平台，使教材更加生活化、情景化、动态化、形象化。除主教材外，开发了配合实践教学、护士执业考试的配套教材，实现了教材建设的立体化。

4. **教材编写团队创新**　教材编写团队新增联络评审委员、临床一线护理专家，以保证教材有效的统筹规划，凸显权威性、实用性、先进性。

全套教材将于 2014 年 1 月出版，供全国高职高专院校使用。

# 教材目录

说明:

- 职业基础模块:分为传统和改革 2 个子模块,护理、助产专业任选其一。
- 职业技能模块:分为临床分科、生命周期、助产 3 个子模块,护理专业在前两个子模块中任选其一,助产专业选用第三个子模块。
- 人文社科模块:护理、助产专业共用。
- 能力拓展模块:护理、助产专业共用。
- 临床实践模块:分为护理、助产 2 个子模块,供两个专业分别使用。

| 序号 | 教材名称 | 版次 | 主编 | 所供专业 | 模块 | 配套教材 | 评审委员 |
|---|---|---|---|---|---|---|---|
| 1 | 人体形态与结构 | 1 | 牟兆新 夏广军 | 护理、助产 | 职业基础模块Ⅰ | √ | 路喜存 |
| 2 | 生物化学 | 1 | 何旭辉 | 护理、助产 | 职业基础模块Ⅰ | √ | 黄 刚 |
| 3 | 生理学 | 1 | 彭 波 | 护理、助产 | 职业基础模块Ⅰ | √ | 赵汉英 |
| 4 | 病原生物与免疫学※ | 3 | 刘荣臻 曹元应 | 护理、助产 | 职业基础模块Ⅰ | √ | 陈命家 |
| 5 | 病理学与病理生理学※ | 3 | 陈命家 丁运良 | 护理、助产 | 职业基础模块Ⅰ | √ | 吕俊峰 |
| 6 | 正常人体结构※ | 3 | 高洪泉 | 护理、助产 | 职业基础模块Ⅱ | √ | 巫向前 |
| 7 | 正常人体功能※ | 3 | 白 波 | 护理、助产 | 职业基础模块Ⅱ | √ | 巫向前 |
| 8 | 疾病学基础※ | 1 | 胡 野 | 护理、助产 | 职业基础模块Ⅱ | √ | 杨 红 |
| 9 | 护用药理学※ | 3 | 陈树君 秦红兵 | 护理、助产 | 职业基础模块Ⅰ、Ⅱ共用 | √ | 姚 宏 |
| 10 | 护理学导论※ | 3 | 李晓松 | 护理、助产 | 职业基础模块Ⅰ、Ⅱ共用 | | 刘登蕉 |
| 11 | 健康评估※ | 3 | 刘成玉 | 护理、助产 | 职业基础模块Ⅰ、Ⅱ共用 | √ | 云 琳 |
| 12 | 基础护理学※ | 3 | 周春美 张连辉 | 护理、助产 | 职业技能模块Ⅰ、Ⅱ、Ⅲ共用 | √ | 姜安丽 |
| 13 | 内科护理学※ | 3 | 李 丹 冯丽华 | 护理、助产 | 职业技能模块Ⅰ、Ⅲ共用 | √ | 尤黎明 |
| 14 | 外科护理学※ | 3 | 熊云新 叶国英 | 护理、助产 | 职业技能模块Ⅰ、Ⅲ共用 | √ | 李乐之 党世民 |
| 15 | 儿科护理学※ | 3 | 张玉兰 | 护理、助产 | 职业技能模块Ⅰ、Ⅲ共用 | √ | 涂明华 |
| 16 | 妇产科护理学 | 3 | 夏海鸥 | 护理 | 职业技能模块Ⅰ | √ | 程瑞峰 |

| 序号 | 教材名称 | 版次 | 主编 | 所供专业 | 模块 | 配套教材 | 评审委员 |
|---|---|---|---|---|---|---|---|
| 17 | 眼耳鼻咽喉口腔科护理学 ※ | 3 | 陈燕燕 | 护理、助产 | 职业技能模块Ⅰ、Ⅲ共用 | √ | 姜丽萍 |
| 18 | 母婴护理学 | 2 | 简雅娟 | 护理 | 职业技能模块Ⅱ | √ | 夏海鸥 |
| 19 | 儿童护理学 | 2 | 臧伟红 | 护理 | 职业技能模块Ⅱ | √ | 梅国建 |
| 20 | 成人护理学 ※ | 2 | 张振香 蔡小红 | 护理 | 职业技能模块Ⅱ | √ | 云琳 |
| 21 | 老年护理学 ※ | 3 | 孙建萍 | 护理、助产 | 职业技能模块Ⅰ、Ⅱ、Ⅲ共用 | √ | 尚少梅 |
| 22 | 中医护理学 ※ | 3 | 温茂兴 | 护理、助产 | 职业技能模块Ⅰ、Ⅱ、Ⅲ共用 | √ | 熊云新 |
| 23 | 营养与膳食 ※ | 3 | 季兰芳 | 护理、助产 | 职业技能模块Ⅰ、Ⅱ、Ⅲ共用 | | 李晓松 |
| 24 | 社区护理学 | 3 | 姜丽萍 | 护理、助产 | 职业技能模块Ⅰ、Ⅱ、Ⅲ共用 | √ | 尚少梅 |
| 25 | 康复护理学基础 | 1 | 张玲芝 | 护理、助产 | 职业技能模块Ⅰ、Ⅱ、Ⅲ共用 | | 李春燕 |
| 26 | 精神科护理学 ※ | 3 | 雷慧 | 护理、助产 | 职业技能模块Ⅰ、Ⅱ、Ⅲ共用 | √ | 李莘 |
| 27 | 急危重症护理学 ※ | 3 | 王惠珍 | 护理、助产 | 职业技能模块Ⅰ、Ⅱ、Ⅲ共用 | | 李春燕 |
| 28 | 妇科护理学 ※ | 1 | 程瑞峰 | 助产 | 职业技能模块Ⅲ | √ | 夏海鸥 |
| 29 | 助产学 | 1 | 魏碧蓉 | 助产 | 职业技能模块Ⅲ | √ | 程瑞峰 |
| 30 | 优生优育与母婴保健 | 1 | 宋小青 | 助产 | 职业技能模块Ⅲ | | 夏海鸥 |
| 31 | 护理心理学基础 ※ | 2 | 李丽华 | 护理、助产 | 人文社科模块 | | 秦敬民 |
| 32 | 护理伦理与法律法规 ※ | 1 | 秦敬民 | 护理、助产 | 人文社科模块 | | 王瑾 |
| 33 | 护理礼仪与人际沟通 ※ | 1 | 秦东华 | 护理、助产 | 人文社科模块 | | 秦敬民 |
| 34 | 护理管理学基础 | 1 | 郑翠红 | 护理、助产 | 能力拓展模块 | | 李莘 |
| 35 | 护理研究基础 | 1 | 曹枫林 | 护理、助产 | 能力拓展模块 | | 尚少梅 |
| 36 | 传染病护理 ※ | 1 | 张小来 | 护理、助产 | 职业技能模块Ⅱ | √ | 尤黎明 |
| 37 | 护理综合实训 | 1 | 张美琴 邢爱红 | 护理、助产 | 临床实践模块Ⅰ、Ⅱ共用 | | 巫向前 |
| 38 | 助产综合实训 | 1 | 金庆跃 | 助产 | 临床实践模块Ⅱ | | 夏海鸥 |

注:凡标"※"者已被立项为"十二五"职业教育国家规划教材。

# 主编简介与寄语

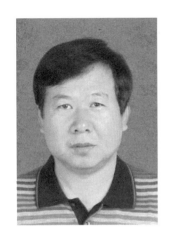

陈树君,教授,沧州医学高等专科学校副校长。从事药理学教学和临床药学工作已30年。曾获河北省科技进步三等奖1项,获沧州市科技进步一等奖2项,沧州市科技进步二等奖1项,沧州市科技进步三等奖1项。近几年来,主编全国规划教材6部,副主编1部;发表学术论文10余篇。

兼任教育部《全国食品药品职业教育教学指导委员会》委员、《河北省食品药品职业教育教学指导委员会》副主任委员、《河北省药理学会》常务理事《沧州市药学会》副理事长《沧州市营养学会》副理事长、沧州市医疗事故技术鉴定专家、沧州市专业技术拔尖人才等社会兼职。

## 写给同学们的话——

药物犹如一把锋利的双刃剑,祝愿同学们用扎实的知识、娴熟的技能、博大的爱心,挥舞药物这把利剑,为患者祛除病魔。

愿《护用药理学》成为同学们实现白衣天使梦想的助推器!

## 主编简介与寄语

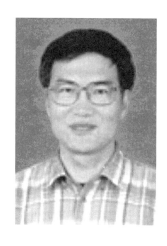

秦红兵,教授,盐城卫生职业技术学院教务处处长。主要从事药理学教学和麋鹿角抗衰老作用的研究工作。近5年,发表研究论文20多篇,主持的《护理药理学》课程被遴选为省级精品课程,获得江苏省高等教育教学成果奖一、二等奖和盐城市人民政府科技进步奖一、二、三等奖各1项。

兼任全国卫生职业教育药理学研究会副主任委员,江苏省药理学会卫生职业教育委员会主任委员,盐城市医疗事故技术鉴定专家。

### 写给同学们的话——

《护用药理学》是护理类专业的一门专业基础课,其基本理论、基本知识和基本技能直接为后继课服务,为临床药物治疗工作奠定基础。学好该课程对于未来从事护理工作具有重要意义。

# 前 言

本书是根据2013年3月在北京召开的全国高职高专护理类专业第三轮规划教材主编人会议和全国高职高专护理教育与教材建设工作会议精神修订编写的,供全国高职高专护理类专业使用。

教材编写中遵循"三基"(基本理论、基本知识、基本技能)"五性"(思想性、科学性、先进性、启发性、适应性)的基本原则和以护理专业人才培养目标为导向,以职业技能培养为根本,满足3个需要(岗位需要、学教需要、社会需要),体现高职高专教育特色的重要原则。依据《护用药理学》课程在护理专业人才培养中的定位和课程目标,根据药理学的学科规律和高职高专学生认知规律,对教材编写内容和版面进行了认真设计,力求做到教师好用,学生喜欢,学了有用。

本教材的修订主要有以下几个特点:

第一,护理专业特色更加鲜明。一是在"不良反应及注意事项"重点介绍与护理工作相关知识;二是选择10个代表药物编写了"护理要点提示",促进学生将所学药物知识向临床应用的转化;三是增加了"护理警示"提示栏,既突出了护理职业特色,又增添了版面的吸引力。

第二,在内容选取上增强了教材的针对性和实用性。一是以国家基本药物目录和护士执业资格考试为依据,对编写药物进行了取舍;二是在绪论部分增添了护理工作接触较多的药物相关知识,如处方基本知识、药品名称、药品说明书和药品标签基本知识、特殊药品"等内容;三是对药物作用机制做了较大精简。

第三,对实践教学内容进行了较大改革。除保留"给药途径对药物作用的影响、给药剂量对药物作用的影响、给药速度对药物作用的影响"三个与护理工作密切相关的传统验证性动物实验外,删减了其他传统验证性动物实验,增添了"用药护理方案设计、药品说明书学习、执行用药医嘱"等实训项目,既增强了专业针对性,又促进了学生学习能力的提高。

第四,在内容排序上作了较大调整。一是将非化疗类药物集中放到了教材的前半部分,化疗类药物集中放到了教材的后半部分;二是章序本着便于学生学习原则进行了调整。如将"肾上腺皮质激素类药物"调整到"抗变态反应药物、治疗呼吸系统疾病药物、治疗消化系统疾病药物等章"前面等多处进行了调整。

本教材所涉及药物剂量仅供参考,具体药物使用剂量请遵照药品说明书。

由于我们对高职高专教育理念的理解还不够透彻和学术水平有限,虽已感尽心尽力,但书中肯定有疏漏和不妥之处,敬请各位专家、同仁和同学们予以指正。

陈树君　秦红兵

2013年11月

# 目 录

第一章　护用药理学绪论 ·················································· 1
　　一、药理学学科性质与任务 ·········································· 1
　　二、护用药理学的学习目标 ·········································· 1
　　三、药品管理法简介 ················································ 2
　　四、处方基本知识 ·················································· 2
　　五、处方药与非处方药基本知识 ······································ 2
　　六、药品名称 ······················································ 3
　　七、药品说明书和药品标签基本知识 ·································· 3
　　八、特殊药品 ······················································ 4

第二章　药物效应动力学 ·················································· 5
　第一节　药物作用 ···················································· 5
　　一、药物作用和药物效应 ············································ 5
　　二、药物的基本作用 ················································ 5
　　三、药物作用的选择性 ·············································· 5
　　四、药物的作用方式 ················································ 6
　　五、药物作用的两重性 ·············································· 6
　第二节　药物作用机制 ················································ 8
　　一、特异性药物作用机制 ············································ 8
　　二、非特异性药物作用机制 ·········································· 9

第三章　药物代谢动力学 ················································· 10
　第一节　药物的跨膜转运 ·············································· 10
　　一、被动转运 ····················································· 10
　　二、主动转运 ····················································· 11
　第二节　药物的体内过程 ·············································· 11
　　一、吸收 ························································· 11
　　二、分布 ························································· 12
　　三、生物转化 ····················································· 13
　　四、排泄 ························································· 14
　第三节　药物代谢动力学的一些基本概念和参数 ························· 15
　　一、药物消除动力学 ··············································· 15
　　二、药物半衰期 ··················································· 15

三、生物利用度 ……………………………………………………………………………16

四、血药稳态浓度 …………………………………………………………………………16

**第四章　影响药物作用的因素**………………………………………………………………18

第一节　药物方面的因素 …………………………………………………………………18

一、药物剂量 ……………………………………………………………………………18

二、药物制剂 ……………………………………………………………………………19

三、给药途径 ……………………………………………………………………………20

四、给药时间 ……………………………………………………………………………20

五、疗程 …………………………………………………………………………………20

六、联合用药 ……………………………………………………………………………20

第二节　机体方面的因素 …………………………………………………………………21

一、年龄 …………………………………………………………………………………21

二、体重 …………………………………………………………………………………21

三、性别 …………………………………………………………………………………21

四、病理状态 ……………………………………………………………………………22

五、遗传因素 ……………………………………………………………………………22

六、营养因素 ……………………………………………………………………………22

七、个体差异 ……………………………………………………………………………22

八、心理因素 ……………………………………………………………………………22

**第五章　传出神经系统药物**…………………………………………………………………24

第一节　传出神经系统药理概论 …………………………………………………………24

一、传出神经系统的分类 ………………………………………………………………24

二、传出神经系统的递质 ………………………………………………………………25

三、传出神经系统受体的类型、分布及其生理效应 …………………………………25

四、传出神经系统药物的作用方式 ……………………………………………………26

五、传出神经系统药物的分类 …………………………………………………………27

第二节　胆碱受体激动药和胆碱酯酶抑制药 ……………………………………………27

一、M 胆碱受体激动药 …………………………………………………………………27

二、胆碱酯酶抑制药 ……………………………………………………………………29

第三节　胆碱受体阻断药 …………………………………………………………………30

一、M 胆碱受体阻断药 …………………………………………………………………30

二、N 胆碱受体阻断药 …………………………………………………………………33

第四节　肾上腺素受体激动药 ……………………………………………………………33

一、α 和 β 受体激动药 …………………………………………………………………33

二、α 受体激动药 ………………………………………………………………………35

三、β 受体激动药 ………………………………………………………………………36

第五节　肾上腺素受体阻断药 ……………………………………………………………37

一、α 受体阻断药 ………………………………………………………………………37

二、β 受体阻断药 ………………………………………………………………………38

第六章　麻醉药 ······ 41

　第一节　全身麻醉药 ······ 41

　　一、吸入麻醉药 ······ 41

　　二、静脉麻醉药 ······ 42

　第二节　局部麻醉药 ······ 43

　　一、概述 ······ 43

　　二、常用局部麻醉药 ······ 44

第七章　镇静催眠药和抗惊厥药 ······ 46

　第一节　镇静催眠药 ······ 46

　　一、苯二氮䓬类 ······ 47

　　二、巴比妥类 ······ 49

　　三、其他镇静催眠药 ······ 50

　第二节　抗惊厥药 ······ 50

第八章　抗癫痫药 ······ 52

　第一节　常用抗癫痫药 ······ 52

　　一、概述 ······ 52

　　二、传统的抗癫痫药物 ······ 53

　　三、新型抗癫痫药物 ······ 55

　第二节　抗癫痫药的临床用药原则 ······ 56

第九章　抗帕金森病药和治疗阿尔茨海默病药 ······ 58

　第一节　抗帕金森病药 ······ 58

　　一、拟多巴胺药 ······ 58

　　二、中枢性抗胆碱药 ······ 60

　第二节　治疗阿尔茨海默病药 ······ 61

　　一、胆碱酯酶抑制药 ······ 61

　　二、M 胆碱受体激动药 ······ 62

　　三、NMDA 受体非竞争性阻断药 ······ 62

　　四、其他治疗阿尔茨海默病药 ······ 62

第十章　抗精神失常药 ······ 63

　第一节　抗精神病药 ······ 63

　　一、吩噻嗪类 ······ 63

　　二、硫杂蒽类 ······ 66

　　三、丁酰苯类 ······ 66

　　四、其他类抗精神病药 ······ 66

　第二节　抗躁狂症药 ······ 67

　第三节　抗抑郁症药 ······ 68

　　一、三环类抗抑郁症药 ······ 68

　　二、去甲肾上腺素摄取抑制药 ······ 69

三、5- 羟色胺再摄取抑制药 …………………………………………………………… 69

四、其他抗抑郁症药 ………………………………………………………………… 70

## 第十一章 镇痛药 ……………………………………………………………………… 71

第一节 阿片生物碱类镇痛药 …………………………………………………………… 71

第二节 人工合成的阿片受体激动药 …………………………………………………… 73

第三节 其他镇痛药 ……………………………………………………………………… 75

第四节 阿片受体拮抗药 ………………………………………………………………… 76

## 第十二章 解热镇痛抗炎药及抗痛风药 ……………………………………………… 77

第一节 解热镇痛抗炎药 ………………………………………………………………… 77

一、解热镇痛抗炎药的共性 …………………………………………………………… 77

二、常用解热镇痛抗炎药 ……………………………………………………………… 78

第二节 抗痛风药 ………………………………………………………………………… 81

## 第十三章 中枢兴奋药 ………………………………………………………………… 83

第一节 大脑皮质兴奋药 ………………………………………………………………… 83

第二节 呼吸中枢兴奋药 ………………………………………………………………… 84

第三节 促大脑功能恢复药 ……………………………………………………………… 84

## 第十四章 利尿药及脱水药 …………………………………………………………… 86

第一节 利尿药 …………………………………………………………………………… 86

一、利尿药的分类 ……………………………………………………………………… 86

二、常用利尿药 ………………………………………………………………………… 87

第二节 脱水药 …………………………………………………………………………… 90

## 第十五章 抗高血压药 ………………………………………………………………… 93

第一节 概述 ……………………………………………………………………………… 93

第二节 常用抗高血压药 ………………………………………………………………… 94

一、利尿药 ……………………………………………………………………………… 94

二、β 肾上腺素受体阻断药 …………………………………………………………… 94

三、钙通道阻滞药 ……………………………………………………………………… 94

四、肾素 - 血管紧张素系统抑制药 …………………………………………………… 95

第三节 其他类抗高血压药 ……………………………………………………………… 96

第四节 高血压药物治疗新概念 ………………………………………………………… 97

## 第十六章 抗心绞痛药 ………………………………………………………………… 99

第一节 硝酸酯类 ………………………………………………………………………… 99

第二节 β 肾上腺素受体阻断药 ……………………………………………………… 101

第三节 钙通道阻滞药 ………………………………………………………………… 102

## 第十七章 抗心律失常药 …………………………………………………………… 104

第一节 概述 …………………………………………………………………………… 104

一、心律失常发生机制 ································· 104
二、抗心律失常药的基本作用机制 ················· 105
三、抗心律失常药的分类 ························· 106
第二节　常用抗心律失常药 ························· 106
一、Ⅰ类　钠通道阻滞药 ························· 106
二、Ⅱ类　β肾上腺素受体阻断药 ················· 108
三、Ⅲ类　延长动作电位时程药 ··················· 108
四、Ⅳ类　钙通道阻滞药 ························· 109

第十八章　抗慢性心功能不全药 ····················· 110
第一节　常用抗慢性心功能不全药 ··················· 110
一、利尿药 ································· 110
二、肾素-血管紧张素系统抑制药 ················· 111
三、β肾上腺素受体阻断药 ····················· 111
四、强心苷类药 ······························· 112
第二节　其他抗慢性心功能不全药 ··················· 114
一、血管扩张药 ······························· 114
二、非苷类正性肌力药 ························· 114

第十九章　抗动脉粥样硬化药 ······················· 116
第一节　调血脂药 ······························· 116
一、羟甲基戊二酰辅酶A还原酶抑制药 ··········· 116
二、胆汁酸结合树脂 ························· 117
三、烟酸类 ································· 117
四、苯氧酸类 ······························· 118
第二节　抗氧化药 ······························· 118
第三节　多烯脂肪酸类 ························· 119
第四节　保护动脉内皮药 ························· 119

第二十章　肾上腺皮质激素类药物 ··················· 120
第一节　糖皮质激素类药物 ························· 120
第二节　盐皮质激素类药物 ························· 123
第三节　促皮质素及皮质激素抑制药 ················· 124
一、促皮质素 ······························· 124
二、皮质激素抑制药 ························· 124

第二十一章　甲状腺激素类药和抗甲状腺药 ··········· 125
第一节　甲状腺激素 ························· 125
第二节　抗甲状腺药 ························· 126
一、硫脲类 ································· 126
二、碘和碘化物 ······························· 127
三、放射性碘 ······························· 127
四、β受体阻断药 ······························· 127

**第二十二章 降血糖药**································129

 第一节 胰岛素································129

 第二节 口服降血糖药································131

  一、磺酰脲类································131

  二、胰岛素增敏药································132

  三、双胍类································132

  四、其他类································132

**第二十三章 性激素类药与避孕药**································133

 第一节 雌激素类药和雌激素拮抗药································133

  一、雌激素类药································133

  二、雌激素拮抗药································134

 第二节 孕激素类药································134

 第三节 雄激素类药和同化激素类药································135

  一、雄激素类药································135

  二、同化激素类药································135

 第四节 避孕药································136

  一、主要抑制排卵的避孕药································136

  二、抗着床避孕药································137

  三、男用避孕药································137

  四、外用避孕药································137

  五、抗早孕药································138

**第二十四章 抗变态反应药物**································139

 第一节 组胺 $H_1$ 受体阻断药································139

 第二节 钙盐································140

**第二十五章 治疗呼吸系统疾病药物**································141

 第一节 镇咳药································141

 第二节 祛痰药································142

 第三节 平喘药································142

  一、$\beta_2$ 受体激动药································143

  二、茶碱类································143

  三、糖皮质激素类药································144

  四、M 胆碱受体阻断药································145

  五、过敏介质阻释药································145

**第二十六章 治疗消化系统疾病药物**································147

 第一节 助消化药································147

 第二节 抗消化性溃疡病药································147

  一、抗酸药································148

  二、胃酸分泌抑制药································148

　　三、胃黏膜保护药 ………………………………………………………… 150
　　四、抗幽门螺杆菌药 ……………………………………………………… 150
　第三节　止吐药与胃肠促动药 …………………………………………… 151
　第四节　泻药与止泻药 …………………………………………………… 152
　　一、泻药 …………………………………………………………………… 152
　　二、止泻药 ………………………………………………………………… 153
　第五节　利胆药 …………………………………………………………… 153

第二十七章　治疗血液和造血系统疾病药物 ……………………………… 155
　第一节　促凝血药 ………………………………………………………… 155
　第二节　抗凝血药及抗血栓药 …………………………………………… 156
　　一、抗凝血药 ……………………………………………………………… 156
　　二、抗血栓药 ……………………………………………………………… 158
　第三节　抗贫血药和造血细胞生长因子 ………………………………… 159
　　一、抗贫血药 ……………………………………………………………… 159
　　二、造血细胞生长因子 …………………………………………………… 161
　第四节　抗血小板药 ……………………………………………………… 161
　第五节　血容量扩充剂 …………………………………………………… 161
　第六节　酸碱平衡调节药 ………………………………………………… 162
　第七节　水电解质平衡调节药 …………………………………………… 162

第二十八章　子宫平滑肌兴奋药与抑制药 ………………………………… 164
　第一节　子宫平滑肌兴奋药 ……………………………………………… 164
　第二节　子宫平滑肌抑制药 ……………………………………………… 165

第二十九章　维生素类药物 ………………………………………………… 167
　第一节　水溶性维生素 …………………………………………………… 167
　第二节　脂溶性维生素 …………………………………………………… 169

第三十章　特效解毒药 ……………………………………………………… 171
　第一节　有机磷酸酯类中毒解毒药 ……………………………………… 171
　　一、有机磷酸酯类的毒理及中毒症状 …………………………………… 171
　　二、有机磷酸酯类中毒解救 ……………………………………………… 171
　第二节　亚硝酸盐中毒解毒药 …………………………………………… 173
　第三节　氰化物中毒解毒药 ……………………………………………… 173
　　一、氰化物中毒机制及中毒解毒机制 …………………………………… 173
　　二、氰化物中毒常用解毒药 ……………………………………………… 174

第三十一章　免疫功能调节药 ……………………………………………… 175
　第一节　免疫抑制药 ……………………………………………………… 175
　第二节　免疫增强药 ……………………………………………………… 176

**第三十二章　化学治疗药物概论** 178

第一节　常用术语 178
第二节　抗菌药物的作用机制 179
第三节　细菌产生耐药性的机制 179

**第三十三章　β- 内酰胺类抗生素** 181

第一节　概述 181
一、β- 内酰胺类抗生素分类 181
二、抗菌机制 181
三、细菌的耐药机制 181
第二节　青霉素类 181
一、天然青霉素 182
二、半合成青霉素 184
第三节　头孢菌素类 184
第四节　其他 β- 内酰胺类抗生素 186
一、碳青霉烯类 186
二、头霉素类 186
三、氧头孢烯类 187
四、单环 β- 内酰胺类 187
五、β- 内酰胺酶抑制药 187

**第三十四章　大环内酯类抗生素** 188

**第三十五章　氨基糖苷类抗生素** 191

第一节　氨基糖苷类抗生素的共性 191
第二节　常用氨基糖苷类抗生素 192

**第三十六章　四环素类及氯霉素类抗生素** 195

第一节　四环素类 195
第二节　氯霉素类 196

**第三十七章　其他类抗生素** 198

第一节　林可霉素类抗生素 198
第二节　多肽类抗生素 199
一、万古霉素类 199
二、多黏菌素类 199
第三节　多磷类抗生素 200

**第三十八章　化学合成抗菌药** 201

第一节　喹诺酮类 201
一、概述 201
二、常用氟喹诺酮类抗菌药 202

第二节　磺胺类抗菌药 …………………………………………………………… 203
　　一、概述 …………………………………………………………………………… 203
　　二、常用磺胺类抗菌药 …………………………………………………………… 204
第三节　甲氧苄啶 …………………………………………………………………… 205
第四节　硝基咪唑类和硝基呋喃类 ………………………………………………… 205
　　一、硝基咪唑类 …………………………………………………………………… 205
　　二、硝基呋喃类 …………………………………………………………………… 206

第三十九章　抗结核病药及抗麻风病药 …………………………………………… 207
第一节　抗结核病药 ………………………………………………………………… 207
　　一、常用抗结核病药 ……………………………………………………………… 207
　　二、抗结核病药的应用原则 ……………………………………………………… 209
第二节　抗麻风药 …………………………………………………………………… 210

第四十章　抗病毒药和抗真菌药 …………………………………………………… 212
第一节　抗病毒药 …………………………………………………………………… 212
　　一、抗艾滋病病毒药 ……………………………………………………………… 212
　　二、其他抗病毒药 ………………………………………………………………… 213
第二节　抗真菌药 …………………………………………………………………… 214
　　一、抗生素类抗真菌药 …………………………………………………………… 214
　　二、人工合成类抗真菌药 ………………………………………………………… 215

第四十一章　消毒防腐药 …………………………………………………………… 216
第一节　概述 ………………………………………………………………………… 216
第二节　常用消毒防腐药 …………………………………………………………… 216
　　一、醇类 …………………………………………………………………………… 216
　　二、醛类 …………………………………………………………………………… 217
　　三、酚类 …………………………………………………………………………… 217
　　四、酸类 …………………………………………………………………………… 218
　　五、卤素类 ………………………………………………………………………… 218
　　六、氧化剂 ………………………………………………………………………… 219
　　七、表面活性剂 …………………………………………………………………… 219
　　八、染料类 ………………………………………………………………………… 220
　　九、气体消毒剂 …………………………………………………………………… 220

第四十二章　抗寄生虫病药 ………………………………………………………… 222
第一节　抗疟药 ……………………………………………………………………… 222
　　一、疟原虫的生活史和抗疟药的作用环节 ……………………………………… 222
　　二、常用抗疟药 …………………………………………………………………… 223
　　三、抗疟药的合理应用 …………………………………………………………… 224
第二节　抗阿米巴病药 ……………………………………………………………… 224
　　一、治疗肠内、外阿米巴病药 …………………………………………………… 225
　　二、治疗肠内阿米巴病药 ………………………………………………………… 225

三、治疗肠外阿米巴病药 ……………………………………………… 225

第三节 抗滴虫病药 ……………………………………………………… 225

第四节 抗血吸虫病药和抗丝虫病药 …………………………………… 226

一、抗血吸虫病药 ……………………………………………………… 226

二、抗丝虫病药 ………………………………………………………… 226

第五节 抗肠蠕虫药 ……………………………………………………… 227

第四十三章 抗恶性肿瘤药 ……………………………………………… 229

第一节 概述 ……………………………………………………………… 229

一、抗恶性肿瘤药的分类 ……………………………………………… 229

二、抗恶性肿瘤药的不良反应 ………………………………………… 230

第二节 常用抗恶性肿瘤药 ……………………………………………… 230

一、烷化剂 ……………………………………………………………… 230

二、抗代谢药 …………………………………………………………… 231

三、抗肿瘤抗生素 ……………………………………………………… 232

四、抗肿瘤植物药 ……………………………………………………… 232

五、抗肿瘤激素类 ……………………………………………………… 233

六、其他抗肿瘤药 ……………………………………………………… 233

第三节 抗肿瘤辅助药 …………………………………………………… 234

中英文名词对照索引 ………………………………………………………… 235

主要参考文献 ………………………………………………………………… 249

# 第一章 | 护用药理学绪论

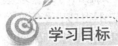
## 一、药理学学科性质与任务

药物(drug)是用于预防、治疗、诊断疾病以及计划生育的化学物质。绝大多数药物是能增强或减弱机体某些器官的生理功能和(或)细胞代谢活动的活性物质。药物具有双重性，在发挥治疗作用的同时，也可能损害患者，甚至造成残疾、死亡。药物安全性已成为全球性的严重问题。因此，必须从本质上认识药物，熟悉药物有效性和安全性，合理应用药物，减少和规避药物不良反应的发生。

 **知识链接**

**药物与药品区别**

药品是经过国家食品药品监督管理部门审批，允许其上市生产、销售的药物；而药物则包括所有具有治疗功效的化学物质，不一定经过审批，也不一定是市场销售的化学物质。

药理学(pharmacology)是研究药物与机体(包括病原体)间相互作用的规律及其机制的学科。其研究内容包括药物效应动力学(pharmacodynamics，简称药效学)和药物代谢动力学(pharmacokinetics，简称药动学)两方面，前者研究药物对机体的作用及作用机制；后者研究机体对药物的影响，包括药物体内过程，以及血药浓度随时间而变化的规律等。

药理学是连接药学与医学、基础医学与临床医学的桥梁学科，其学科任务是：①在阐明药物效应动力学和药物代谢动力学的基础上，为临床合理应用药物防治疾病提供理论依据；②研究开发新药和发现药物新用途；③为其他生命学科的研究探索提供重要的科学依据和研究方法。

## 二、护用药理学的学习目标

护士工作在临床第一线，是病人药物治疗的实施者和用药前后的监护者，在药物合理应用和不良反应防治中起着重要作用。护用药理学是在阐明药理学基本理论和药物基本知识的基础上，为护士科学合理开展用药护理奠定基础的一门课程。三年制专科护理专业专科学生通过学习护用药理学课程，应达到以下目标要求：①理解药理学基本理论和基本概念及其临床意义；②掌握各类常用代表药物或基本药物的药理作用、用途、不良反应及注意事项等药物知识；③掌握国家护士执业资格理论考试所需药理学知识；④具有根据药物相关知识制定用药监护措施的临床思维能力，为用药护理奠定基础；⑤初步具有对病人及家属进行药物相关知识宣教的能力；⑥能通过药品说明书或药学书籍获取用药护理相关知识；⑦能辩证认识药物作用的两重性，充分认识用药护理的重要性；⑧养成严肃认真、以人为本、关爱生命健康的职业素养。

# 三、药品管理法简介

《中华人民共和国药品管理法》（简称《药品管理法》）是由国家颁布实施的药品管理基本法律，是制定各项具体药品法规的基础，其他有关药品的政策法规制定不得违背《药品管理法》。制定《药品管理法》的目的，是为加强药品监督管理，保证药品质量，保障人体用药安全，维护人民身体健康和用药的合法权益。凡是在中华人民共和国境内从事药品的研制、生产、经营、使用和监督管理的单位和个人必须共同遵守和执行《药品管理法》。

# 四、处方基本知识

## （一）处方概念与处方格式

1. 处方概念　处方是由注册的执业医师和执业助理医师在诊疗活动中为患者开具的、由执业药师或取得药学专业技术职务任职资格的药学专业技术人员审核、调配、核对，并作为患者用药凭证的医疗文书。医疗机构病区用药医嘱单也属于处方的范畴。护士必须严格按处方给患者用药。处方也是出现用药差错事故时，追究责任的法律凭证。

2. 处方格式　处方格式由以下三部分组成：

（1）前记　包括医疗、预防、保健机构名称、处方编号，费别、患者姓名、性别、年龄、门诊或住院病历号，科别或病室和床位号、临床诊断、开具日期等，并可添列特殊要求的项目。麻醉药品和第一类精神药品处方还应当包括患者身份证明编码，代办人姓名、身份证明编码。

（2）正文　以 Rp（拉丁文 Recipe "请取"的缩写）标示，分列药品名称、剂型、规格、数量、用法用量。

（3）后记　医师签名和 / 或加盖专用签章，药品金额以及审核、调配、核对、发药的药学专业技术人员签名。

## （二）处方颜色

1. 普通处方印刷用纸为白色。

2. 急诊处方印刷用纸为淡黄色，右上角标注"急诊"。

3. 儿科处方印刷用纸为淡绿色，右上角标注"儿科"。

4. 麻醉药品和第一类精神药品处方印刷用纸为淡红色，右上角标注"麻、精一"。

5. 第二类精神药品处方印刷用纸为白色，右上角标注"精二"。

# 五、处方药与非处方药基本知识

为保障人民用药安全有效、使用方便，根据《中共中央、国务院关于卫生改革与发展的决定》，自 2000 年 1 月 1 日起施行制定处方药与非处方药分类管理办法。

处方药（prescription drug）是指必须凭执业医师或执业助理医师处方才可调配、购买和使用的药品。处方药一般都具有强烈的药理作用，专用性强，有的会产生过敏反应和依赖性。

非处方药（over the counter drug，简称 OTC）是指不需要执业医师或执业助理医师处方即可自行判断、购买和使用的药品。消费者只要按照使用说明书或标签上列出的规定，如用法、用量、适应证、注意事项等就能安全使用。根据药品的安全性，非处方药分为甲、乙两类，乙类比甲类的不良反应相对轻些,更安全些。

处方药和非处方药不是药品本质的属性,而是管理上的界定。无论是处方药,还是非处方药都是经过国家药品监督管理部门批准的,其安全性和有效性是有保障的。其中非处方药主要是用于治疗各种消费者容易自我诊断、自我治疗的常见轻微疾病。

## 六、药品名称

药品常用名称主要包括通用名称和商品名称。

### (一)药品通用名称

药品管理法第五十条规定,列入国家药品标准的药品名称为药品通用名称。药品通用名称是药品的法定名称,其特点是通用性。不同品种的药品拥有不同的药品通用名称,而同一品种的药品则只能使用同一个药品通用名称。

### (二)药品商品名称

药品商品名称是指一家企业生产的区别于其他企业同一产品、经过注册的法定标志名称,其特点是专有性。商品名称体现了药品生产企业的形象及其对商品名称的专属权。

我国《处方管理办法》中规定,开具处方应当使用经药品监督管理部门批准并公布的药品通用名称、新活性化合物的专利药品名称和复方制剂药品名称。

## 七、药品说明书和药品标签基本知识

### (一)药品说明书

药品说明书是指药品生产企业印制并提供的,用以指导临床正确使用药品的技术性资料。药品生产企业生产供上市销售的最小包装必须附有说明书。药品说明书既是对药物本身内容的解释和说明,体现了药企对其产品公开、透明的承诺,又是指导规范后续包括医院购药、医师开药、药师调药与患者用药等环节的指南和依据。

### (二)药品标签

药品标签是指药品包装上印有或者贴有的内容,分为内标签和外标签。药品内标签指直接接触药品的包装的标签,外标签指内标签以外的其他包装的标签。

### (三)药品说明书和标签上的部分标示

1. **药品批准文号** 是国家批准药品生产企业生产药品的文号,是最直接、最简单地从外观判断药品合法性的标志之一。其格式为:国药准字 +1 位拼音字母 +8 位数字。化学药品使用拼音字母"H",如,国药准字 H20020506;中药使用字母"Z";生物制品使用字母"S";进口分包装药品使用字母"J"。

2. **生产日期** 是本药品生产的具体日期,一般按照"年 + 月 + 日"顺序编制。

3. **有效期** 指可保证药品安全有效使用的期限。药品标签中的有效期应当按照年、月、日的顺序标注,年份用四位数字表示,月、日用两位数表示。其具体标注格式为"有效期至 ××××年 ××月"或者"有效期至 ××××年 ××月 ××日";也可以用数字和其他符号表示为"有效期至 ××××.××."或者"有效期至 ××××/××/××"等。例如,某药有效期至 2008 年 8 月,表明该药在 2008 年 8 月 31 日前使用均有效。

4. **批号** 指在规定限度内具有同一性质和质量,并在同一周期中生产出来的一定数量的药品。批号是用于识别"批"的一组数字或字母加数字,用它追溯和审查本药品的生产历史。虽然多数药品批号也按着"年 + 月 + 日"顺序编制,但药品批号不等同于生产日期。

5. **药品专用标识** 麻醉药品、精神药品、医用毒性药品、放射性药品、外用药品和非处方药品,必须印有规定的标识(图 1-1)。

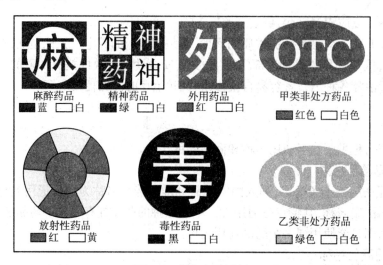

图 1-1 药品专用标识

# 八、特 殊 药 品

药品根据其临床特性,分为一般药品和特殊药品,后者指医疗用毒性药品、麻醉药品、精神药品和放射性药品。

1. 麻醉药品 是指连续使用后易产生身体依赖性,能引起瘾癖的药品。如吗啡、哌替啶、可卡因等。

2. 精神药品 是指直接作用于中枢神经系统,使之兴奋或抑制,连续使用能产生依赖性的药品。如咖啡因、地西泮等。根据精神药品使人体产生的依赖性的程度和危害人体健康的程度,将精神药品管分为第一类精神药品和第二类精神药品两大类,其中第一类精神药品比第二类精神药品更易于产生依赖性,且毒性更强。

3. 医疗用毒性药品 指毒性剧烈、治疗剂量与中毒剂量相近,使用不当会致人中毒或死亡的药品。如洋地黄毒苷、阿托品等。

4. 放射性药品 是指含有放射性元素的一类特殊药品。如放射性碘。

国家对以上特殊药品均有特定的管理法规,对其生产、包装、运输、贮藏、销售等各个环节都有明确的规定,各生产、经营单位及个人必须严格执行。

（陈树君）

# 第二章 | 药物效应动力学

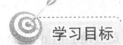 **学习目标**

1. 掌握药物基本作用、药物作用的选择性、预防作用、治疗作用、不良反应、副作用、毒性反应、变态反应、后遗效应、停药反应、继发反应、特异质反应、药物依赖性、受体激动药、受体拮抗药的基本概念；熟悉药物作用方式、药物作用的选择性的临床意义；了解药物作用机制。

2. 充分认识药物作用的两重性，建立合理应用药物，减少和规避药物不良反应的发生的用药意识。

## 第一节 药 物 作 用

### 一、药物作用和药物效应

药物作用（drug action）是指始发于药物与机体细胞之间的分子反应；药物效应（drug effect）是指继发于药物作用之后的机体功能及（或）形态的变化。两者之间有因果关系，由于二者意义接近，在习惯用法上并不严加区别，但当二者同用时，应体现先后顺序。

### 二、药物的基本作用

尽管药物的种类繁多，作用各异，但其作用多是在机体原有生理生化功能基础上产生的，所以，药物作用于机体，其基本作用表现为兴奋（excitation）或抑制（inhibition）。使原有功能活动增强称为兴奋作用，如肌肉收缩、腺体分泌增多、心率加快等；使原有功能活动减弱称为抑制作用，如肌肉松弛、腺体分泌减少、心率减慢等。

### 三、药物作用的选择性

药物吸收入血后分布于全身，但并不是对各组织器官都产生同样的作用。大多数药物在治疗剂量时只对某一个或几个组织器官产生明显作用，而对其他组织器官无作用或无明显作用，此被称为药物作用的选择性（selectivity）。产生药物作用选择性的基础是：药物分布不均匀、药物与组织亲和力不同、组织结构有差异、细胞代谢有差异等。

药物作用的选择性是临床选药治疗疾病的依据，药物的适应证取决于药物作用的选择性。选择性高的药物针对性强，副作用少；而选择性低的药物针对性差，副作用多。药物作用的选择性是相对的，目前还没有只有一种作用的药物。用药剂量影响药物作用的选择性，随着用药剂量的增大，药物作用的选择性会降低，不良反应增多。

## 四、药物的作用方式

### （一）局部作用和吸收作用

药物与机体接触后，药物在被吸收入血之前，在用药局部表现的效应，称为局部作用，如局麻药的局部麻醉作用。吸收作用是指药物吸收入血液循环后所产生的作用，如口服阿司匹林产生的解热作用。明确药物是发挥局部作用还是吸收作用，对于制定给药方案具有重要影响，例如，局麻药用于局部麻醉时，发挥的是局部作用，而吸收入血则可产生不良反应，为了减少局麻药吸收入血，常在局麻药中加入缩血管药物肾上腺素。

### （二）直接作用与间接作用

药物与组织器官直接接触后所产生的效应为直接作用，如肾上腺素激动心肌 $\beta_1$ 兴奋心脏作用；间接作用是指由药物的某一作用而引发的另一作用，如酚妥拉明扩张血管作用引起的心脏兴奋作用。明确药物是直接作用还是间接作用，对于制定给药方案具有重要影响，例如，肾上腺素兴奋心脏是直接作用，所以，抢救心搏骤停时，采取心内注射给药起效最快。

## 五、药物作用的两重性

药物作用具有两重性，临床用药时，应充分发挥药物的治疗作用，尽量减少或规避药物不良反应的发生。

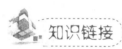 知识链接

**沙利度胺事件**

20世纪60年代初期，人们为了治疗妊娠呕吐而服用沙利度胺（反应停），继之，数以万计的短肢"海豹儿"的降生，震惊世界，这一严重药物不良反应事件，唤起了人们对药物致畸作用的高度重视，也改变了"胎盘屏障"是胎儿的天然保护屏障的设想。这一震惊世界的事件，促使人们重视新药的毒理研究，重视加强临床药理学研究。

1. 预防作用（preventive action） 在疾病发生之前用药，可以防止疾病的发生的作用，称为预防作用，如接种卡介苗预防结核病。

2. 治疗作用（therapeutic action） 符合用药目的，能达到治疗效果的作用称为治疗作用。根据治疗目的不同可将其分为对因治疗和对症治疗。

（1）对因治疗（etiological treatment）：用药目的在于消除原发致病因子，彻底治愈疾病，称为对因治疗，或称治本。如抗生素杀灭体内的病原微生物。

（2）对症治疗（symptomatic treatment）：用药目的在于改善疾病的症状，称为对症治疗，或称治标。如高热时用解热镇痛抗炎药来退热。

祖国医学"急则治标，缓则治本，标本兼治"的论述是临床实践应遵循的原则。

3. 不良反应（adverse reaction，ADR） 凡不符合用药目的或给病人带来痛苦与危害的药物反应称为不良反应。按其性质不同可分为以下几类：

（1）副作用（side reaction）：药物在治疗量时出现与用药目的无关的作用称为副作用。副作用一般都较轻微，是可逆性的功能变化。副作用是药物的固有作用，是可预知的。副作用产生的原因是药物作用的选择性低，具有多个作用，当其中一种作用作为治疗作用时，其他的作用就成为副作用。药物的副作用和治疗作用可随着用药目的不同而互相转化，如阿托品具有抑制腺体分泌、松弛平滑肌、加快心率等多个作用，当其用于麻醉前给药时，其抑制腺体分泌作用为治疗作用，而松弛平滑肌、加快心率等作用是副作用；当用于治疗胃肠绞痛

 笔记

时,其松弛平滑肌作用为治疗作用,而抑制腺体分泌、加快心率等作用就成为副作用。

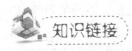 **知识链接**

### 药品不良反应报告制度

随着新药的不断研制,给疾病的治疗与诊断带来了巨大益处的同时,药品不良反应的发生率、严重性也日益突出,成为威胁人类健康的五大杀手之一。药品不良反应报告普遍受到世界各国的关注和重视。为加强药品的上市后监管,规范药品不良反应报告和监测,及时、有效控制药品风险,保障公众用药安全,我国颁布实施了《药品不良反应报告和监测管理办法》,明确规定"国家实行药品不良反应报告制度,药品生产企业(包括进口药品的境外制药厂商)、药品经营企业、医疗机构应当按照规定报告所发现的药品不良反应。"《药品不良反应报告和监测管理办法》中对药品不良反应的定义为:"合格药品在正常用法用量下出现的与用药目的无关的有害反应"。

(2) 毒性反应(toxic reaction):用药剂量过大、用药时间过长或机体对药物敏感性过高时,药物对机体产生的危害性反应称为毒性反应。用药后立即发生的毒性反应称为急性毒性(acute toxicity);长期反复用药,药物在体内蓄积而缓慢发生的毒性反应称为慢性毒性(chronic toxicity)。毒性反应对病人的危害性较大,在性质和程度上也与副作用不同。毒性反应的表现主要是对中枢神经系统、消化系统、血液及循环系统,以及肝、肾功能等方面造成功能性或器质性损害,甚至危及生命。因为药物毒性反应与用药剂量呈正相关,且一般是可预知的,所以在临床用药时,应注意掌握用药的剂量和间隔时间,并针对所用药物的特定毒性反应症状密切观察,尽量避免毒性反应的发生或及早发现以便采取补救措施。

致突变、致畸及致癌作用是药物损伤细胞遗传物质所致慢性毒性中的特殊毒性反应,简称"三致反应",常用于评价药物的安全性。药物损伤 DNA、干扰 DNA 复制所导致的基因变异或染色体畸变称为致突变(mutagenesis);药物通过妊娠母体进入胚胎,干扰胚胎正常发育,导致胎儿发生永久性形态结构异常称为致畸(teratogenesis);药物造成 DNA 或染色体损伤,使抑癌基因失活或原癌基因激活,导致正常细胞转化为癌细胞称为致癌(carcinogenesis)。

(3) 变态反应(allergic reaction):又称过敏反应。药物作为抗原或半抗原所引发的病理性免疫反应称为变态反应。致敏物质可以是药物本身,也可以是药物的代谢产物或药物制剂中的其他物质。变态反应发生与否与用药剂量无关,但反应的程度与用药剂量呈正相关。变态反应与药物原有药理效应无关,一般是不可预知的。对于易致过敏的药物或过敏体质者,用药前应询问病人有无用药过敏史,并按有关规定确定是否需做过敏试验,凡有过敏史或过敏试验阳性反应者禁用。

(4) 后遗效应(residual effect):停药后血药浓度已降至阈浓度(最小有效浓度)以下时残存的药理效应称后遗效应。如服用长效巴比妥类催眠药后,次晨仍有困倦、头晕、乏力等现象。

(5) 停药反应(withdrawal reaction):长期应用某些药物,突然停药使原有疾病迅速重现或加剧的现象,称为停药反应。例如,长期应用普萘洛尔降血压,突然停药可出现血压骤升。

(6) 继发反应(secondary reaction):由于药物治疗作用引起的不良后果,称继发反应,又称治疗矛盾,如长期服用广谱抗生素引起的二重感染。

(7) 依赖性(dependence):长期应用某些药物后病人对药物产生主观和客观上连续用药的现象,称为依赖性。若停药后仅表现为主观上的不适,没有客观上的体征表现,称为习惯性(habituation)或精神依赖性;若用药时产生欣快感,而停药后不仅会出现主观上的不适,还会发生严重生理功能紊乱的戒断症状,称为成瘾性(addiction)或生理依赖性。

（8）特异质反应（idiosyncrasy）：少数患者因遗传异常而对某些药物所产生的异常反应，称为特异质反应。例如缺乏 6- 磷酸葡萄糖脱氢酶的患者，应用新鲜的蚕豆以及伯氨喹、磺胺类药物时可发生溶血性贫血。特异质反应的性质与常人不同，只在极少数人中发生，通常是有害的，甚至是致命的。特异质反应发生与否与剂量无关，但反应的严重程度与剂量呈正相关。

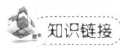

### 药品 A 型不良反应、B 型不良反应和 C 型不良反应

A 型反应又称之为剂量相关的不良反应，是药理作用增强所致，常和剂量有关，可以预测，其发生率高而死亡率低。如抗凝血药所致出血，催眠药引起的瞌睡等。药物的副作用、毒性作用均属 A 型反应；继发反应、后遗效应、停药反应、药物依赖性等由于和常规药理作用有关，也属 A 型反应范畴。

B 型反应又称之为剂量不相关的不良反应，是一种和正常药理作用无关的异常反应，难预测，发生率低而死亡率高。药物变态反应和特异质反应均属 B 型反应。

C 型不良反应一般在长期用药后出现，潜伏期长，没有明确的时间关系，难以预测。

## 第二节　药物作用机制

药物作用机制是指药物产生作用的原理，研究药物如何与机体细胞结合而发挥作用。药物的作用机制是药物效应动力学研究的重要内容。明确药物作用机制，有助于理解药物产生治疗作用和不良反应的本质，从而为提高药物疗效和防止不良反应、合理用药、安全用药提供理论依据。

### 一、特异性药物作用机制

特异性药物作用机制主要与药物的化学结构有关，它们通过改变酶、离子通道、受体等的功能，从而诱发一系列生理、生化效应。大多数药物属于此类药物，为结构特异性药物。

1. 参与或干扰细胞代谢　如维生素 D 参与钙磷代谢，可治疗佝偻病；巯嘌呤可干扰嘌呤代谢而呈现抗癌作用。

2. 影响酶的活性　如依那普利可抑制血管紧张素转化酶，减少血管紧张素Ⅱ的形成，降低血压。

3. 影响离子通道　如硝苯地平阻滞血管平滑肌的钙通道，从而舒张小动脉，降低血压。

4. 影响物质转运　如大剂量碘抑制甲状腺激素释放，起抗甲状腺作用。

5. 影响免疫功能　如环孢素能选择性抑制 T 细胞的增殖与分化，具有抗排异作用。

6. 影响核酸代谢　如喹诺酮类药物抑制 DNA 回旋酶，使 DNA 复制受阻，产生杀菌作用。

7. 受体学说　根据近代分子生物学和生物化学的研究，大多数药物作用的机制是通过与细胞上受体相结合而产生作用，以受体学说来阐明药物作用机制已占重要地位。作用于受体的药物，根据药物与受体结合后所产生效应的不同，分为受体激动药、部分受体激动药和受体阻断药。

（1）受体激动药（agonist）：与受体既有较强亲和力又有较强内在活性的药物称为受体激动药。

（2）受体阻断药（antagonist）：与受体有较强的亲和力而无内在活性的药物称为受体阻断药或受体拮抗药。受体阻断药本身不能引起效应，但其占据受体后，可阻碍受体激动药与受体结合,从而对抗受体激动药的作用。根据它们与受体结合是否可逆分为竞争性和非竞争性阻断药。

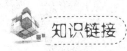

**知识链接**

### 受体和配体的概念

受体(receptor)是指存在于细胞膜或细胞内能识别、结合特异性生物活性物质并产生特定效应的生物大分子。能与受体特异性结合的生物活性物质称为配体(ligand)。配体分内源性和外源性两种。内源性配体包括神经递质、激素、活性肽、抗原、抗体、代谢物等;外源性配体有药物和毒物。与配体结合的仅是受体大分子中的一小部分,这个部位称为结合点或受点(binding site)。

亲和力和内在活性　亲和力是指药物与受体结合的能力;内在活性是指药物与受体结合形成复合物时,药物产生效应的能力。

(3)部分受体激动药(partial agonist):与受体有较强的亲和力,但内在活性不强的药物称为部分受体激动药。部分受体激动药只能产生较弱的效应,当与受体激动药合用时则拮抗受体激动药的部分效应,表现为部分阻断作用。

## 二、非特异性药物作用机制

非特异性药物作用机制主要与药物的理化性质如解离度、溶解度、表面张力等有关,通过酸碱反应、渗透压改变、络合作用等而发挥疗效。例如,口服硫酸镁后,由于 $Mg^{2+}$、$SO_4^{2-}$ 不易被肠壁吸收,在肠内形成高渗盐溶液,可阻止肠道吸收水分,使肠内容积增大,刺激肠蠕动而导泻;口服氢氧化铝等抗酸药可中和胃酸,治疗消化性溃疡等。

由于药物作用过程是一系列生理生化过程的连锁反应,上述对药物作用机制的分类只是人为的归纳,人类对药物作用机制的研究是一个不断发展和完善的过程。

（陈树君）

**思考题**

1. 药物产生副作用的原因是什么?
2. 毒性反应与变态反应的主要不同点是什么?
3. 在临床用药中如何防范药物副作用、毒性反应、变态反应?

笔记

# 第三章 | 药物代谢动力学

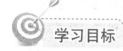

**学习目标**

1. 掌握首关消除、肝药酶、血药稳态浓度、半衰期、生物利用度的概念;熟悉药物吸收、分布、代谢、排泄的基本规律及其影响因素;熟悉各种给药途径的特点;了解药物跨膜转运方式。

2. 初步具有依据药物代谢动力学基本理论和基本知识,制定护理方案的临床思维。

药物代谢动力学通过研究药物的体内过程,并运用数学原理和方法阐述药物机体内的动态变化规律,为临床合理用药提供依据。

## 第一节 药物的跨膜转运

药物通过生物膜的过程称为药物的跨膜转运。药物的跨膜转运方式主要有被动转运和主动转运。

### 一、被动转运

被动转运(passive transport)是指药物分子顺着生物膜两侧的浓度差,从高浓度侧向低浓度侧扩散转运,又称顺梯度转运。其特点是不需消耗能量,转运速度与膜两侧的浓度差成正比,浓度梯度愈大,扩散愈容易,当膜两侧药物浓度达到动态平衡时,转运相对停止。被动转运有以下类型:

1. 简单扩散(simple diffusion) 又称脂溶扩散,是脂溶性药物直接溶入生物膜脂质层而通过生物膜的一种转运方式,是药物跨膜转运的最主要方式。膜两侧的药物浓度差、膜面积、膜厚度和药物分子的脂溶度是影响简单扩散速率的主要因素。膜两侧的药物浓度差越大、膜面积越大、膜越薄、药物分子的脂溶度越高,扩散速率就越快。因为大多数药物呈弱酸或弱碱性,在体液中常以解离型(离子)和非解离型(非离子)两种形式存在,解离型的脂溶度低,非解离型的脂溶度高,所以药物解离度是影响药物脂溶度重要因素。而药物所在溶液的 pH 又是影响其解离多少的主要因素。弱酸性药物,在 pH 值低(酸性)的环境中解离度低,即大多数呈非解离型,易经生物膜转运;而在 pH 值高(碱性)的环境中解离度高,即大多数呈解离型,则不易经生物膜转运。弱碱性药物则相反,在 pH 值低的环境中解离度高,即大多数呈解离型,不易经生物膜转运;而在 pH 值高的环境中解离度低,即大多数呈非解离型,则易经生物膜转运。故可通过改变药物所在环境的 pH 值,来调节某些药物的跨膜转运,如碱化尿液,可使酸性药物的解离度增大,减少在肾小管和集合管的重吸收,而用于加速酸性药物中毒时的排泄。

2. 滤过(filtration) 又称膜孔扩散,是水溶性药物通过生物膜膜孔转运的一种方式。毛细血管壁的膜孔较大,多数药物可以通过;肾小球的膜孔更大,大多数药物及代谢产物均可

笔记

经过肾小球滤过而排泄;但多数细胞膜的膜孔较小,只有小分子药物可以通过。

3. 易化扩散(facilitated diffusion) 指某些药物依赖生物膜上的特定载体通过生物膜的一种顺梯度转运方式。其特点是需要载体、有竞争性抑制现象及饱和限速现象。葡萄糖、氨基酸、核苷酸等即通过此种方式转运。

## 二、主 动 转 运

主动转运(active transport)指药物分子能逆着生物膜两侧的浓度梯度,从低浓度一侧向高浓度一侧转运。其特点是需要载体、消耗能量、有饱和现象和竞争性抑制现象。如细胞内 $Na^+$ 转运到细胞外、细胞外 $K^+$ 转运到细胞内、血液中的碘进入甲状腺腺泡的转运以及青霉素等弱酸性药物和弱碱性药物从肾近曲小管的分泌均为主动转运。

## 第二节 药物的体内过程

药物自进入机体到从机体消除的全过程称为药物的体内过程。药物的体内过程一般包括吸收、分布、生物转化和排泄四个过程(图 3-1)。

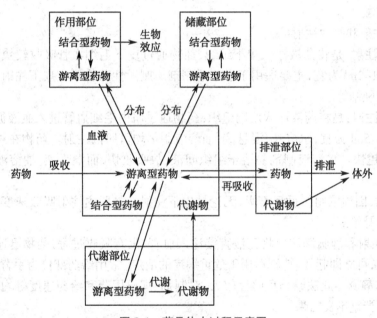

图 3-1 药品体内过程示意图

## 一、吸 收

药物从给药部位进入血液循环的过程称为吸收(absorption)。药物吸收的快慢和多少,直接影响着药物起效的快慢和作用强弱。

药物吸收的多少和快慢又因给药途径不同而受许多因素的影响,其中吸收部位的血液循环状况是影响药物吸收的共性因素。吸收部位的血液循环越丰富,药物吸收越快,否则,药物吸收则慢。不同给药途径的吸收特点如下:

1. 口服给药 口服是最常用的给药途径,大多数药物口服后在胃肠道内是以简单扩散的方式被吸收的。其吸收过程是:药物先通过胃肠黏膜进入毛细血管,然后经肝门静脉进入肝脏,最后进入体循环,小肠是口服药物吸收的主要部位。有些药物口服后,在从胃肠道内进入肠壁细胞和经门静脉系统首次通过肝脏时被部分代谢灭活,使进入体循环的有效药量减少,此现象称为首关消除(first pass elimination),也称首关代谢或首关效应。首关消除高的药物,口服给药机体对其可利用的有效药量少(即生物利用度低),要达到治疗浓度,必须加大剂量。但加大剂量,代谢产物会明显增多,可能出现代谢产物的毒性反应。因此,对于首关消除高的药物,当决定通过增大口服剂量来达到治疗浓度时,应先了解其代谢产物的毒性反应和消除过程。对于首关消除高的药物,采用非口服给药途径是常用的解决方法。

口服给药的优点是:应用方便、经济、较注射给药相对安全、适用于大多数患者和药物。其缺点是:①影响药物吸收的因素多(如药物的剂型、药物颗粒大小、服药时的饮水量、饭前饭后、胃肠道的 pH 值、胃肠蠕动、胃肠内容物、首关消除以及胃肠内正常存在的酶和菌群等都可能会影响胃肠道对药物的吸收),吸收慢而不规则,个体差异大,不适用于急救;②不适合用于不能口服用药的患者,如昏迷、呕吐、抽搐及不合作者;③不适合易被消化液破坏的药物;④不适合需产生吸收作用而在胃肠道不易吸收的药物。

2. 舌下给药　将药物含于舌下,通过舌下丰富的毛细血管迅速吸收。此法给药起效迅速,应用方便,可在很大程度上避免首关消除,故有些首关消除高的药物,如硝酸甘油可采用舌下给药。但舌下给药吸收面积小,仅适用于脂溶性高,且用量少、无异味的药物。

3. 直肠给药　药物经肛门灌肠或使用栓剂置入直肠或结肠,经直肠或结肠黏膜吸收,可在一定程度上避免首关消除,药物吸收较快。此法较适合小儿给药,以避免小儿服药时的困难和胃肠刺激。

4. 皮下注射和肌内注射

(1) 皮下注射:是将药液注入皮下组织,药物通过皮下毛细血管吸收较快且完全,但注射量有限,以 1~2ml 为宜,主要适用于水溶液制剂。刺激性药物不宜皮下注射,以免引起局部疼痛、炎症、硬结等。

(2) 肌内注射:是将药液注入肌肉组织,药物通过肌内毛细血管进入血液循环。肌内注射一次量以 1~5ml 为宜,水溶液、混悬液、油溶液制剂均可肌内注射。药物在组织间液溶解越快,吸收就越快。水溶液制剂易溶于组织间液,故吸收快,而混悬液、油溶液等制剂吸收较慢。

当休克时,因周围组织循环衰竭,无论是皮下注射还是肌内注射吸收速度均显著减慢,此时宜采用静脉给药。

5. 静脉注射和静脉滴注　将药液直接注入血管,没有吸收过程,药物迅速而准确地直接进入体循环,可立即起效,特别适用于危重病症的治疗。常用给药部位为手背或足背静脉,婴儿可用头皮静脉。此法给药危险性较大,对制剂、配伍用药和给药速度等均有严格要求,用药不慎易致严重不良后果。

6. 吸入给药　药物经鼻、口吸入,从肺泡吸收进入血液循环。因肺泡表面积大(达 200m$^2$)且血流丰富,吸收极其迅速。气体、挥发性液体和气雾剂等均可通过肺泡壁而被迅速吸收。对呼吸道有刺激性是其常见不良反应。

7. 皮肤、黏膜给药　传统上一些膏剂通过皮肤给药治疗肌肉和关节疼痛。近些年发现不少药物能透过皮肤吸收,而发挥长效作用。例如,临睡前应用硝酸甘油透皮贴剂贴于前臂内侧或胸前区可预防夜间心绞痛发作。

## 二、分　布

分布(distribution)是指药物吸收后从血液循环到达机体各个部位和组织的过程。药物分布与药物作用密切相关,大多数药物在体内的分布是不均匀的,其影响因素如下:

1. 血浆蛋白结合率　多数药物吸收入血后,可不同程度地与血浆蛋白呈可逆性结合,使药物以结合型和游离型两种形态存在,只有游离型药物能通过毛细血管壁到达组织细胞发挥作用。结合型药物有如下特点：①药理活性暂时消失；②分子变大，不能通过毛细血管壁，药物暂时"储存"于血液中；③结合是可逆的，随游离型药物向血管外的转运而逐渐分离，两种形态保持动态平衡；④药物与血浆蛋白结合特异性低，两个或两个以上药物可竞争性与同一血浆蛋白结合而发生置换现象，当这样的药物同时应用时，就会发生游离型药物增多，使药效增强甚至出现毒性反应；⑤药物与血浆蛋白结合具有饱和性，当血药浓度过高，血浆蛋白结合达到饱和时，游离型药物突然增多，可使药效增强甚至出现毒性反应。

2. 局部器官血流量　吸收的药物通过血液循环向全身组织器官输送，而人体各组织器官的血流量是不均一的，所以药物首先到达血流量大的组织器官如肝、肾、脑、肺等，随后还可再向血流量少的组织分布。例如静脉注射麻醉药硫喷妥钠，首先分布到血流量大的脑组织发挥作用，随后由于其脂溶性高又向血流量少的脂肪组织转移，致使脑组织内硫喷妥钠浓度迅速降低，麻醉作用迅速消失，这种现象称为药物在体内的再分布（redistrbution）。因此，在其他因素相似的情况下，药物向血流丰富组织的分布比向血流少的组织分布迅速。

3. 药物与组织的亲和力　有些药物对某些组织有特殊的亲和力，使其在该组织中的浓度明显高于其他组织，使药物的分布具有一定的选择性。如碘在甲状腺中的浓度比血浆中浓度高约 25 倍，比其他组织高约 1 万倍；氯喹在肝组织中的浓度高于血浆 700 倍，适用于治疗阿米巴肝脓肿。药物对某些组织有特殊的亲和力是药物作用部位具有选择性的重要原因。

4. 体液 pH 值　生理状态下细胞内液 pH 约为 7.0，细胞外液 pH 约为 7.4。弱酸性药物在酸性环境下解离少，易通过细胞膜，故在细胞外液的浓度略高于细胞内液；弱碱性药物则在细胞外液的浓度略低于细胞内液。碱化血液，可促进弱酸性药物从组织向血液转移，而促进弱碱性药物从血液向组织转移。酸化血液，可促进弱碱性药物从组织向血液转移，而促进弱酸性药物从血液向组织转移。

5. 体内屏障

（1）血 - 脑脊液屏障：是位于血液与脑组织间、血液与脑脊液间、脑脊液与脑组织间三种隔膜的总称，其中前两者对药物的分布具有重要意义。脑组织内的毛细血管内皮细胞间连接紧密、无间隙，且毛细血管外面还有一层星状细胞包围，这种特殊结构构成了血 - 脑脊液屏障，形成保护大脑的生理屏障。血 - 脑脊液屏障使只有脂溶性高的药物才能以简单扩散的方式通过血 - 脑脊液屏障，但血 - 脑脊液屏障的通透性也会发生改变，当脑膜有炎症时，其通透性增加，使某些药物通过血 - 脑脊液屏障的量增加，这有利于抗感染药进入脑组织发挥治疗作用。如脑膜炎时对青霉素 G 的通透性增加，脑脊液中可达有效浓度。小儿因血 - 脑脊液屏障发育不完善，药物容易通过，应予注意。

（2）胎盘屏障：胎盘绒毛与子宫血窦之间的屏障称为胎盘屏障。因胎盘对药物的通透性与一般毛细血管无明显差别，几乎所有进入母体的药物都能穿透胎盘屏障进入胎儿体内，胎盘屏障对药物的转运并无屏障作用，因此，对孕妇用药要特别慎重，应禁用可引起畸胎或对胎儿有毒性的药物，其他药物也应十分审慎。

（3）血眼屏障：是血液与视网膜间、血液与房水间、血液与玻璃体间屏障的总称。此屏障可影响药物向眼内的分布，若采用全身给药方法治疗眼病，很难在眼内达到有效治疗浓度，故治疗眼病应采取局部滴眼或眼周边给药，包括结膜下注射、球后注射、结膜囊给药等，如此，既能提高眼内药物浓度，又可减少全身不良反应。

## 三、生 物 转 化

生物转化（drug biotransformation）又称代谢，是指进入机体内的药物发生的化学结构变化的过程。代谢药物的器官主要是肝脏，其次是肠、肾、肺等组织。

1. 生物转化的意义　大多数药物经生物转化后其药理活性消失或减弱，且其代谢产物水溶性增加有利于排出体外,所以,药物的生物转化是药物自机体消除的重要方式之一。但也有些药物经生物转化后其代谢产物仍有药理活性或毒性。还有少数药物经生物转化后,从无药理活性变为有药理活性或有毒性的代谢物。有药理活性药物在体内转化为无药理活性代谢物的过程称为灭活;无药理活性的前药在体内转化为有药理活性药物的过程称为活化。

2. 生物转化的方式 药物在体内的生物转化方式有氧化、还原、水解、结合。其转化步骤常分两相进行:

(1) Ⅰ相反应:即氧化、还原及水解反应,是机体向原形药物分子加入或从原形药物分子去除某个极性基团的过程,如加入或去除—OH、—COOH、—NH、—SH、或—CH₃等。这类化学反应使大部分有药理活性的药物转化为无药理活性的代谢物。

(2) Ⅱ相反应:即结合反应,经Ⅰ相反应的代谢物或某些原形药物,可与体内的葡萄糖醛酸、甘氨酸、硫酸、乙酰基等内源性物质在相应基团转移酶的催化下进行结合反应。结合后的产物药理活性降低或消失,水溶性和极性增加,易经肾脏排泄。

3. 药物生物转化酶系 药物在体内的生物转化,绝大多数是在酶的催化下进行的,体内催化药物代谢的酶被称为药物代谢酶,简称药酶。药酶根据特异性不同分为专一性酶和非专一性酶。

(1) 专一性酶:是指催化作用选择性很高的酶,如胆碱酯酶水解乙酰胆碱、单胺氧化酶催化单胺类药物等。

(2) 非专一性酶:一般指肝细胞微粒体混合功能酶系统(细胞色素 P-450 酶系),又称肝药酶,是促进药物转化的主要酶系统,其特点:①选择性低,能催化多种药物代谢,药物间可发生竞争;②个体差异大,常因遗传、年龄、机体状态、营养状态、疾病的影响而产生明显的个体差异;③活性可变,受某些化学物质及药物的影响而增强或减弱。

4. 药酶诱导剂与药酶抑制剂 某些药物可改变药酶的活性,因而影响本药本身及其他药物的代谢速度并可影响药物疗效,在临床合并用药时应注意。

(1) 药酶诱导剂:凡能增强药酶活性或加速药酶合成的药物称为药酶诱导剂,如苯巴比妥、苯妥英钠、利福平等是肝药酶诱导剂。

(2) 药酶抑制剂:凡能减弱药酶活性或减少药酶生成的药物称为药酶抑制剂,如氯霉素、西咪替丁、异烟肼等是肝药酶抑制剂。

因肝是参与药物代谢的最重要器官,临床用药时,应了解患者肝功能状况。肝功能受损者,以肝代谢为主要消除途径的药物的消除变慢,此时宜相应减少药物剂量或延长给药间隔时间,以免产生蓄积中毒。

## 四、排 泄

药物原形及其代谢产物经排泄器官或分泌器官排出体外的过程称为排泄(excretion)。肾脏是药物排泄的最主要器官,胆、肠、乳腺、唾液腺、汗腺、肺等也有一定排泄药物的功能。药物的排泄是药物自机体消除的重要方式之一。各药的排泄速度及程度不尽相同,因此,为了维持药物的有效血药浓度,应根据其排泄速度和程度,按一定的间隔时间应用一定剂量的药物。

1. 肾排泄 肾是药物排泄最重要的器官,很多药物的大部分,甚至是全部经肾脏排出体外。肾脏对药物的排泄方式为肾小球滤过和肾小管分泌。

(1) 肾小球滤过:肾小球滤过是肾脏对药物排泄的主要方式。因肾小球毛细血管膜孔大,除了与血浆蛋白结合的药物外,游离型药物及其代谢物均可从肾小球滤过,其滤过速度受肾小球滤过率(即肾功能)和分子大小的影响。

(2) 肾小管分泌:有些药物可由近曲小管细胞以主动转运的方式自血浆分泌到肾小管

内。近曲小管细胞具有两种非特异性转运机制,分别分泌阴离子(酸性药物离子)和阳离子(碱性药物离子)。两种转运各有其转运载体(弱酸性载体和弱碱性载体),这些载体的选择性不高,同类药物间可有竞争性抑制。如丙磺舒与青霉素合用时,两药竞争肾小管细胞上的弱酸性载体转运系统,丙磺舒可抑制青霉素主动分泌,提高青霉素血药浓度,延长抗菌作用。

（3）肾小管重吸收:肾脏主要在远曲小管以简单扩散的方式对经肾小球滤过和肾小管分泌转运到肾小管内的药物进行重吸收。脂溶性高的药物易被重吸收,在尿中排泄少且慢;脂溶性低的药物不易被重吸收,在尿中排泄快。尿液的 pH 值决定了药物的解离度,因此,通过调节肾小管内液体的 pH 值,可改变弱酸性或弱碱性药物的解离度,从而加速或减慢药物排泄。碱化尿液可增加弱酸性药物的解离,减少其重吸收,促进其排泄;碱化尿液可减少弱碱性药物的解离,增加其重吸收,延缓其排泄。酸化尿液可增加弱碱性药物的解离,减少其重吸收,促进其排泄;酸化尿液可减少弱酸性药物的解离,增加其重吸收,延缓其排泄。

药物经肾排泄受肾功能状态的影响,当肾功能受损时,以肾脏排泄为主要消除途径的药物自肾排泄变慢,此时宜相应减少药物剂量或延长给药间隔时间,以免产生蓄积中毒。

2. 胆汁排泄 许多药物和代谢物可从肝细胞转运到胆汁,由胆汁流入十二指肠,然后随粪便排出体外。有些药物随胆汁排入肠腔后可在肠腔内重新被吸收入血,这种现象称为肝肠循环(hepatoenteral circulation)或肠肝循环。肝肠循环使药物排泄减慢,作用时间延长。肝肠循环量多的药物在连续应用时,应注意防止发生蓄积中毒。

3. 乳汁排泄 药物经简单扩散的方式自乳汁排泄。由于乳汁偏酸性,故弱碱性药物(如吗啡、氯霉素、阿托品、抗甲状腺药丙硫氧嘧啶等)易自乳汁排出,故哺乳期妇女用药应慎重,以免对乳儿产生不良反应。

4. 其他 挥发性药物如麻醉药异氟烷、氧化亚氮等主要从肺排出。很多药物可从唾液排出,且排出量与血药浓度有相关性如茶碱、安替比林等,故可通过测定唾液药物浓度,以代替检测血药浓度。胃肠也能排泄药物,如吗啡中毒时洗胃、导泻有一定治疗意义。某些药物也可从汗腺排泄。

# 第三节 药物代谢动力学的一些基本概念和参数

## 一、药物消除动力学

药物消除是指药物经生物转化和排泄使药理活性消失的过程。按药物消除速率与血药浓度之间的关系特征,可将药物消除动力学过程分为两类:

1. 恒比消除 是指单位时间内消除恒定比例的药物。消除速率与血药浓度的高低相关,即血药浓度高,单位时间内消除的药量多,当血药浓度降低后,药物消除量也按比例下降。恒比消除也称一级消除动力学(first-order elimination kinetics)。当机体消除功能正常,用药量又未超过机体的最大消除能力时,绝大多数药物都按恒比消除。

2. 恒量消除 是指单位时间内消除恒定数量的药物。药物的消除速率与血药浓度高低无关。恒量消除也称零级消除动力学(zero-order elimination kinetics)。当机体消除功能低下或用药量过大超过机体最大消除能力时,药物则按恒量消除。

## 二、药物半衰期

药物半衰期一般是指药物消除半衰期(half life,$t_{1/2}$)即血浆中药物浓度下降一半所需要的时间。药物半衰期是反映药物自体内消除速度的重要指标,消除快的药物,其半衰期短;消除慢的药物,其半衰期长。按恒比消除的药物,其半衰期理论上是一个定值,一般不受给药剂量和给药途径的影响。因大多数药物是以恒比消除的方式消除,所以,大多数药物的半衰期是一个定值。按恒量消除的药物,其半衰期不是一个定值,给药剂量越大,半衰期越长。

药物半衰期的意义:①药物分类的依据,根据半衰期长短分为短效药、中效药、长效药;②确定给药间隔时间的依据,半衰期短则给药间隔时间短,半衰期长则给药间隔时间长;③预测达到血药稳态浓度的时间,恒速、恒量给药,经过 5 个半衰期,消除速度与给药速度相等即达到血药稳态浓度;④预测药物基本消除的时间,通常停药时间达到 5 个半衰期,药量消除 95% 以上即达到基本消除。

虽然大多数药物的半衰期在理论上是一个定值,一般不会受给药剂量和给药途径的影响,但其会因人而异,特别是老年人、新生儿、婴幼儿、肝肾功能减退者,药物半衰期通常会不同程度的延长,临床用药时必须注意。

## 三、生物利用度

生物利用度(bioavailability)是指血管外给药后能被机体吸收进入体循环的程度和速度,可用 F 来表示。

$$F = \frac{A}{D} \times 100\% \quad (A \text{ 为进入体循环的药量,} D \text{ 为服药剂量})$$

不同厂生产的同一种制剂,甚至同一厂家生产的同一种制剂的不同批号之间,生物利用度均可能有差异,从而影响疗效。为了保证用药的有效性和安全性,将生物利用度列为药物制剂质量控制标准。

## 四、血药稳态浓度

血浆中药物的浓度称血药浓度。通常药物作用与血药浓度成正比,监测血药浓度是保障临床用药有效、安全的重要措施。在临床治疗中,为了达到和维持有效血药浓度,发挥药效,药物治疗通常采取连续多次给药,尤以口服多次给药常见。由多次给药的示意图(图 3-2)可以看出,当以恒速恒量给药时,随着给药次数的增加,药物血药浓度不断增加,但增加到一定程度时,血药浓度曲线呈现稳定状态,随着每次给药做周期性变化,此时的血药浓度称为血药稳态浓度(steady-state concentration $C_{ss}$),又称坪值。通常连续多次用药约经 5 个半衰期,达到血药稳态浓度。血药稳态浓度分为稳态峰浓度和稳态谷浓度。平均血药稳态浓度的高低与给药总量呈正相关。当给药总量不变时,稳态峰浓度和稳态谷浓度的差值与每次给药的剂量呈正相关。若因病情需要,希望迅速达到稳态浓度时,采用首剂加倍的办法,可迅速达到稳态血药浓度。

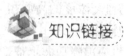
知识链接

### 血浆清除率与表观分布容积

血浆清除率(plasma clearance,CL)指单位时间内多少容积血浆中的药物被全部清除干净,单位 L/h。血浆清除率是监测药物自体内消除的一个重要指标,肝、肾功能是影响血浆清除率的重要因素,肝、肾功能减退,血浆清除率降低。

表观分布容积(apparent volume of distribution,$V_d$)指静脉注射一定量(A)的药物,当药物在体内达到动态平衡后,按测得的血浆药物浓度计算体内的药物总量占有液体的容积量。计算公式为:$V_d = A/C_0$,单位是 L。

A 为体内已知药物总量,$C_0$ 为药物在体内达到动态平衡时测得的血浆药物浓度。$V_d$ 不代表真正的容积,根据 $V_d$ 的大小可以推测药物在体内的分布情况。

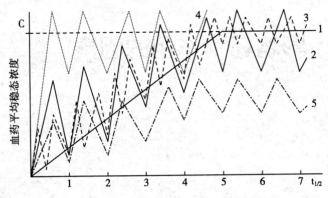

图 3-2　连续给药药 - 时曲线示意图

注:1:总剂量 D,静脉匀速滴注;2:总剂量 D,平均间隔 1 个 $t_{1/2}$ 肌注 1 次;3:总剂量 D,平均间隔 1/2 个 $t_{1/2}$ 肌注 1 次;4:总剂量 D,首剂加倍,以后平均间隔 1 个 $t_{1/2}$ 肌注 1 次;5:总剂量 1/2D,平均间隔 1 个 $t_{1/2}$ 肌注 1 次

（陈树君）

 思考题

1. 当连续用药时,确定给药时间间隔的主要依据是什么?

2. 为什么用药时,要特别关注病人的肝、肾功能?

 笔记

# 第四章 | 影响药物作用的因素

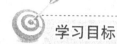

## 学习目标

1. 掌握极量、安全范围、治疗指数、效能、效价强度、耐受性、配伍禁忌的概念；熟悉影响药物作用的因素。

2. 初步形成能综合分析影响药物作用因素的临床思维。

虽然每个药物都有其固有药理作用和效应，但药物进入机体产生的药理作用和效应会受药物方面和机体方面诸多因素的影响，这些因素可以使药效增强或减弱，也可发生作用性质的改变，因此，如果不了解影响药物作用的因素，不结合病人的具体情况加以调整，就难以达到最大疗效和最少不良反应的治疗目的。

## 第一节　药物方面的因素

### 一、药 物 剂 量

药物剂量是指用药的分量。药物剂量是影响药物作用的重要因素之一。

1. 量 - 效关系　绝大多数药物，在一定的剂量范围内，药物的效应随药物剂量的增减而增减，这种关系称为药物剂量与效应关系，简称量 - 效关系。量 - 效关系按药理效应的性质可以分为量反应型量 - 效关系和质反应型量 - 效关系。

（1）量反应型量 - 效关系：药理效应随药物剂量或浓度的增减呈连续性量的变化，可用具体数量或最大反应的百分率表示者称为量反应型量 - 效关系，例如心率的加快或减慢、血压的升降、血糖浓度的升降等。

（2）质反应型量 - 效关系：药理效应不随药物剂量或浓度的增减呈连续性量的变化，而表现为反应性质的变化，称为质反应型量 - 效关系。质反应以阳性或阴性、全或无的方式表现，例如死亡与生存、有效与无效、惊厥与不惊厥等。

2. 量 - 效关系中常用术语

（1）无效量：是指由于用药剂量过小，不呈现任何治疗效应的剂量。

（2）最小有效量：是指药物呈现治疗效应的最小剂量，又称阈剂量。

（3）最大治疗量：是指药物呈现最大治疗效应，且又不引起毒性反应的剂量，又称极量。极量是安全用药的极限，如果没有特殊需要，一般用药不须超过极量。

（4）常用量：临床用药时，为了使用药疗效可靠而又安全，常采用比最小有效量大些而比最大治疗量小些的剂量，称为常用量。

（5）最小中毒量：是指药物引起毒性反应的最小剂量。

（6）致死量：是指能引起死亡的剂量。

（7）安全范围：是指最小有效量到最小中毒量之间的范围，或指 95% 有效量与 5% 致死量之间的距离,即 $ED_{95} \sim LD_5$ 之间的距离,其范围越大越安全。

(8)半数致死量($LD_{50}$)和半数有效量($ED_{50}$):$LD_{50}$是指使一半实验动物死亡的剂量,作为衡量药物毒性大小的指标,$LD_{50}$大说明药物毒性小,反之,则毒性大。$ED_{50}$是指使一半实验动物有效的剂量,是衡量药效强弱的指标,$ED_{50}$小,说明药效强,反之,则药效弱。在评价药物毒性、疗效和安全性的动物实验中,常测定药物 $LD_{50}$ 和 $ED_{50}$。

(9)治疗指数(therapeutic index,TI):半数致死量与半数有效量的比值称为治疗指数,即 $TI=LD_{50}/ED_{50}$。治疗指数是衡量药物安全性的重要指标,治疗指数愈大,说明药物的安全性愈大,反之,则说明药物安全性差。但治疗指数非常大的药物也非绝对安全,例如治疗指数非常大的青霉素,可因引起过敏性休克而危及患者生命。

(10)效能(efficacy)和效价强度(potency):效能是指药物产生最大效应的能力;效价强度是指达到某一效应所需的剂量,用于作用性质相同的药物之间等效剂量的比较,达到同等效应时所用剂量小者效价强度高,用药量大者则效价强度低。效能和效价反映药物效应的不同性质,二者无平行关系,即效能高的药物其效价不一定高,效价低的药物其效能也不一定低(图4-1)。效能和效价强度二者具有不同的临床意义,在临床用药时,均可作为选择药物和确定剂量的依据。

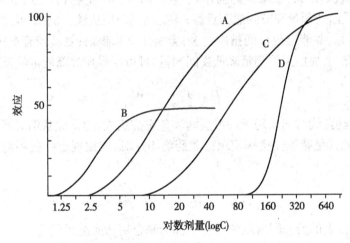

图 4-1 几种药物的效价强度及效能比较示意图

要使药物产生适当的治疗效应,就必须给予适当的剂量。剂量过小,不会呈现疗效或疗效不显著,而剂量过大,又会发生毒性反应,甚至导致死亡。因此,临床用药,一定要注意药物量-效关系,严格掌握用药剂量,以期达到良好的治疗效果。

## 二、药 物 制 剂

药物制剂是指根据药典或部颁标准等要求将药物制成具有一定规格形态的药品。每种药物都有与其不同给药途径相适应的制剂,以产生理想的药效。同一药物的不同制剂,可因药物在体内的吸收程度和速度(生物利用度)不同,而产生不同的药效。例如,口服剂型按药物的生物利用度来表示,一般其大小顺序是:溶液剂 > 混悬剂 > 散剂 > 胶囊剂 > 片剂 > 包衣片剂。尤其注意的是,不同厂家相同药物的同一制剂,甚至同一厂家同一药物不同批号的同一制剂,均可因生产工艺的微小差异,造成生物利用度或成分的改变,从而影响药效。临床用药时,特别是应用安全范围小的药物时,应尽量给同一患者连续应用同一厂家的同一制剂,最好是同一批号,否则,可能会因更换不同厂家或不同批号的药物,而发生原有药效减弱或增强,甚至无效或中毒的现象。

## 三、给 药 途 径

给药途径是影响药物吸收快慢和多少的重要因素(详见第三章)。绝大多数药物作用的快慢和强弱会随其给药途径的改变而发生变化,几种常用给药途径起效快慢的一般顺序是:静脉给药 > 吸入给药 > 舌下给药 > 肌内注射 > 皮下注射 > 口服,但也有例外,例如,地西泮肌内注射比口服起效慢。有些药物也可因给药途径不同,而作用性质不同,例如,硫酸镁口服有强导泻作用,没有抗惊厥和降低血压作用;注射给药有抗惊厥和降低血压作用,无导泻作用。因此,临床用药时,为了使药物能按照治疗目的的需要,及时、准确和有效地发挥治疗效果,医护人员应熟悉各种给药途径的特点,以选择恰当的给药途径。

## 四、给 药 时 间

现代医学研究证实,很多药物的疗效和不良反应与人体的生物节律(生物钟)有着极其密切的关系。同一种药物的同等剂量可因给药时间不同,而疗效也不同。临床用药若能根据时辰药理学(研究人体生物节律对药物作用或药物体内过程影响的科学称为时辰药理学),选择最适宜的给药时间,可达到以下效果:①顺应人体生物节律的变化,充分调动人体内积极的免疫和抗病因素;②增强药物疗效,或提高药物的生物利用度;③减少和规避药物不良反应;④降低给药剂量和节约医药资源;⑤提高用药依从性。例如,呋塞米在上午 10 时服用利尿作用最强,并能避免夜间排尿过多,影响休息和睡眠;氨基糖苷类抗生素的毒性夜间高于白天,因此,增加白天的剂量降低夜间剂量,可以增强疗效降低毒性反应。

## 五、疗　　程

疗程是指给药持续时间。对于一般疾病和急重症病人,通常症状消失后即可停止用药;对于某些疾病,尤其是感染性疾病应用抗菌药物治疗时,应按规定疗程用药,以防疾病复发或加重。

## 六、联 合 用 药

两种或两种以上的药物同时或先后使用称为联合用药或配伍用药。

1. **药物相互作用**　联合用药时,所引起的药物作用和效应的变化,均称为药物相互作用。

药物相互作用发生的途径,既可通过影响药动学发生,如影响血浆蛋白结合率、影响药酶活性、影响吸收等;也可通过影响药效学发生,如影响与受体的结合、影响递质的释放等。药物相互作用的结果是双向的,既可能产生对患者有益的结果,使疗效增强或毒性降低,也可能产生对患者有害的结果,使疗效降低或毒性增强,有时会带来严重后果,甚至危及生命。

2. **配伍禁忌**　通常是指体外配伍时直接发生物理、化学的相互作用,出现使药物中和、水解、破坏失效等理化反应,发生浑浊、沉淀、产生气体及变色等外观异常的现象。注射剂在混合使用或大量稀释时易产生化学或物理改变,因此静脉滴注时应特别注意配伍禁忌,避免发生严重后果。以下情况也属配伍禁忌:药物配伍使药物的治疗作用减弱,导致治疗失败;药物配伍使副作用或毒性增强,引起严重不良反应;药物配伍使治疗作用过度增强,超出了机体所能耐受的能力,也可引起不良反应,乃至危害病人等。

3. **协同作用和拮抗作用**　当药物联合应用时,若使原有作用增强称为协同作用;若使原有作用减弱称为拮抗作用。

4. **联合用药的目的**　联合用药的目的主要有:①为了达到多种预防治疗目的;②利用药物间的协同作用提高疗效;③利用药物间拮抗作用减少不良反应;④避免或延缓病原体产

生耐药性;⑤减少单个药物应用剂量,以降低单药毒性反应的发生率。但是,不恰当的联合用药常由于药物间相互作用而使疗效降低或发生意外的毒性反应,也使药物不良反应的发生率大大提高。统计表明药物不良反应的发生率随合用药物种类的增多而升高,因此,应根据临床需要,严格掌握控制联合用药的数量。

## 第二节 机体方面的因素

### 一、年　龄

一般所说的给药剂量是适用于 18~60 岁成年人的药物平均剂量。儿童及老年人由于生理特点不同,在机体生长发育以及衰老等过程的不同阶段,各种生理功能和机体对药物的处置能力都可能有所不同,因此对药物的反应可能与成年人有所不同。

1. 小儿　尤其是新生儿、早产儿和婴幼儿,各组织器官正处于生长、发育阶段,年龄越小各组织器官的发育越不完善,特别是肝肾功能发育不完善,使其对药物的处置及反应与成年人有很大差别。由于小儿对药物反应一般比较敏感,加之新药临床试验一般不用小儿,缺乏小儿的药动学数据,故对小儿临床用药必须慎重,一般不首先考虑应用新药。如果应用不当会造成组织器官发育障碍,甚至造成严重后遗症或死亡。

2. 老人　随着老年人口的迅速增长,老年人的医疗保健成为极为重要的问题之一,老年人疾病的药物治疗学研究已成为关注的课题。因为老年人的组织器官及其功能随年龄增长存在生理性衰退,特别是肝肾功能减退,许多生理、生化功能发生变化,甚至存在着某些老年性疾病造成的病理状态,如心脑血管病、糖尿病、痴呆病、骨代谢疾病、前列腺肥大、胃肠疾病等。所有以上这些可导致老年人的药动学和药效学发生变化。例如,肝、肾功能衰退,使药物代谢和排泄速率明显减慢;血浆蛋白减少,且与药物的亲和力明显降低,使血浆中游离药物浓度升高;体液减少、脂肪增多,使水溶性药物血药浓度升高,脂溶性药物血药浓度降低;对作用于中枢神经系统药物、心血管系统药物比较敏感等。因此,老年人用药应特别慎重。

另外,老年人由于记忆力减退等方面的原因,用药依从性较差,容易发生漏服、误服和过量服药。因此,除医务人员需耐心解释处方中的用药目的、剂量、用法及疗程外,应尽量简化治疗方案,使老年患者易于领会和接受。总之,临床用药时,应综合考虑每个老年人的具体情况,制定出最佳治疗方案。

### 二、体　重

体重除因年龄有明显差别外,同年龄段内也可因高矮胖瘦而有明显差别,从而可能会影响药物的作用。同时应注意,如果两服药者的体形相差不大而体重相差较大时,若给予同等剂量的药物,则轻体重者血药浓度明显高于重体重者;当体重相近而体形差别明显时,则水溶性和脂溶性药物在两者的体内分布有所差别。因此,既要考虑体重因素,又要考虑体形因素。

### 三、性　别

虽然男、女在身高、体重及肌肉与脂肪多少等方面有所不同,但男、女对药物的反应一般无明显区别。但应注意女性以下特殊生理时期:①月经期:不宜应用强泻药和抗凝血药,以免引起盆腔充血和月经过多;②妊娠期:用药更宜慎重,既要考虑药物是否对正常妊娠有不利影响,更要考虑药物是否对胎儿产生不利影响,尤其是在受孕后 3~12 周,因为此期是胚

21

胎、胎儿各器官处于高度分化、迅速发育阶段，药物影响此过程，可能导致某些系统和器官畸形；③临产期：不能应用影响正常分娩的药物，也不能应用半衰期较长，会随胎儿娩出在新生儿体内发生不良反应的药物；④哺乳期：不能应用影响泌乳或能从乳汁排泄而能对婴儿产生不利影响的药物。

## 四、病　理　状　态

机体的病理状态常可影响药物效应。例如，当肾功能减退时，以原形由肾排泄的药物消除减慢，半衰期延长；当发生脑膜炎时，血 - 脑脊液屏障的通透性增加，有利于抗菌药物透过血 - 脑脊液屏障发挥作用。也有些药物因机体的某种病理状态而不能应用，如当机体发热时，多数疫苗不适合应用。总之，临床用药时，应充分注意机体伴有的病理状态可能对药物作用的影响，根据具体情况，适当选择药物和剂量，以求达到最佳治疗效果。

## 五、遗　传　因　素

遗传因素可影响药物的药动学和药效学，使药物作用表现因人而异。遗传因素对药动学的影响主要表现在药物体内代谢的异常，可分为快代谢型和慢代谢型，前者使药物快速灭活，后者使药物灭活较慢。因此，遗传因素影响药物血浆浓度及效应强、弱、久、暂。遗传因素对药效学的影响是在不影响血药浓度的条件下，而使机体对药物的反应异常，如 6- 磷酸葡萄糖脱氢酶缺乏者应用某些药物，易发生溶血反应。

## 六、营　养　因　素

营养不良者体重相对较轻，加上体内蛋白质、维生素、钙、镁等缺乏，可使血浆蛋白结合药物减少、肝药酶活性下降、各种抗体减少，脂肪组织储存药物能力下降等，以致血药浓度升高、半衰期延长，机体对药物反应比正常人较为敏感，而易发生毒性反应。因此，对严重营养不良的患者，应慎重选择药物和酌情减少给药剂量。

## 七、个　体　差　异

在性别、年龄、体重相近的情况下，大多数人对药物的反应是相似的，但有少数人存在质或量的显著差异，多与遗传因素有关。质的差异可表现为过敏反应、特异质反应（见第二章）。量的差异表现为高敏性和耐受性。高敏性是指个体对药物特别敏感，应用小剂量即可呈现强大的药理作用，甚至出现中毒。耐受性是指个体对药物的敏感性降低、反应减弱的现象，此时，必须加大给药剂量才能产生应有的作用。极少数人在初次用药后即可发生，称先天耐受性，与其体内的酶系统异常有关，属遗传因素。耐受性更多见的是在反复使用某种药物后出现，称后天耐受性，可能与酶诱导作用、人体组织对药物产生适应性等因素有关。若在短时间内反复用药数次即产生耐受性者称为快速耐受性。

## 八、心　理　因　素

患者的心理状态与药物的疗效密切相关，例如，不具有药理活性的安慰剂，对于头痛、心绞痛、高血压、手术后痛、神经官能症、感冒咳嗽等病症竟能获得 30%~50% 的疗效，就是通过心理因素取得的，此称为安慰剂效应。因此，临床用药时不仅要重视药物的固有效应，同时要重视病人对药物的心理反应。影响病人对药物心理反应的因素很多，如病人的文化素养、人格特征、疾病性质，药物的颜色、口味、包装以及医务人员的仪表、语言、行为、态度等。医务人员应运用各种措施，鼓励病人建立战胜疾病的信心和乐观的人生观，增强战胜疾病的意志，建立良好的医患、护患关系，取得病人的信任，以充分发挥药物的心理效应，取得满意的

笔记

治疗效果。但也不能过分夸大心理因素的作用。

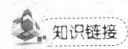 知识链接

### 什么是安慰剂

　　安慰剂是一种在外形、颜色、味道等方面都与被试药物相同而实际并无药理活性的物质。安慰剂在新药研究方面具有重要作用，通过采用双盲安慰剂对照试验，可以排除假阳性疗效或假阳性不良反应。但安慰剂不能滥用，否则，可能会延误疾病的诊治，并可能破坏病人对医生的信心。

（陈树君）

 思考题

1. 为什么对小儿用药必须慎重？
2. 联合用药的目的是什么？联合用药时应注意什么？

 笔记

# 第五章 传出神经系统药物

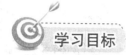

1. 掌握毛果芸香碱、新斯的明、阿托品、肾上腺素、去甲肾上腺素、异丙肾上腺素、多巴胺的药理作用、用途、不良反应及注意事项;熟悉山莨菪碱、东莨菪碱、间羟胺、酚妥拉明、普萘洛尔、美托洛尔的药理作用、用途、不良反应及注意事项;了解传出神经系统受体的分类及生理效应、其他传出神经系统药物的特点。

2. 初步具有根据阿托品、肾上腺素、去甲肾上腺素的药理作用、用途、不良反应及注意事项制定护理措施及对患者、家属进行相关护理宣教的能力。

## 第一节 传出神经系统药理概论

传出神经系统药物通过直接或间接影响传出神经的化学传递过程而改变效应器官的功能活动。掌握传出神经系统的生理功能,对于学习传出神经系统药物具有重要的意义。

### 一、传出神经系统的分类

**(一)按解剖学分类**

1. 自主神经 包括交感神经和副交感神经,主要支配心脏、平滑肌、腺体等效应器。自主神经从中枢发出后,经过神经节中的突触更换神经元,然后到达所支配的效应器,故自主神经有节前纤维和节后纤维之分(图 5-1)。

2. 运动神经 自运动中枢发出后,中途不更换神经元,直接到达骨骼肌支配其运动(图 5-1)。

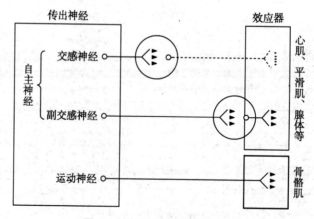

图 5-1 传出神经系统模式图

**（二）按释放递质分类**

1. 胆碱能神经　兴奋时从末梢释放乙酰胆碱的神经,包括:全部交感神经和副交感神经的节前纤维、全部副交感神经的节后纤维、极少数交感神经的节后纤维(如支配汗腺分泌和骨骼肌的血管舒张神经)及运动神经。

2. 去甲肾上腺素能神经　兴奋时从末梢释放去甲肾上腺素的神经,包括大部分交感神经的节后纤维。

## 二、传出神经系统的递质

传出神经释放的递质主要有乙酰胆碱(acetylcholine,ACh)和去甲肾上腺素(noradrenaline,NA)。

**（一）乙酰胆碱**

乙酰胆碱主要在胆碱能神经末梢生物合成。胆碱能神经末梢内的胆碱和乙酰辅酶A,在胆碱乙酰转移酶的催化下合成乙酰胆碱。乙酰胆碱形成后即进入囊泡与ATP、蛋白多糖共同贮存于囊泡中。当神经冲动到达神经末梢时,囊泡中的乙酰胆碱以胞裂外排的方式量子释放至突触间隙,与突触后膜上的胆碱受体结合,并使效应器产生生理效应。在呈现作用的同时,数毫秒内即被突触间隙中的胆碱酯酶(acetylcholinesterase,AChE)水解为胆碱和乙酸。

**（二）去甲肾上腺素**

去甲肾上腺素主要在去甲肾上腺素能神经末梢生物合成。酪氨酸是合成NA的基本原料,从血液循环进入神经元后,经酪氨酸羟化酶催化生成多巴(dopa),再经多巴脱羧酶的催化生成多巴胺(dopamine,DA),后者进入囊泡中,经多巴胺β-羟化酶的催化,转变为去甲肾上腺素。去甲肾上腺素形成后,与ATP及嗜铬颗粒蛋白结合,贮存于囊泡中,以避免被胞浆中的单胺氧化酶(mono-amine oxidase,MAO)所破坏。在肾上腺髓质嗜铬细胞中,NA在苯乙醇胺-N甲基转移酶催化下,进一步生成肾上腺素。当神经冲动到达去甲肾上腺素神经末梢时,囊泡中的递质以胞裂外排的方式释放至突触间隙,释放的去甲肾上腺素在呈现作用的同时,75%~95%被突触前膜再摄取,是其作用终止的主要方式,递质被摄取后由细胞内的儿茶酚氧位甲基转移酶(catechol-o-methyltransferase,COMT)和MAO代谢破坏。

## 三、传出神经系统受体的类型、分布及其生理效应

**（一）胆碱受体与效应**

能选择性地与乙酰胆碱结合的受体称为胆碱受体,可分为毒蕈碱型受体(简称M受体)和烟碱型受体(简称N受体)。

1. M受体　能选择性地与毒蕈碱(muscarine)结合的受体称为M受体,主要分布在副交感神经节后纤维所支配的效应器细胞膜上。根据不同组织M受体与配体的亲和力不同,已将M受体分为$M_1$、$M_2$、$M_3$、$M_4$、$M_5$受体5种亚型。M受体激动所产生的效应常称为M样作用,主要包括心脏抑制、血管扩张、腺体分泌增加、瞳孔缩小,支气管及胃肠平滑肌收缩等(表5-1)。

2. N受体　能选择性地与烟碱(nicotine)结合的受体称为N受体,可分为$N_n$和$N_m$受体两种亚型。$N_n$受体位于自主神经节突触后膜和肾上腺髓质,激动时可引起神经节兴奋和肾上腺髓质分泌增加;$N_m$受体位于骨骼肌,激动时可引起骨骼肌收缩。N受体激动所产生的效应常称为N样作用(表5-1)。

**（二）肾上腺素受体与效应**

能与去甲肾上腺素或肾上腺素(adrenaline,AD)结合的受体称为肾上腺素受体,可分为

α肾上腺素受体(简称α受体)和β肾上腺素受体(简称β受体)。

1. α受体　可分为 $\alpha_1$ 和 $\alpha_2$ 受体两个亚型。$\alpha_1$ 受体主要分布于血管平滑肌、瞳孔开大肌、胃肠和膀胱括约肌等处,激动时可引起血管收缩,瞳孔扩大,胃肠和膀胱括约肌收缩等;$\alpha_2$ 受体主要分布于去甲肾上腺素能神经末梢、胰岛 B 细胞、血小板、血管平滑肌等处,激动时可引起 NA 释放减少、胰岛素分泌减少、血小板聚集、血管收缩等(表 5-1)。

2. β受体　可分为 $\beta_1$、$\beta_2$ 和 $\beta_3$ 受体三个亚型。$\beta_1$ 受体主要分布于心脏、肾脏,激动时可引起心脏兴奋(心肌收缩力增强,心率加快,传导加速)、肾素释放量增加;$\beta_2$ 受体主要分布于支气管平滑肌、骨骼肌血管、冠状血管和肝等处,激动时可引起支气管平滑肌松弛,血管平滑肌舒张,糖原分解、血糖升高等;$\beta_3$ 受体分布于脂肪组织,激动时可引起脂肪分解(表 5-1)。

表 5-1　传出神经系统的受体分布与效应

| 效应器 | | 胆碱能神经兴奋 | | 去甲肾上腺素能神经兴奋 | |
|---|---|---|---|---|---|
| | | 受体 | 效应 | 受体 | 效应 |
| 心脏 | 窦房结 | $M_2$ | 心率减慢 | $\beta_1$ | 心率加快 |
| | 传导系统 | $M_2$ | 传导减慢 | $\beta_1$ | 传导加快 |
| | 心肌 | $M_2$ | 收缩力减弱 | $\beta_1$ | 收缩力增强 |
| 血管平滑肌 | 皮肤、黏膜 | | | α | 收缩 |
| | 内脏 | | | α | 收缩 |
| | 骨骼肌 | $M_3$ | 舒张(交感神经) | $\beta_2$、α | 舒张、收缩(弱势效应) |
| | 冠状动脉 | | | $\beta_2$ | 舒张 |
| 内脏平滑肌 | 支气管 | $M_3$ | 收缩 | $\beta_2$ | 舒张 |
| | 胃肠壁 | $M_3$ | 收缩 | $\alpha_2$、$\beta_2$ | 舒张 |
| | 膀胱壁 | $M_3$ | 收缩 | $\beta_2$ | 舒张 |
| | 胃肠括约肌 | $M_3$ | 舒张 | $\alpha_1$ | 收缩 |
| | 膀胱括约肌 | $M_3$ | 舒张 | $\alpha_1$ | 收缩 |
| | 子宫 | $M_3$ | 收缩 | $\beta_2$、α | 舒张、收缩 |
| 眼内肌 | 瞳孔开大肌 | | | $\alpha_1$ | 收缩 |
| | 瞳孔括约肌 | $M_3$ | 收缩 | | |
| | 睫状肌 | $M_3$ | 收缩 | β | 舒张(弱势效应) |
| 代谢 | 肝 | | | $\beta_2$、α | 肝糖原分解及异生 |
| | 骨骼肌 | | | $\beta_2$ | 肌糖原分解 |
| | 脂肪 | | | $\beta_3$ | 脂肪分解 |
| 其他 | 汗腺 | $M_3$ | 分泌增加 | α | 分泌增加 |
| | 肾上腺髓质 | $N_n$ | | | 儿茶酚胺释放 |
| | 骨骼肌 | $N_m$ | 收缩 | | |

## 四、传出神经系统药物的作用方式

### (一)直接作用于受体

有些传出神经系统药物能直接与胆碱受体或肾上腺素受体结合而产生效应。凡结合后能激动受体并产生与递质相似的作用,称之为受体激动药或拟似药;结合后不能激动受体,并阻碍递质或激动药与受体结合,产生与递质相反的作用,称之为受体拮抗药或受体阻断药。

### (二)影响递质

有些药物通过影响递质生物转化而产生效应,如新斯的明通过抑制胆碱酯酶而阻碍 ACh 水解,使突触间隙的 ACh 含量增加,激动胆碱受体而发挥拟胆碱作用。有些药物可通过影响递质的合成、贮存、释放或摄取而产生效应,如麻黄碱和间羟胺可促进 NA 的释放而发挥拟肾上腺素作用。

## 五、传出神经系统药物的分类

传出神经系统药物可根据其作用方式和对受体及其亚型作用的选择性进行分类,见表 5-2。

表 5-2　传出神经系统药物的分类

| 拟似药 | 拮抗药 |
| --- | --- |
| 一、拟胆碱药 | 一、抗胆碱药 |
| (一)胆碱受体激动药 | (一)M 受体阻断药 |
| 1. M、N 受体激动药(如卡巴胆碱) | 1. 非选择性 M 受体阻断药(如阿托品) |
| 2. M 受体激动药(如毛果芸香碱) | 2. $M_1$ 受体阻断药(如哌仑西平) |
| 3. N 受体激动药(如烟碱) | (二)N 受体阻断药 |
| (二)抗胆碱酯酶药(如新斯的明) | 1. $N_N$ 受体阻断药(如樟磺咪芬) |
| 二、拟肾上腺素药 | 2. $N_M$ 受体阻断药(如泮库溴铵) |
| (一)α、β 受体激动药(如肾上腺素) | 二、抗肾上腺素药 |
| (二)α 受体激动药 | (一)α 受体阻断药 |
| 1. $\alpha_1$、$\alpha_2$ 受体激动药(如去甲肾上腺素) | 1. $\alpha_1$、$\alpha_2$ 受体阻断药(如酚妥拉明) |
| 2. $\alpha_1$ 受体激动药(如去氧肾上腺素) | 2. $\alpha_1$ 受体阻断药(如哌唑嗪) |
| 3. $\alpha_2$ 受体激动药(如可乐定) | (二)β 受体阻断药 |
| (三)β 受体激动药 | 1. $\beta_1$、$\beta_2$ 受体阻断药(如普萘洛尔) |
| 1. $\beta_1$、$\beta_2$ 受体激动药(如异丙肾上腺素) | 2. $\beta_1$ 受体阻断药(如美托洛尔) |
| 2. $\beta_1$ 受体激动药(如多巴酚丁胺) | 3. α、β 受体阻断药(如拉贝洛尔) |
| 3. $\beta_2$ 受体激动药(如沙丁胺醇) | |

# 第二节　胆碱受体激动药和胆碱酯酶抑制药

胆碱受体激动药(cholinergic receptor agonists)和胆碱酯酶抑制药(cholinesterase inhibitor)合称为拟胆碱药,是一类与胆碱能神经递质 ACh 作用相似的药物。

## 一、M 胆碱受体激动药

### 毛果芸香碱(pilocarpine)

毛果芸香碱是从毛果芸香属植物叶子中提取的生物碱,其水溶液稳定,现已可人工合成。1% 滴眼液滴眼后,易穿透角膜,10~30 分钟开始缩瞳,降眼压作用的达峰时间约 75 分钟,可维持 4~8 小时。调节痉挛作用约维持 2 小时。

27

**【药理作用】**

毛果芸香碱能直接激动 M 受体,产生 M 样作用,对眼和腺体的作用最为明显。

1. 对眼的作用 以其溶液滴眼,可产生缩瞳、降低眼内压和调节痉挛等作用。

(1)缩瞳:毛果芸香碱能直接激动瞳孔括约肌上的 M 受体,使瞳孔括约肌收缩,瞳孔缩小。

(2)降低眼内压:毛果芸香碱通过缩瞳作用,使虹膜向中心方向收缩后根部变薄,前房角间隙扩大,房水易于通过小梁网经巩膜静脉窦流入血循环,从而使眼内压降低(图 5-2)。

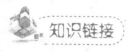

**眼 内 压**

房水是由睫状肌上皮细胞分泌及虹膜后房血管渗出而生成,通过瞳孔、前房角间隙,经滤帘流入巩膜静脉窦而进入血液循环。房水可使眼球内具有一定压力,称为眼内压。房水回流障碍可致眼内压升高,眼内压持续升高可致青光眼。

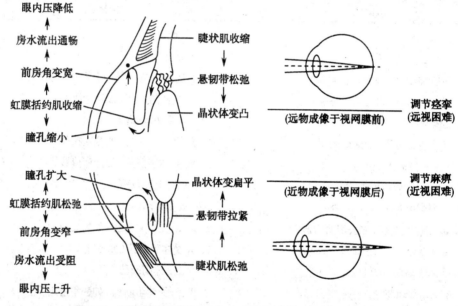

图 5-2 M 受体激动药(上)和 M 受体阻断药(下)对眼的作用

(3)调节痉挛:毛果芸香碱能激动睫状肌环状纤维上的 M 受体,使睫状肌向瞳孔中心方向收缩,故悬韧带松弛,晶状体因本身弹性而自然变凸,屈光度增加,从而使远距离的物体不能成像在视网膜上,导致视近物清楚,而视远物模糊,这一作用称为调节痉挛(图 5-2)。

2. 对腺体的作用 毛果芸香碱吸收后,能激动腺体的 M 受体,使腺体分泌增加,以汗腺和唾液腺分泌增加最为明显。

**【用途】**

1. 治疗青光眼 毛果芸香碱能使前房角间隙扩大,眼内压迅速降低,对闭角型青光眼疗效较佳;对开角型青光眼的早期也有一定疗效。

2. 治疗虹膜炎 与扩瞳药交替应用,可防止虹膜与晶状体粘连。

3. 治疗 M 胆碱受体阻断药中毒 以 1~2mg 皮下注射,可用于阿托品等药物中毒的解救。

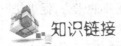

### 青 光 眼

青光眼的主要特征是眼内压升高,引起头痛、视力减退等症状,严重时可致失明。青光眼可分为闭角型青光眼和开角型青光眼,前者是由于前房角狭窄,阻碍房水回流而使眼内压升高;后者主要是滤帘及巩膜静脉窦变性或硬化,阻碍房水回流而使眼内压升高。

【不良反应及注意事项】

1. 吸收过量可出现流涎、多汗、腹痛、腹泻、支气管痉挛等 M 样症状,可用阿托品对抗。

2. 遇光易变质,应避光保存。

3. 滴眼方法:将下眼睑拉成袋状,同时以中指压迫内眦的鼻泪管开口,然后将药液滴入眼内。每次滴药后,应轻压内眦 2~3 分钟,以免药液经鼻黏膜吸收引起全身不良反应。

## 二、胆碱酯酶抑制药

胆碱酯酶抑制药又称抗胆碱酯酶药,能抑制胆碱酯酶活性,使乙酰胆碱水解减少,导致乙酰胆碱在突触间隙蓄积而激动 M、N 受体,呈现 M 及 N 样作用。按药物与胆碱酯酶结合后水解速度的快慢,可分为易逆性胆碱酯酶抑制药和难逆性胆碱酯酶抑制药,前者如新斯的明、毒扁豆碱等;后者主要为有机磷酸酯类杀虫药,具有毒理学意义。

### (一)易逆性胆碱酯酶抑制药

#### 新斯的明(neostigmine)

【药动学特点】

新斯的明为人工合成的季铵类化合物,其脂溶性低。口服吸收缓慢,给药后 1 小时显效,持续 3~4 小时;皮下注射或肌内注射 15 分钟显效,作用可持续 2~4 小时。不易透过血脑屏障,无明显中枢作用;滴眼时,不易透过角膜,对眼的作用很弱。

【药理作用】

主要通过抑制胆碱酯酶,使乙酰胆碱蓄积而呈现 M 样及 N 样作用。其作用具有选择性,对心血管、腺体、眼和支气管等作用较弱,对胃肠平滑肌和膀胱平滑肌兴奋作用较强。因其除抑制胆碱酯酶外,还能直接激动骨骼肌运动终板上的 $N_m$ 受体和促进运动神经末梢释放乙酰胆碱,故对骨骼肌的兴奋作用最强。

【用途】

1. 治疗重症肌无力　新斯的明通过兴奋骨骼肌,可改善肌无力症状。一般口服给药,即可使症状改善。重症患者或紧急时,可皮下注射或肌内注射。

### 重症肌无力

重症肌无力是因神经-肌肉接头传递功能障碍所引起的一种慢性自身免疫性疾病,表现为受累骨骼肌极易疲劳,主要特征是肌肉经过短暂重复的活动后,出现肌无力症状,如眼睑下垂、声音嘶哑、复视、表情淡漠、四肢无力、咀嚼、吞咽困难,严重者可致呼吸困难。

此病近年来有上升趋势。病情进展很快,约有 40% 的患者在数月至两年内转化成全身型肌无力,发展至后期阶段会导致瘫痪、呼吸困难,甚至严重缺氧,危及生命。

2. 治疗腹气胀和尿潴留　新斯的明可增强胃肠道平滑肌和膀胱逼尿肌的张力,促进排气和排尿,常用于治疗术后腹气胀和尿潴留。

3. 治疗阵发性室上性心动过速　新斯的明通过 M 样作用,使心率减慢。

4. 解救非除极化型肌松药中毒　适用于非除极化型肌松药如筒箭毒碱过量中毒时的解救,但禁用于除极化型肌松药如琥珀胆碱过量的解救。

【不良反应及注意事项】

治疗量时不良反应较少,可引起恶心、呕吐、腹痛、心动过缓、呼吸困难、肌肉震颤等。过量可引起胆碱能危象,出现肌无力症状加重,严重者可发生呼吸肌麻痹。禁用于机械性肠梗阻、尿路梗阻和支气管哮喘。静脉注射氨基糖苷类、林可霉素类、多黏菌素类、利多卡因等可使骨骼肌张力减弱,拮抗新斯的明的作用,故不可与上述药物合用。

> **⚠ 护理警示**
>
> 　　用于治疗重症肌无力时,药物过量也会有肌无力表现,注意观察!

### 溴吡斯的明 (pyridostigmine bromide)

溴吡斯的明为人工合成药,作用较新斯的明弱,起效缓慢,作用维持时间较长。主要用于重症肌无力,也可用于腹气胀和尿潴留。副作用较少,很少引起胆碱能危象。禁忌证同新斯的明。

### (二)难逆性胆碱酯酶抑制药

难逆性胆碱酯酶抑制药能够与胆碱酯酶(AChE)结合成难以解离的磷酰化胆碱酯酶,使其失去水解乙酰胆碱(ACh)的活性,导致体内 ACh 过度蓄积,激动胆碱受体,引起一系列胆碱能神经功能亢进的中毒症状。详见第三十章特效解毒药。

# 第三节　胆碱受体阻断药

胆碱受体阻断药(cholinoceptor blocking drugs)是一类能与胆碱受体结合而不激动或极少激动胆碱受体的药物,可竞争性阻断乙酰胆碱或胆碱受体激动药与受体结合,从而产生抗胆碱的作用。根据其对胆碱受体选择性的不同,可分为 M 胆碱受体阻断药和 N 胆碱受体阻断药。

## 一、M 胆碱受体阻断药

### 阿托品 (atropine)

【药动学特点】

口服易吸收,生物利用度约 50%,1 小时后作用达高峰,持续 3~4 小时;注射给药起效更快,$t_{1/2}$ 为 2~4 小时;眼科局部使用,作用可长达数日。吸收后分布广泛,可透过血脑屏障及胎盘屏障,可通过胎盘进入胎儿循环。80% 以上经肾排泄,少量可随乳汁和粪便排出。因其通过房水循环排出较慢,故滴眼后,其作用可持续数天至一周。

【药理作用】

阿托品为非选择性 M 胆碱受体阻断药,作用广泛,不同效应器上的 M 受体对阿托品的敏感性不同,故阿托品对其作用各异。

1. 松弛内脏平滑肌　阿托品通过阻断内脏平滑肌上的 M 受体,松弛多种内脏平滑肌,对处于过度活动或痉挛状态的平滑肌作用尤为明显。其中对胃肠平滑肌松弛作用最强,对尿道和膀胱壁平滑肌其次,对胆管、输尿管和支气管平滑肌松弛作用较弱,对子宫平滑肌影响很小。

2. 抑制腺体分泌 阿托品抑制汗腺和唾液腺作用最强,小剂量即可使其分泌减少;对支气管腺体抑制作用较强;大剂量也能抑制胃液分泌,但对胃酸分泌影响较小,因胃酸分泌尚受组胺、促胃液素等体液因素的影响。

3. 对眼的作用

(1)扩瞳:阿托品能阻断瞳孔括约肌上的 M 受体,瞳孔括约肌松弛,使去甲肾上腺素能神经支配的瞳孔开大肌功能占优势,瞳孔扩大。

(2)升高眼内压:由于瞳孔扩大,虹膜退向四周外缘,前房角间隙变窄,妨碍房水回流入巩膜静脉窦,造成眼内压升高(图 5-2)。

(3)调节麻痹:阿托品能阻断睫状肌上的 M 受体,睫状肌松弛而退向边缘,使悬韧带拉紧,晶状体变扁平,屈光度降低,不能将近距离的物体清晰地成像在视网膜上,导致视远物清楚,视近物模糊不清,这一作用称为调节麻痹(图 5-2)。

4. 对心血管作用

(1)加快心率:较大剂量的阿托品能阻断窦房结的 M 受体,解除迷走神经对心脏的抑制,使心率加快。心率加快的程度取决于迷走神经张力,对迷走神经张力高的青壮年,其心率加快作用明显,对婴、幼儿及老年人影响较小。

(2)加快房室传导:阿托品可拮抗迷走神经过度兴奋所致的房室传导阻滞和心动过缓,使房室传导加快。

(3)扩张血管:一般治疗量的阿托品对血管和血压均无明显影响。大剂量阿托品可引起血管扩张,解除小血管痉挛,增加组织的血液灌注量,改善微循环。扩血管作用与阻断 M 受体无关,可能是阿托品引起体温升高后的代偿性散热反应,也可能是阿托品直接舒张血管的作用。

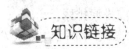 知识链接

### 修 氏 理 论

1983 年 4 月正在美国进修的中国医学科学院基础医学研究所助理研究员修瑞娟,在全美微循环学会会议上宣读她关于人体微循环新理论的论文,折服了美国的医学权威。"修氏理论"随即被公认,并被评为"1983 年世界十大科技进展之一"。修瑞娟在大量的实验基础上发现并证明,人体的各级微动脉血管的自律性运动是以波浪形进行传播的,微循环对器官和组织的灌注是海涛式灌注。这一成果,是该领域研究的重大突破。莨菪碱类的药物能增强微动脉血管的自律性运动。

5. 兴奋中枢 治疗量(0.5~1mg)的阿托品对中枢作用不明显;1~2mg 能兴奋延髓呼吸中枢;3~5mg 则可兴奋大脑皮质,出现烦躁不安、多言、谵妄等反应;中毒量(10mg 以上)可产生幻觉、定向障碍、运动失调和惊厥等,严重时由兴奋转入抑制,出现昏迷及延髓麻痹而死亡。

【用途】

1. 解除平滑肌痉挛 对胃肠绞痛及膀胱刺激征等疗效较好;对胆绞痛和肾绞痛单用阿托品疗效较差,常与镇痛药哌替啶合用。此外,也可用于小儿遗尿症。阿托品虽能扩张支气管,但由于其抑制呼吸道腺体分泌,使痰液变稠,不易排出,故不能用作平喘药。

2. 抑制腺体分泌 用于麻醉前给药,以减少呼吸道腺体及唾液腺分泌,防止分泌物阻塞呼吸道及吸入性肺炎的发生。也可用于严重盗汗及流涎症。

3. 眼科应用

(1)治疗虹膜睫状体炎:0.5%~1% 阿托品局部滴眼,可松弛瞳孔括约肌和睫状肌,使之

活动减少、充分休息,有助于炎症消退;同时还可预防虹膜与晶状体的粘连,常与缩瞳药交替使用。

（2）用于验光配镜、检查眼底:眼内滴入阿托品使睫状肌松弛,晶状体充分固定,可准确测定晶状体的屈光度;也可利用其扩瞳作用检查眼底,有助于观察眼底的周边部位。但由于阿托品调节麻痹作用可维持 2~3 天,扩瞳作用可持续 1~2 周,视力恢复过于缓慢,故现仅用于睫状肌调节功能较强的小儿验光。

4. 治疗缓慢型心律失常　用于迷走神经过度兴奋所致的心动过缓、传导阻滞等缓慢型心律失常。

5. 治疗休克　在补足血容量的基础上,用于抢救暴发型流行性脑脊髓膜炎、中毒性菌痢、中毒性肺炎等所致的感染性休克。对于休克伴有高热或心率加快者不宜使用。由于阿托品副作用较多,目前多用山莨菪碱取代。

6. 治疗有机磷酸酯类中毒　阿托品可迅速有效地缓解有机磷酸酯类中毒的 M 样症状,是特效的对症治疗药(见第三十章特效解毒药)。

【不良反应及注意事项】

常见口干、视近物模糊、畏光、心悸、皮肤干燥潮红、排尿困难和体温升高等副反应,停药后均可逐渐消失;过量中毒时除上述外周症状加重外,还可出现中枢的表现,如焦虑、失眠、不安、幻觉、谵妄、躁狂、甚至惊厥等以兴奋为主的症状;严重中毒者由兴奋转为抑制,出现昏迷及呼吸麻痹。青光眼、前列腺肥大、幽门梗阻患者禁用。老年人、妊娠期、哺乳期妇女慎用。

【护理要点提示】

1. 用药前　①应清楚用药目的;②应询问患者是否对本药有过敏史;③应清楚病人是否患有青光眼、前列腺肥大、幽门梗阻;④告知患者本药副反应较多,可引起口干、视近物模糊、心悸、皮肤潮红、排尿困难等,以免患者紧张;⑤及时提醒患者,用药前排便排尿。

2. 用药期间　①遵医嘱用药;②注意观察心率、皮肤及体温等变化,如心率高于100次/分、体温高于38℃的患者,不宜使用,夏季用药,要注意防暑降温,尤其是婴幼儿;③局部滴眼使用时应压迫内眦,以免吸收。本药扩瞳作用可持续 1~2 周,应告诉患者避免光线刺激,采取戴墨镜等措施保护眼睛,视近物模糊期间不要做用眼的精细工作;④多食含纤维素的食物,以减少尿潴留及便秘的发生。如有尿潴留可压迫膀胱或导尿,腹胀者可肛管排气。用药过程中发生口干不适时,可取温开水口腔含漱;⑤如出现呼吸加快、瞳孔散大、中枢兴奋症状及猩红热样皮疹,多提示阿托品中毒,应立即报告医生,以便及时处理;⑥中毒时的外周症状可用毛果芸香碱或新斯的明对抗,中枢兴奋症状可用地西泮对抗;⑦对药效做出评价。

### 山莨菪碱(anisodamine)

山莨菪碱是从我国茄科植物唐古特莨菪中提出的生物碱,其人工合成的消旋品称654-2。其脂溶性低,口服给药吸收差,多肌内注射给药。与阿托品相比,其作用特点为:①对胃肠平滑肌、血管平滑肌的解痉作用选择性高,强度与阿托品相似或略低;②对眼和腺体的作用仅为阿托品的 1/20~1/10;③不易透过血脑屏障,中枢作用不明显。主要用于胃肠绞痛、感染性休克等。不良反应及注意事项与阿托品相似。

### 东莨菪碱(scopolamine)

东莨菪碱是从洋金花、颠茄或莨菪等植物中提取的生物碱。与阿托品相比,其作用特点为:①对中枢作用强且表现为抑制作用,随剂量增加依次为镇静、催眠、麻醉,但能兴奋呼吸中枢;②抑制腺体分泌、扩瞳和调节麻痹作用强于阿托品,而对心血管及内脏平滑肌作用较弱。主要用于麻醉前给药,作用效果优于阿托品。此外,可用于预防晕动病和抗帕金森病。防晕止吐作用可能与其抑制前庭神经内耳功能或大脑皮质功能及抑制胃肠蠕动有关。对帕金森病可缓解流涎、震颤和肌肉强直,与其中枢抗胆碱作用有关。不良反应与阿托品相似。

另外,因本药可引起老年人思维错乱,故老年人避免用作麻醉前给药。

颠茄(belladonnae)

颠茄为胃肠解痉药类非处方药,具有解除胃肠道痉挛、抑制胃酸分泌作用。主要用于胃肠道平滑肌痉挛及溃疡病的辅助治疗。常见不良反应有口干、便秘、出汗减少、口鼻咽喉及皮肤干燥、视物模糊、排尿困难等。

## 二、N 胆碱受体阻断药

### (一)神经节阻断药

神经节阻断药又称 $N_N$ 受体阻断药,可阻断交感神经节,使血管扩张,血压下降,曾作为降压药,但因其同时阻断副交感神经节,不良反应较多,现已少用。

### (二)骨骼肌松弛药

骨骼肌松弛药简称肌松药,是一类通过作用于神经肌肉接头后膜的 $N_M$ 受体,阻滞神经肌肉接头处神经冲动的正常传递,导致骨骼肌松弛的药物。主要作为外科麻醉的辅助用药。应用肌松药后,可在较浅的全身麻醉下,获得外科手术所需要的肌肉松弛度,因此能减少全麻药的用量。按其作用机制的不同,可分为除极化型肌松药和非除极化型肌松药两类。

# 第四节　肾上腺素受体激动药

肾上腺素受体激动药(adrenergic receptor agonists)能与肾上腺素受体结合并激动受体,产生肾上腺素样作用,又称为拟肾上腺素药。本类药物通过激动肾上腺素受体或促进去甲肾上腺素能神经末梢释放递质而发挥广泛的药理作用。根据药物对肾上腺素受体的选择性不同,肾上腺素受体激动药分为 α、β 受体激动药、α 受体激动药和 β 受体激动药三类。

## 一、α 和 β 受体激动药

肾上腺素(adrenaline,AD)

【药动学特点】

口服无效,皮下注射因收缩血管而吸收缓慢,作用维持 1 小时左右。由于药物对骨骼肌血管不产生收缩作用,肌内注射后吸收较快,作用维持 10~30 分钟。静脉注射立即起效,作用仅维持数分钟。AD 在体内迅速被突触前膜再摄取或被 COMT 和 MAO 代谢失活,其代谢产物经肾排泄。

【药理作用】

直接激动 α 和 β 受体,产生相应的作用。

1. 兴奋心脏　肾上腺素能激动心脏 $β_1$ 受体,使心肌收缩力增强、心率加快、传导加速,心排出量增加,心肌耗氧量增加。

2. 舒缩血管　肾上腺素能激动血管平滑肌的 $α_1$ 受体及 $β_2$ 受体,使以 α 受体占优势的皮肤、黏膜和内脏血管收缩,以 $β_2$ 受体占优势的骨骼肌血管和冠状动脉舒张。内脏血管具有 $α_1$ 受体及 $β_2$ 受体的双重分布,AD 可显著地收缩肾血管和肠系膜血管,而对脑及肺血管收缩作用较弱。

3. 对血压的影响　肾上腺素对血压的影响与其用药剂量有关。①治疗量的肾上腺素激动 $β_1$ 受体,使心脏兴奋,心排出量增加,故收缩压增高;由于激动 $β_2$ 受体,使骨骼肌血管舒张作用抵消或超过了皮肤、黏膜和内脏血管的收缩作用,故舒张压不变或略下降,脉压增大,有利于组织器官的血液灌注;②较大剂量肾上腺素,除强烈兴奋心脏外,还可使血管平滑肌的 α 受体兴奋占优势,血管收缩效应超过血管舒张效应,外周阻力增加,收缩压和舒张压均升高。

4. 扩张支气管　肾上腺素能激动支气管平滑肌上的 $\beta_2$ 受体，使支气管平滑肌舒张；并能抑制肥大细胞释放过敏性物质如组胺等；还可兴奋 $\alpha$ 受体，使支气管黏膜血管收缩，有利于消除支气管黏膜水肿。

5. 影响代谢　肾上腺素能提高机体基础代谢率，增加细胞耗氧量；激动 $\alpha$ 受体和 $\beta_2$ 受体，抑制胰岛素分泌，促进肝糖原分解，并抑制外周组织对葡萄糖的摄取，使血糖增高；激活三酰甘油酶，使脂肪分解增加，血中游离脂肪酸升高。

【用途】

1. 治疗心脏骤停　溺水、麻醉及手术意外、药物中毒、急性传染病及心脏传导阻滞等所致的心脏骤停，在进行心脏按压、人工呼吸和纠正酸中毒等措施的同时，可用肾上腺素静脉注射或心室内注射。电击或卤素类全麻药（氟烷、甲氧氟烷等）意外引起心脏骤停时常伴有或诱发心室纤颤，应配合使用除颤器、起搏器。

2. 治疗过敏性休克　肾上腺素是抢救过敏性休克的首选药物。肾上腺素有兴奋心脏、收缩血管、舒张支气管、抑制过敏性物质释放和减轻支气管黏膜水肿等作用，可迅速缓解过敏性休克所致的循环衰竭和呼吸衰竭。一般皮下注射或肌内注射，必要时也可用 0.9% 氯化钠溶液稀释 10 倍后缓慢静脉注射。但必须避免因过量或过快注射造成的血压剧升及心律失常等不良反应。

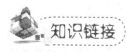

知识链接

### 休克和过敏性休克

休克是机体遭受强烈刺激引起的以微循环障碍为主的急性循环功能不全。其本质是氧供给不足和需求增加；特征是产生炎症介质。主要表现是面色苍白或发绀、四肢湿冷、脉搏细速、脉压减小、尿量减少和神志淡漠。重要体征为低血压。

根据休克发生的基础疾病或原因，可将休克分为低血容量性休克、感染性休克、心源性休克、过敏性休克和神经源性休克。

过敏性休克（anaphylaxis）是 1902 年波特医生首创名词，沿用至今，是一类以急性循环衰竭为主要表现的全身性病理反应，若抢救不及时，可能会危及生命。过敏性休克病因复杂，多数为药物所致。

3. 治疗支气管哮喘　用于控制支气管哮喘急性发作，皮下注射或肌内注射后数分钟内奏效，作用强，但维持时间短。

4. 与局麻药配伍　在局麻药液中加入少量肾上腺素，可使注射部位血管收缩，延缓局麻药的吸收，延长局麻药的作用时间；并可减少局麻药吸收中毒的可能性。

5. 用于局部止血　当鼻黏膜或牙龈出血时，可将浸有 0.1% 肾上腺素溶液的棉球或纱布填塞于出血处，使微血管收缩而止血。

【不良反应及注意事项】

可引起心悸、烦躁、皮肤苍白和头痛等，停药后上述症状可自行消失。剂量过大或静脉注射速度过快，可致血压骤升、剧烈的搏动性头痛，有发生脑出血的危险，也可引起心律失常，如期前收缩、心动过速、甚至心室颤动，故应用肾上腺素应严格控制剂量，密切观察患者的血压、脉搏及情绪变化。高血压、器质性心脏病、糖尿病和甲状腺功能亢进等患者禁用。老年人慎用。

> ⚠ 护理警示
>
> 应严格控制静脉给药速度，不宜过快，以免引起心律失常，甚至室颤！

【护理要点提示】

1. 用药前 ①应清楚用药目的;②应清楚患者是否患有高血压、器质性心脏病、糖尿病和甲状腺功能亢进等,如有,应提醒医生慎用本药;③本药不宜与氧化物、碱性药物合用,以免失效;④与日光或空气接触易变质,应注意避光保存。

2. 用药期间 ①遵医嘱用药;②应严密监测病人的血压、脉搏;③可引起心悸、烦躁、皮肤苍白和头痛等,停药后上述症状可自行消失;④剂量过大或静脉注射速度过快,可致血压骤升、剧烈的搏动性头痛,有发生脑出血的危险,也可引起心律失常,甚至室颤,故应用肾上腺素应严格控制剂量,密切观察患者的血压、脉搏及情绪变化;⑤对药效做出评价。

### 多巴胺(dopamine, DA)

【药理作用】

直接激动 α 受体、β 受体和外周多巴胺受体,也可促进去甲肾上腺素能神经末梢释放 NA。

1. 兴奋心脏 多巴胺能激动心脏 $\beta_1$ 受体,使心肌收缩力增强、心排出量增加。治疗量对心率影响不明显,大剂量也可加快心率,但较少引起心律失常。

2. 舒缩血管 治疗量多巴胺激动 α 受体,使皮肤、黏膜血管收缩;能激动多巴胺受体($D_1$受体),使肾和肠系膜血管扩张。大剂量时则以 α 受体的兴奋作用占优势,皮肤、黏膜、肾及肠系膜血管均收缩。

3. 对血压的影响 治疗量多巴胺使收缩压升高,舒张压不变或略升。但大剂量给药,则使收缩压、舒张压均升高。

4. 改善肾功能 治疗量多巴胺能激动肾血管 $D_1$ 受体,使肾血管舒张,肾血流量及肾小球滤过率增加;还能直接抑制肾小管对 $Na^+$ 重吸收,产生排钠利尿作用。但应用大剂量时,因激动肾血管 α 受体,使肾血管明显收缩,肾血流量减少。

【用途】

1. 治疗休克 可用于各种休克,如感染性休克、心源性休克、出血性休克等,尤其适用于伴有心肌收缩力减弱、尿量减少而血容量已补足的休克。用药前应注意补充血容量和纠正酸中毒。

2. 治疗急性肾衰竭 与利尿药合用可增强疗效,可使尿量增加,血中非蛋白氮含量降低。

【不良反应及注意事项】

治疗量 DA 的不良反应较轻,偶见恶心、呕吐。剂量过大或静脉滴注速度过快可致心动过速、血压升高、心律失常、肾血管收缩、头痛等。静脉穿刺时药液不得外漏,以免引起局部组织坏死。应注意观察局部有无外漏现象,一旦发生应及时处理。静脉滴注过程中要加强对患者血压、心率、心律、尿量等的监测。嗜铬细胞瘤患者禁用。室性心律失常、闭塞性血管病、心肌梗死、动脉硬化、高血压等患者慎用。

## 二、α 受体激动药

### 去甲肾上腺素(noradrenaline, NA)

【药动学特点】

去甲肾上腺素口服在肠内易被碱性肠液破坏,皮下或肌内注射因血管强烈收缩而吸收很少,且易致局部组织缺血坏死,故常采用静脉滴注给药。在体内迅速被单胺氧化酶(MAO)和儿茶酚胺-氧位-甲基转移酶(COMT)代谢失活,作用短暂。

【药理作用】

主要激动 α 受体,对 $\beta_1$ 受体作用较弱,对 $\beta_2$ 受体几乎无作用。

1. 收缩血管 NA 能激动血管 $\alpha_1$ 受体,可使全身小动脉、小静脉收缩,其中皮肤黏膜血管收缩最明显,其次为肾血管。此外,脑、肝、肠系膜及骨骼肌血管也呈收缩反应。因心脏兴奋,心输出量增加,冠脉灌注压增高,且代谢产物如腺苷增多,故冠状血管舒张。

2. 兴奋心脏 NA能激动心脏$\beta_1$受体,使心肌收缩力增强,心率加快,传导加速。但在整体情况下,心率可因血管收缩而反射性减慢。大剂量也能引起心律失常,但较肾上腺素少见。

3. 升高血压 小剂量NA静脉滴注,因兴奋心脏,心排出量增加,收缩压升高;此时,血管收缩不剧烈,舒张压升高不明显,故脉压增大。较大剂量时,因血管强烈收缩,外周阻力明显增高,故收缩压、舒张压均明显升高。

【临床应用】

1. 治疗休克和低血压 目前去甲肾上腺素在休克治疗中已不占重要地位,仅用于神经源性休克早期、过敏性休克、应用血管扩张药无效的感染性休克及药物中毒(如氯丙嗪、酚妥拉明)引起的低血压等,切忌大剂量或长时间应用,否则,会因血管剧烈收缩而加重微循环障碍。

2. 治疗上消化道出血 本药1~3mg,用生理盐水稀释后口服,可使食管或胃黏膜血管收缩而产生局部止血效应。

【不良反应及注意事项】

1. 局部组织缺血坏死 静脉滴注时间过长、浓度过高或药液外漏,使局部血管剧烈收缩,引起局部缺血坏死。用药期间注意观察给药部位有无苍白、发凉、水肿等缺血表现,一旦出现应立即更换注射部位,局部热敷,并用α受体阻断药酚妥拉明或普鲁卡因局部浸润注射以扩张局部血管。

护理警示

谨防静脉滴注时间过长、浓度过高或药液外漏!

2. 急性肾功能衰竭 用药时间过长或剂量过大,可使肾血管剧烈收缩,肾血流量急剧减少,出现少尿、无尿等现象。故在用药过程中应严格控制静脉滴注速度,严密监测尿量、血压、末梢循环状况等,尿量至少保持在每小时25ml以上。

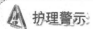

护理警示

用药期间要密切观察患者尿量!

3. 高血压、动脉硬化、器质性心脏病、少尿或无尿患者禁用。

4. 化学性质不稳定,遇光易失效,在中性尤其在碱性溶液中迅速氧化变成粉红色或棕色而失效。应避光保存,忌与碱性药物混合使用。

### 间羟胺(metaraminol)

间羟胺性质较稳定,在体内不易被MAO破坏,故作用维持时间较长。主要激动α受体,对$\beta_1$受体作用弱。可促进去甲肾上腺素能神经末梢释放去甲肾上腺素。与去甲肾上腺素比较,间羟胺的主要特点为:①收缩血管、升高血压的作用较弱而持久;②肾血管收缩作用较弱,不易引起急性肾衰竭;③对心率影响不明显,不易引起心律失常,有时可因血压升高而反射性地使心率减慢;④给药方便,可静脉滴注,也可肌内注射。常作为去甲肾上腺素的良好代用品,用于各种休克早期或其他低血压。

## 三、β受体激动药

### 异丙肾上腺素(isoprenaline)

口服无效,气雾吸入或舌下给药吸收较快,亦可静脉滴注。在体内主要被COMT代谢,代谢速度较慢,故作用维持时间较肾上腺素略长。

【药理作用】

对$\beta_1$、$\beta_2$受体均有强大的激动作用,而对α受体几无作用。

1. 兴奋心脏　异丙肾上腺素激动心脏 $\beta_1$ 受体,可使心肌收缩力增强,心率加快,传导加速,心排出量增加,心肌耗氧量增加。与肾上腺素比较,异丙肾上腺素加快心率、加速传导的作用较强,对正常起搏点兴奋作用强,也可引起心律失常,但较少产生心室颤动。

2. 舒张血管　异丙肾上腺素激动 $\beta_2$ 受体,使骨骼肌血管和冠状血管明显舒张,对肾和肠系膜血管舒张作用较弱,血管总外周阻力降低。

3. 对血压的影响　因兴奋心脏,使心排出量增加,而外周血管舒张,使外周阻力下降,故收缩压升高而舒张压下降,脉压增大。

4. 扩张支气管　异丙肾上腺素激动 $\beta_2$ 受体,松弛支气管平滑肌,缓解支气管痉挛作用比肾上腺素强;也可抑制组胺等过敏物质释放,但无收缩支气管黏膜血管的作用。

5. 影响代谢　异丙肾上腺素促进糖原和脂肪分解,升高血糖和血中游离脂肪酸,增加组织耗氧量。

【用途】

1. 治疗支气管哮喘　气雾吸入或舌下给药,可迅速控制支气管哮喘急性发作,疗效快而强。

2. 治疗房室传导阻滞　舌下给药或静脉滴注给药,治疗 Ⅱ、Ⅲ度房室传导阻滞。

3. 治疗心脏骤停　心室内注射用于心室自身节律缓慢、房室传导阻滞或窦房结功能衰竭而导致的心脏骤停。

4. 治疗休克　在补足血容量的基础上,异丙肾上腺素兴奋心脏,使心肌收缩力增强,心排出量增加,加之其扩血管的作用,适用于中心静脉压高、心排出量低的感染性休克。

【不良反应及注意事项】

1. 常见心悸、头痛、头晕等不良反应。当支气管哮喘患者已明显缺氧时,易致心律失常,甚至室颤。用药过程中应密切注意心率变化。

2. 长期反复应用易产生耐受性,大剂量应用可引起严重的心律失常,甚至心室颤动而引起猝死,故应严格控制剂量。

3. 冠心病、心肌炎和甲状腺功能亢进等患者禁用。

### 多巴酚丁胺（dobutamine）

多巴酚丁胺选择性激动 $\beta_1$ 受体,使心肌收缩力增强,心排出量增加,对心率影响不明显。主要用于心肌梗死并发的心功能不全(详见第十八章)。

# 第五节　肾上腺素受体阻断药

肾上腺素受体阻断药(Adrenergic receptor blocking drugs)也称为抗肾上腺素药。根据药物对肾上腺素受体的选择性不同,可将本类药物分为 α 受体阻断药和 β 受体阻断药。

## 一、α 受体阻断药

α 受体阻断药能选择性地与 α 受体结合,阻断去甲肾上腺素能神经递质及肾上腺素受体激动药与 α 受体结合而发挥作用。它们能将肾上腺素的升压作用翻转为降压作用,这种现象称为"肾上腺素升压作用的翻转",这是因为 α 受体阻断药选择性地阻断了与血管收缩有关的 α 受体,但不影响与血管舒张有关的 $\beta_2$ 受体,使肾上腺素的血管收缩作用被取消,而血管舒张作用得以充分表现出来。

### 酚妥拉明（phentolamine）

酚妥拉明为短效 α 受体阻断药。口服生物利用度低,常采用肌内注射或静脉给药,药物在体内迅速代谢和排泄,肌内注射作用维持 30~45 分钟。

【药理作用】

1. 舒张血管　酚妥拉明可阻断血管平滑肌 α 受体和直接松弛血管平滑肌,使血管舒张,肺动脉压和外周阻力降低,血压下降。

2. 兴奋心脏　因血压下降可反射性地兴奋交感神经,又因阻断去甲肾上腺素能神经末梢突触前膜 $\alpha_2$ 受体,增加去甲肾上腺素释放,故可兴奋心脏,使心肌收缩力增强,心率加快,心排出量增加。

3. 其他　酚妥拉明还有拟胆碱作用、组胺样作用及抑制 5- 羟色胺的多重作用。

【用途】

1. 治疗外周血管痉挛性疾病　可用于肢端动脉痉挛性疾病(如雷诺病)、血栓闭塞性脉管炎。

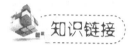知识链接

### 雷诺综合征

雷诺综合征,又称肢端动脉痉挛征,是由于支配周围血管的交感神经功能紊乱引起的肢端小动脉痉挛性疾病,于 1862 年由雷诺首先提出。好发于 20~40 岁性格内向的女性,常于寒冷刺激或情绪激动等因素影响下发病,表现为肢端皮肤颜色间歇性苍白、发绀和潮红等改变。一般以上肢较严重,偶见于下肢。

2. 治疗去甲肾上腺素静脉滴注外漏　可用本药作局部浸润注射,以拮抗去甲肾上腺素的血管收缩作用,防止局部组织缺血坏死。

3. 诊治嗜铬细胞瘤　防治嗜铬细胞瘤手术过程中突然发生的高血压危象。也可用于嗜铬细胞瘤的鉴别诊断。

4. 治疗休克　适用于感染性休克、心源性休克及神经源性休克。本药能扩张血管,改善微循环;还可增强心肌收缩力,增加心排出量,有利于休克的纠正。但给药前应补足血容量,以免引起血压下降。

5. 治疗顽固性充血性心力衰竭　酚妥拉明能扩张血管,解除心力衰竭引起的小动脉和小静脉的反射性收缩,降低心脏前、后负荷,使左室舒张末期压和肺动脉压下降,心排出量增加,心力衰竭得以减轻。

【不良反应及注意事项】

1. 心血管反应　常见直立性低血压,静脉给药可引起心率加快、心律失常和心绞痛,故冠心病患者慎用。用药过程中注意监测血压、脉搏变化。

2. 胃肠道反应　可引起腹痛、腹泻、呕吐、胃酸分泌增多等,甚至可诱发或加剧溃疡病,故溃疡病患者慎用。

## 二、β 受体阻断药

β 受体阻断药能选择性地与 β 受体结合,竞争性地阻断去甲肾上腺素能神经递质或肾上腺素受体激动药与 β 受体结合而发挥作用。

【药理作用】

1. β 受体阻断作用

(1)对心血管系统的影响:阻断心脏 $\beta_1$ 受体,使心率减慢,心房和房室结的传导减慢,心肌收缩力减弱,心排出量减少,心肌耗氧量下降,血压降低。由于非选择性 β 受体阻断药如普萘洛尔对血管 $\beta_2$ 受体也有阻断作用,加上心脏功能受到抑制,反射地兴奋交感神经引起血管收缩和外周阻力增加,可使肝、肾和骨骼肌等血流量减少,冠状血管血流量也降低。

笔记

（2）收缩支气管平滑肌:阻断支气管平滑肌 $\beta_2$ 受体,使支气管平滑肌收缩而增加呼吸道阻力,可诱发或加重哮喘。

（3）影响代谢:可抑制交感神经兴奋所致的脂肪、糖原分解。普萘洛尔并不影响正常人的血糖水平,也不影响胰岛素的降血糖作用,但能延缓使用胰岛素后血糖水平的恢复。这可能是其抑制了低血糖引起儿茶酚胺释放所致的糖原分解。$\beta$ 受体阻断药能掩盖低血糖时交感神经兴奋的症状,使低血糖不易被及时察觉。

（4）抑制肾素释放:通过阻断肾小球旁器细胞 $\beta_1$ 受体而抑制肾素的释放,这可能是其降压作用原因之一。以普萘洛尔的作用最强。

2. 内在拟交感活性　有些 $\beta$ 受体阻断药(如吲哚洛尔)与 $\beta$ 受体结合后除能阻断受体外,尚对 $\beta$ 受体具有部分激动作用,称为内在拟交感活性。由于这种作用较弱,一般被其 $\beta$ 受体阻断作用所掩盖。内在拟交感活性较强的药物在临床应用时,其抑制心肌收缩力、减慢心率和收缩支气管作用较弱。

3. 膜稳定作用　有些 $\beta$ 受体阻断药高浓度时可降低细胞膜对离子的通透性,产生局部麻醉作用和奎尼丁样作用,称为膜稳定作用。这一作用在常用量时与其治疗作用的关系不大。

4. 其他　普萘洛尔具有抗血小板聚集作用;噻吗洛尔具有降低眼内压作用,这可能与其阻断血管平滑肌 $\beta_2$ 受体、减少房水的形成有关。

【用途】

1. 治疗心律失常　对多种原因引起的快速型心律失常均有效,对于交感神经兴奋性过高、甲状腺功能亢进等引起的窦性心动过速疗效较好,也可用于运动或情绪激动所引发的室性心律失常。

2. 治疗心绞痛和心肌梗死　对心绞痛有良好的疗效。长期应用可减少心绞痛发作、改善运动耐力、降低心肌梗死复发率和猝死率。

3. 治疗高血压　能使高血压患者的血压下降,并伴有心率减慢,是治疗高血压的常用药物。

4. 治疗充血性心力衰竭　对扩张型心肌病引起的心衰疗效好,在心肌状况严重恶化之前早期应用,能缓解某些充血性心力衰竭的症状,改善其预后。

5. 辅助治疗甲状腺功能亢进　可降低基础代谢率,减慢心率,控制激动不安等症状,对甲状腺危象可迅速控制症状。

6. 其他　①可用于嗜铬细胞瘤和肥厚性心肌病;②普萘洛尔试用于偏头痛、肌震颤、肝硬化所致的上消化道出血等;③噻吗洛尔局部用药治疗青光眼,疗效与毛果芸香碱相近或较优,且无缩瞳和调节痉挛等不良反应。

【不良反应及注意事项】

1. 一般不良反应　有恶心、呕吐、轻度腹泻等消化道症状。偶见过敏反应如皮疹、血小板减少等。

2. 心脏抑制　因对心脏 $\beta_1$ 受体的阻断作用,可引起心脏抑制,特别是窦性心动过缓、房室传导阻滞、心功能不全等患者对药物的敏感性增高,尤易发生,甚至引起严重心功能不全、肺水肿、房室传导完全阻滞或心脏骤停等严重后果。

3. 诱发或加重支气管哮喘　由于阻断支气管平滑肌 $\beta_2$ 受体,使支气管平滑肌收缩,呼吸道阻力增加。

4. 外周血管收缩和痉挛　由于阻断血管平滑肌 $\beta_2$ 受体,可使外周血管收缩和痉挛,导致四肢发冷、皮肤苍白或发绀,出现雷诺症状或间歇性跛行,甚至引起脚趾溃疡和坏死。

5. 反跳现象 长期应用 β 受体阻断药突然停药，可使疾病原有症状加重，与 β 受体向上调节有关。

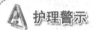
**护理警示**

长期用药者不宜突然停药，须逐渐减量停药！

6. 本类药物可掩盖低血糖反应所引起的心动过速、出汗等症状，使用本类药物的糖尿病患者，对此应予注意。

7. 严重心功能不全、窦性心动过缓、重度房室传导阻滞和支气管哮喘等禁用。心肌梗死、肝功能不全者慎用。

### 普萘洛尔（propranolol）

**【药动学特点】**

口服吸收完全，首关消除明显，生物利用度仅为 30%，使用剂量超过肝的消除能力时，其生物利用度可提高；与血浆蛋白结合率为 90%，易于通过血脑屏障和胎盘，也可分泌于乳汁中；主要在肝脏代谢，其代谢产物 90% 以上从肾排泄；口服相同剂量的普萘洛尔，不同个体的血浆高峰浓度相差可达 20 倍之多，血浆高峰时间为 1~3 小时，$t_{1/2}$ 为 2~5 小时。

**【药理作用和用途】**

普萘洛尔为典型 β 受体阻断药，对 $β_1$、$β_2$ 受体无选择性，没有内在拟交感活性，膜稳定作用较强。用药后使心肌收缩力减弱，高血压患者血压下降，并收缩支气管平滑肌，增加呼吸道阻力。临床常用于治疗心律失常、心绞痛、高血压和甲亢等症，也用于治疗焦虑症、肌颤动、肝硬化的上消化道出血及预防偏头痛。

**【不良反应及注意事项】**

一般不良反应为恶心、呕吐、轻度腹泻、便秘以及疲乏、失眠等，停药后自动消失。严重不良反应可见急性心力衰竭、房室传导阻滞、诱发支气管哮喘以及引起雷诺病症状，如肢冷等。心功能不全、窦性心动过缓、房室传导阻滞及支气管哮喘等患者禁用。肝功能不全患者慎用。

### 美托洛尔（metoprolol）

美托洛尔可选择性阻断 $β_1$ 受体，无内在活性。口服吸收完全，有首关消除，生物利用度为 40%。用药后 1.5 小时达血药浓度高峰，血药浓度个体差异较大，相差 5 倍之多，其与遗传多态性有关。血浆蛋白结合率为 12%，可通过血脑屏障和胎盘屏障。在肝脏中代谢，约 90% 从尿中排泄，也可从乳汁中分泌。血浆 $t_{1/2}$ 3~4 小时。用于治疗各种高血压、心绞痛及室上性心律失常。也用于治疗甲状腺功能亢进和偏头痛等。静脉给药可用于急性心肌梗死患者的初期治疗。副反应少，可出现胃部不适、头昏、多梦及疲倦等症状。

（秦红兵）

**思考题**

1. 新斯的明为什么能够治疗重症肌无力？
2. 阿托品用药护理要点有哪些？
3. 抢救过敏性休克为什么首选肾上腺素？
4. 间羟胺为什么常作为去甲肾上腺素的良好代用品，用于各种休克早期或其他低血压？
5. 如何预防和处理去甲肾上腺素外漏引起的局部组织缺血坏死？

笔记

# 第六章 麻醉药

## 学习目标

1. 掌握局麻药与全麻药的概念及其基本作用;熟悉常用药物的作用特点及应用,不良反应及防治;了解常用的局麻方法及全麻辅助用药的意义。

2. 初步具有根据麻醉药的作用特点制定用药护理措施的能力;具有为手术麻醉患者及家属宣教用药护理知识的能力。

## 第一节 全身麻醉药

麻醉药是指作用于神经系统,能使整个机体或机体局部暂时、可逆性失去感觉(特别是痛觉),利于进行外科手术或诊断操作的药物。根据其作用范围可分为全身麻醉药及局部麻醉药。

全身麻醉药(general anesthetics)简称全麻药,是一类抑制中枢神经系统,能可逆性地引起意识、痛觉和大部分反射消失及骨骼肌一定程度松弛的药物。全身麻醉药分为吸入麻醉药和静脉麻醉药。

### 一、吸入麻醉药

吸入麻醉药(inhalational anesthetics)是一类经呼吸道吸入而产生全麻效果的药物。药物呈气体和液体状态,经肺泡进入血液,大多以原形经肺排出,部分经肝代谢。麻醉深度可通过调节吸入气体中的药物浓度加以控制。

#### 异氟烷(isoflurane)和恩氟烷(enflurane)

二者为同分异构体。无色挥发性液体,性质稳定。优点:①麻醉作用强,诱导迅速而平稳,苏醒快;②有一定肌松作用;③对心血管系统的抑制作用弱,心脏对肾上腺素的敏化作用弱;④肝脏的代谢率低,故对肝脏毒性小。缺点:①麻醉深度极易发生变化,使用专用带刻度的蒸发器以控制药物输出;②恩氟烷麻醉过深,尤其伴有过度通气时可引起强直性肌痉挛;③异氟烷有乙醚样气味,吸入时有轻度刺激性,可引起咳嗽、甚至喉痉挛;④常规剂量下可致呼吸抑制、低血压及心律不齐;⑤复苏期有寒颤、恶心以及呕吐。异氟烷作用强、不良反应少,是目前较为常用的吸入麻醉药。适用于全麻诱导和维持,也适用于剖宫产。

颅内压增高者慎用,对本品或其他卤化麻醉药过敏者禁用。

#### 七氟烷(sevoflurane)

挥发性液体。与异氟烷相比,麻醉诱导迅速、平稳,苏醒快,麻醉深度较易调节;有镇痛和肌松作用;对呼吸、循环系统功能抑制轻。适用于全麻诱导及维持。

主要不良反应为恶心、呕吐、血压下降、心律失常,并可引起重症恶性高热。可松弛子宫平滑肌,慎用于剖宫产;禁用于已知或怀疑有恶性高热遗传史及对本品过敏的患者。

### 氧化亚氮（nitrous oxide）

无臭味甜的无色气体，性质稳定。优点：①诱导期短，苏醒迅速；②镇痛作用强大；③对呼吸、循环、肝、肾功能无影响；④对呼吸道无刺激性。缺点：①全麻效能低，效价强度低；②无肌松作用；③对心肌略有抑制作用。临床用于全麻诱导或与其他全麻药联合使用。

## 二、静脉麻醉药

静脉麻醉药（intravenous anesthetics）由静脉注射给药，与吸入麻醉药相比，麻醉深度不易掌握，起效快、排出较慢，临床主要用于镇痛要求不高的短时小手术或复合麻醉等。

### 硫喷妥钠（thiopental sodium）

属超短效巴比妥类药。其水溶液在室温下不稳定，应现用现配；碱性较强，对组织有强烈刺激性，静脉注射勿漏出血管外。优点是麻醉作用迅速，给药后约30分钟即进入麻醉状态，故无兴奋期。缺点：①一次给药仅维持10分钟左右；②镇痛效果差，肌松不完全；③对呼吸中枢有明显抑制作用；④浅麻醉时易诱发喉及支气管痉挛，预先注射阿托品可预防；⑤大剂量可引起严重低血压，一旦发生，应立即注射肾上腺素或麻黄碱。临床主要用于全麻诱导、复合麻醉、小儿基础麻醉，也可用于抗惊厥。

新生儿、孕妇及老年人慎用，休克低血压未纠正前、心力衰竭患者以及卟啉症等禁用。

### 氯胺酮（ketamine）

麻醉作用快速短暂，静脉注射30~60秒起效，维持5~10分钟。可选择性阻断痛觉冲动的传导，同时又兴奋脑干及边缘系统，引起暂时性痛觉消失及记忆缺失，且意识模糊但并未完全消失，常有梦幻、肌张力增高，心率加快，血压升高，这种意识与感觉暂时分离的状态称为分离麻醉。对体表镇痛作用明显，内脏镇痛作用差；对呼吸抑制轻微，对心血管系统有明显兴奋作用；使脑血流量增加，颅内压升高；苏醒慢，需2~3小时以上；恢复期可出现谵妄、幻觉、躁动、噩梦等精神症状。可单独用于麻醉诱导和各种表浅、短时小手术，如烧伤清创、切痂等；也可用于复合麻醉。

严重的高血压及甲亢患者禁用。

### 丙泊酚（propofol）

为短效静脉麻醉药，静注后40秒内即可进入睡眠状态，麻醉迅速、平稳，维持约8分钟。镇痛作用较弱；对呼吸和循环系统抑制明显；能降低颅内压及眼压；能抑制咽喉反射，利于插管；恢复期可出现恶心、呕吐、头痛。用于全麻诱导和维持。常与硬膜外麻醉或腰麻同时应用，也常与镇痛药、肌松药及吸入麻醉药同用，适用于门诊手术。

使用前应摇匀，不得使用串联有终端过滤器的输液装置输注药物，一次使用后的药物不得留作下次重用。三岁以内儿童慎用。孕妇及哺乳妇不宜使用，但在终止妊娠时可以使用。

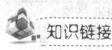

知识链接

### 复 合 麻 醉

目前各种全麻药单用都不够理想，为了克服其不足，常进行复合麻醉。复合麻醉是指同时或先后应用两种以上的麻醉药或其他辅助药物，以达到满意的手术条件。常用的复合麻醉方法有以下几种。

1. 麻醉前给药 在麻醉前应用一定的药物，以消除患者的紧张焦虑及恐惧情绪、抑制呼吸道腺体的分泌或提高患者痛阈，称为麻醉前给药。如手术前用镇静催眠药、阿托品或哌替啶等。

2. 基础麻醉 进入手术室前给予适宜的全麻药或大剂量催眠药,使患者处于浅麻醉或深睡眠状态,称为基础麻醉。在此基础上进行麻醉,可使麻醉平稳且用药量减少。常用于小儿及精神过度紧张的患者。

3. 诱导麻醉 为了缩短诱导期,先应用诱导期短的全麻药,使患者迅速进入外科麻醉期,称为诱导麻醉。之后再用其他药物维持麻醉,可避免诱导期的不良反应。

4. 合用肌松药 全麻药与肌松药合用,可达到符合要求的骨骼肌松弛状态。适用于对肌肉松弛要求较高的手术。

5. 低温麻醉 在物理降温的基础上合用氯丙嗪使体温下降至一定程度(如28~34℃),抑制机体细胞活动,降低心、脑等生命器官的耗氧量,称为低温麻醉。适用于心血管或神经外科手术。

6. 控制性降压 加用短效的血管扩张药,使动脉血压降低并控制在一定水平,降低血管张力,配合抬高手术部位,以减少手术出血。常用于止血较困难的颅脑手术。

# 第二节 局部麻醉药

## 一、概 述

局部麻醉药(local anesthetics) 简称局麻药,是一类在用药局部可逆性地阻断感觉神经冲动产生和传导,在意识清醒的状态下使局部痛觉暂时消失的药物。

### (一)局麻作用

局麻药可对任何神经(如感觉、自主、中枢及运动神经)产生局部麻醉作用。局麻效果与神经纤维直径大小及有无髓鞘有关,一般是细的无髓鞘神经纤维比粗的有髓鞘神经纤维更敏感。其局麻顺序是:首先痛觉消失,继而冷觉、温觉、触觉、压觉消失,恢复时按相反顺序进行。

局麻药可直接阻断神经细胞膜 $Na^+$ 通道,抑制 $Na^+$ 内流,从而阻止神经冲动的产生和传导,产生局麻作用。

### (二)吸收作用

局麻药从给药部位吸收入血,并达到一定浓度时可产生全身作用。

1. 中枢神经系统 局麻药吸收后可使中枢神经系统先兴奋后抑制,表现为眩晕、焦虑不安、多语、肌震颤,甚至惊厥,最后转为昏迷、呼吸衰竭而死亡。中毒晚期应着重于抢救呼吸衰竭,抗惊厥首选地西泮。

2. 心血管系统 局麻药对心肌有直接抑制作用,可降低心肌兴奋性,减慢传导,降低心肌收缩力。多数局麻药还可引起血管扩张,导致血压下降。此反应在药物误入血管时更易发生。

### (三)局部麻醉方法

1. 表面麻醉 又称黏膜麻醉,是将局麻药喷洒或涂抹于黏膜表面,麻醉黏膜下的感觉神经末梢。多用于眼、鼻、口腔、咽喉和泌尿生殖道等部位的浅表手术。

2. 浸润麻醉 将局麻药注入皮下或手术野附近组织,麻醉局部神经末梢。适用于浅表小手术。

3. 传导麻醉 又称阻滞麻醉,是将局麻药注入神经干或神经丛周围,阻断神经冲动的传导,使该神经分布的区域麻醉。适用于四肢和口腔科手术。

4. 蛛网膜下腔麻醉 又称腰麻或脊髓麻醉,是将局麻药注入低位腰椎的蛛网膜下腔,麻醉该部位的脊神经根。适用于下腹部和下肢手术。应注意药液比重和患者体位,避免药液扩散进入颅腔,麻痹延髓呼吸中枢。

5. **硬脊膜外腔麻醉**　又称硬膜外麻醉,是将局麻药注入硬脊膜外腔麻醉脊神经。适用于颈部以下的多种手术,尤其是上腹部手术。对麻醉技术要求较高,因硬膜外麻醉用药量较腰麻大 5~10 倍,如误入蛛网膜下腔,可引起呼吸、心跳停止而危及生命。腰麻和硬膜外麻醉属于椎管内麻醉,较易阻断自主神经,引起血管扩张、血压下降。

## 二、常用局部麻醉药

根据化学结构分为酯类和酰胺类 2 类。前者包括普鲁卡因和丁卡因;后者包括利多卡因和布比卡因。

### 普鲁卡因（procaine）

【药理作用及用途】

1. **局部麻醉**　本药皮肤黏膜穿透力弱,故只作注射用药。注射给药起效快、毒性小,1~3 分钟起效,作用持续 0.5~1 小时,加入肾上腺素后作用可延长至 1 倍左右。主要用于浸润麻醉、传导麻醉、蛛网膜下腔麻醉、硬膜外麻醉和局部封闭疗法。本药因皮肤黏膜穿透力弱,不用于表面麻醉。

2. **复合麻醉**　普鲁卡因静脉注射可与全麻药合用在镇痛、镇静等方面可产生协同作用,故可与全麻药合用,进行复合麻醉。

【不良反应及注意事项】

普鲁卡因为毒性最小的局部麻醉药,但因可发生过敏反应,用前需做皮肤过敏试验,致使临床应用较少。

1. **过敏反应**　少数人发生皮疹、哮喘、甚至休克等过敏反应。用药前应询问过敏史、做皮肤过敏试验,对普鲁卡因有过敏史者、皮试阳性者禁用。

2. **毒性反应**　大量吸收或静脉给药过量可发生毒性反应,表现为中枢神经先兴奋(如不安、惊厥等)、后抑制(昏迷、呼吸抑制等),并致血压下降,甚至心搏停止。一旦发生,采取维持呼吸和循环功能的措施抢救。

### 丁卡因（tetracaine）

为长效局麻药,1~3 分钟起效,维持 2~3 小时。其局麻强度及毒性均比普鲁卡因强约 10 倍。因对黏膜穿透力强,主要用于表面麻醉,也可用于传导麻醉、蛛网膜下腔麻醉和硬膜外麻醉。因毒性大,一般不用于浸润麻醉。

### 利多卡因（lidocaine）

为中效局麻药,目前应用最多。起效快,维持 1~2 小时。穿透力强,局麻强度及毒性介于普鲁卡因和丁卡因之间。可用于表面麻醉、浸润麻醉、传导麻醉和硬膜外麻醉等,有“全能局麻药”之称。尚有抗心律失常作用,可治疗室性心律失常(见第十七章)。对普鲁卡因过敏者可用本药。

### 布比卡因（bupivacaine）

为长效、强效局麻药,3~5 分钟起效,维持 5~10 小时。局麻作用比利多卡因强 4~5 倍,主要用于浸润麻醉、传导麻醉和硬膜外麻醉。与等效剂量的利多卡因相比,可产生严重的心脏毒性,并难以治疗,特别在酸中毒、低氧血症时尤为严重。

（沈华杰）

**思考题**

1. 为什么丁卡因主要用于表面麻醉,而不用于浸润麻醉?
2. 局部麻醉与全身麻醉的根本区别是什么?

# 第七章 镇静催眠药和抗惊厥药

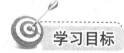

## 学习目标

1. 掌握地西泮、氯硝西泮、劳拉西泮、艾司唑仑和硫酸镁的药理作用、用途、不良反应及注意事项;熟悉巴比妥类药的作用特点、用途、不良反应及注意事项;了解其他镇静催眠药的作用特点及应用注意事项。

2. 初步具有根据地西泮的作用、用途、不良反应及注意事项制定护理措施及对患者、家属进行相关护理宣教的能力;具备急救意识、良好的心理素质和处理急症的能力。

## 第一节 镇静催眠药

镇静催眠药(sedative-hypnotics)是一类能抑制中枢神经系统而引起镇静和近似生理性睡眠的药物。其对中枢神经系统的抑制作用程度随剂量增加而逐渐增强,产生不同的药理作用。大多数药物在药事管理上属第二类精神药品。

常用的镇静催眠药按化学结构分为苯二氮䓬类、巴比妥类和其他三类。其中苯二氮䓬类最常用,但长期应用仍有一定的依赖性和短暂的记忆缺失,而新型的非苯二氮䓬类佐匹克隆、唑吡坦等,因选择性高,不良反应轻,越来越受到重视。

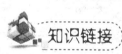

### 知识链接

**睡眠、失眠与药物**

正常生理睡眠分为两个时相:非快动眼睡眠(NREMS)和快动眼睡眠(REMS),分别历时 90 和 20 分钟,一夜间两种时相交替 4~6 次。NREMS 又可分为 1、2、3、4 期,其中 3、4 期合称慢波睡眠(SWS)期。NREMS 是睡眠由浅入深的过程,人在入睡后所发生的睡眠大多数属于此种,具有促进体力恢复的功能,夜惊或夜游大多发生在此时相第 4 期。REMS 时相各种感觉机能进一步减退、运动机能进一步降低、肌肉几乎完全松弛,但自主神经系统活动增强。此外,在此时相内还会出现间断的阵发性表现,如眼球向不同方向快速转动、四肢末端和颜面肌肉抽动等,梦境大多发生在此时相,对巩固大脑功能(如记忆和学习等)起重要作用。

失眠可分为暂时性、短期、慢性/长期失眠。暂时性和短期失眠的原因常较明确,治疗效果好;慢性失眠治疗较困难。催眠药具有产生和维持睡眠的作用,可作为治疗短暂性失眠和慢性失眠的首选药物。而对于继发性失眠,催眠药可作为辅助疗法。

理想催眠药的主要特征需具备:快速诱导睡眠,维持时间适当;对精神运动无影响、无记忆损害;无失眠反弹、无耐受性及依赖性;无呼吸抑制作用;可大量长期使用(>6个月);适合老年人、伴有精神疾病及高危人群(如有成瘾史的患者)等。

笔记

## 一、苯二氮䓬类

苯二氮䓬类（benzodiazepines，BZs）药物根据作用持续时间长短分为短效、中效和长效类三类（表7-1）。本类药物的药理作用相似，但作用各有侧重。有些药物代谢产物仍有活性，作用时间显著延长，故其血浆半衰期与作用持续时间不平行。

苯二氮䓬类药物通过增强 γ- 氨基丁酸（GABA）能神经的抑制功能而发挥作用。GABA受体 -BZ 受体 -Cl⁻ 通道是一个大分子复合体，BZ 类与大脑皮质、边缘系统、中脑、脑干和脊髓的 BZ 受体结合，促进了 GABA 与 $GABA_A$ 受体的结合，使 Cl⁻ 通道开放频率增加，Cl⁻ 内流增多，导致细胞膜超极化，呈现中枢抑制作用。

### 地西泮（diazepam）

**【药动学特点】**

口服吸收迅速而完全，生物利用度约76%，约 1 小时血药浓度达高峰，肌内注射吸收慢而不规则。血浆蛋白结合率高达 99%，脑组织中浓度较高，可蓄积于脂肪和肌组织中，可透过胎盘。主要在肝脏代谢，代谢产物去甲地西泮和奥沙西泮仍具有活性。原形药物及其代谢产物最终与葡萄糖醛酸结合而失活。主要经肾排泄，也可经胆汁排泄，有肝肠循环。$t_{1/2}$约 20~60 小时。连续应用长效类药物时，应注意其在体内的蓄积。

**【药理作用及用途】**

1. 抗焦虑 小于镇静剂量时即具有良好的抗焦虑作用，作用快而确切，能显著改善患者的紧张、忧虑、恐惧和烦躁不安等焦虑症状，以及因焦虑而引起的胃肠功能紊乱和睡眠障碍等。与药物选择性作用于边缘系统有关。临床主要治疗焦虑症，也可用于多种原因引起焦虑情绪的短期治疗。

2. 镇静催眠 中等剂量产生镇静催眠作用。在镇静的同时，干扰记忆通路的建立，可致暂时性近事记忆缺失，缓解或消除患者对手术的恐惧及对不良刺激的记忆。临床用于麻醉前给药，静脉注射用于心脏电击复律前或内窥镜检查前用药。

地西泮可明显缩短入睡时间、延长睡眠时间、减少觉醒次数，其优点是①治疗指数高，对呼吸、循环抑制轻，加大剂量也不引起全身麻醉；②对 REMS 影响较小，催眠作用近似于生理睡眠，停药后反跳现象轻；③无药酶诱导作用；④耐受性和依赖性较巴比妥类轻。因此苯二氮䓬类已取代巴比妥类成为失眠的首选治疗药，入睡困难者应选用短效药，夜间睡眠表浅、易醒者可选用中效药，夜间睡眠易醒和早醒者应选用长效药。同时应配合非药物疗法，并注意失眠的对因治疗。

3. 抗惊厥、抗癫痫 较大剂量产生抗惊厥、抗癫痫作用。能抑制惊厥或癫痫病灶的异常放电向周围皮层和皮层下扩散，终止或减轻惊厥及癫痫的发作。临床用于各种原因引起的惊厥，如破伤风、子痫、小儿高热惊厥以及药物中毒性惊厥；地西泮静脉注射是癫痫持续状态的首选治疗药，对于其他类型的癫痫则以硝西泮和氯硝西泮疗效较好。

4. 中枢性肌肉松弛 地西泮具有较强的中枢性肌肉松弛作用，但不影响机体的正常活动。临床用于缓解中枢或局部病变引起的肌张力增强或肌肉痉挛，如脑血管意外、脊髓损伤或腰肌劳损等。

**【不良反应及注意事项】**

本药毒性小，安全范围大。

1. 后遗效应 表现为头昏、嗜睡、乏力和记忆力下降。

2. 耐受性和依赖性 长期应用可产生。长期应用后突然停药可出现失眠、焦虑、兴奋、心动过速、出汗及震颤等反跳现象和戒断症状，故不宜久用，如久用停药时应逐渐减量，不宜骤停。

3. 急性中毒　口服过量或静脉注射速度过快可致急性中毒,表现为共济失调、口齿不清、意识障碍、精神错乱,甚至昏迷、呼吸及循环严重抑制。中毒抢救措施除采用阻止药物吸收、加速药物排出和对症治疗外,还可应用选择性苯二氮䓬受体拮抗药氟马西尼(flumazenil)解救,有效地改善急性中毒症状。

4. 其他　有致畸作用,少量地西泮通过乳汁排出。孕妇和哺乳妇、急性青光眼、重症肌无力、严重心、肝和肾损害、呼吸功能不全者禁用;婴幼儿和年老体弱者、驾驶员、高空作业者和严重抑郁症患者慎用。

【护理要点提示】

1. 用药前　①应明确用药目的;②明确失眠的性质和原因、焦虑的性质和程度等;③应询问患者对本药或同类药的过敏史,如有,应提醒医生禁用;④识别高危人群:妊娠(尤其是妊娠前3个月)和哺乳期、急性青光眼、重症肌无力、严重心、肝和肾损害、呼吸功能不全者,应提醒医生禁用本类药物;婴幼儿和年老体弱者、驾驶员、高空作业者和严重抑郁症患者,应提醒医生慎用本类药物;⑤应明确患者是否正在应用其他中枢抑制药;⑥合理确定给药时间,以减轻后遗效应。

2. 用药期间　①遵医嘱用药;②应详细询问患者睡眠质量改善情况,及早发现患者中枢过度抑制症状,并及时采取纠正措施;③促进治疗效果的措施:焦虑与失眠多由于精神压力过重所致,故应短期使用本类药物,同时进行心理治疗和调整生活习惯(避免睡前吸烟、饮酒、饮茶、咖啡等,日间进行适度的体育锻炼);某些疾病(高血压、甲状腺功能亢进)、症状(疼痛、咳嗽、皮肤过敏瘙痒等)或药物(糖皮质激素、肾上腺素、氨茶碱等)引起的失眠,应同时进行对因治疗;④长期服用亦能产生耐受性和成瘾性,因此应严格掌握适应证和疗程。一般采用小剂量短期给药或间断用药,待失眠原因解除后尽快停药;若用药超过2~3周,停药时应逐渐减量,以免发生戒断症状;⑤不断对药效和安全性做出评价:根据服药前后患者各种症状改善的情况以及不良反应的大小来评价。与巴比妥类药物比较,本类药物安全范围大,超剂量服用也不致引起生命危险,但与其他中枢抑制药合用可引起呼吸抑制、昏迷和死亡,合用时应注意调整剂量;⑥用药期间避免饮酒。

其他苯二氮䓬类药物的作用特点及用途见表7-1。

表7-1　常用苯二氮䓬类药物的分类、作用特点及用途比较

| 类别 | 药物 | 作用特点及用途 |
| --- | --- | --- |
| 长效类 | 氟西泮(flurazepam) | 抗焦虑和催眠作用较强。用于各种失眠症,尤其适用于因焦虑引起的失眠效果优于同类其他药 |
| | 硝西泮(nitrazepam) | 抗焦虑、催眠、抗惊厥作用较强,主要用于失眠和癫痫,尤其阵挛性发作效果好 |
| 中效类 | 氯硝西泮(clonazepam) | 抗惊厥作用较强,其他作用与地西泮相似。常用于惊厥、癫痫、焦虑和失眠等,对舞蹈症也有效 |
| | 劳拉西泮(lorazepam) | 抗焦虑作用较强,其他作用与地西泮相似。临床用于焦虑症、失眠、癫痫和麻醉前给药 |
| | 奥沙西泮(oxazepam) | 地西泮的主要活性代谢产物,作用与其相似但较弱。主要用于焦虑症,也用于失眠,能缓解急性酒精戒断症状 |
| | 阿普唑仑(alprazolam) | 抗忧郁和抗焦虑作用强。常用于焦虑症、抑郁症和失眠,可作为抗惊恐药,能缓解急性酒精戒断症状 |
| | 艾司唑仑(estazolam) | 镇静催眠作用比地西泮强2.5~4倍。用于各种失眠症,也可用于焦虑症、紧张、恐惧、麻醉前给药及癫痫 |

| 类别 | 药物 | 作用特点及用途 |
|---|---|---|
| | 三唑仑（triazolam） | 具有速效、强效和短效特点,广泛用于各种类型的失眠,特别对入睡困难者更佳,也可用于焦虑和神经紧张等 |
| 短效类 | 咪达唑仑（midazolam） | 作用与地西泮相似。无耐受性、反跳和戒断症状。毒性小、安全范围大。常用于失眠、癫痫持续状态,亦可用于外科手术或诊断检查时患者的镇静 |

# 二、巴　比　妥　类

巴比妥类（barbiturates）是巴比妥酸的衍生物,根据作用维持时间的长短,分为长效、中效、短效和超短效四类（表 7-2）。

表 7-2　巴比妥类药物的分类、作用特点与应用

| 类别 | 药物 | 脂溶性 | 显效时间（h） | 作用维持时间（h） | $t_{1/2}$(h) | 消除方式 | 主要临床应用 |
|---|---|---|---|---|---|---|---|
| 长效 | 苯巴比妥（phenobarbital） | 低 | 0.5~1 | 6~8 | 24~140 | 30% 原形肾排泄,部分肝代谢 | 惊厥、癫痫、麻醉前给药 |
| 中效 | 异戊巴比妥（amobarbital） | 稍高 | 0.25~0.5 | 3~6 | 8~42 | 肝代谢 | 惊厥、镇静失眠 |
| 短效 | 司可巴比妥（secobarbital） | 较高 | 0.25 | 2~3 | 20~28 | 肝代谢 | 惊厥、镇静失眠 |
| 超短效 | 硫喷妥（thiopental） | 高 | i.v. 立即 | 0.25 | 3~8 | 肝代谢 | 静脉麻醉 |

【药动学特点】

巴比妥类口服或肌内注射均易吸收。分布广泛,易透过胎盘,进入脑组织的速度与其脂溶性成正比,硫喷妥迅速自脑组织再分布至脂肪组织暂时储存,故作用持续时间短。大多数药物经肝脏代谢后由肾脏排泄,部分药物以原型经肾排出,尿液 pH 对排泄速度影响较大。

【药理作用及用途】

巴比妥类对中枢神经系统有普遍性抑制作用,随着剂量增加,中枢抑制作用逐渐增强,依次表现为镇静、催眠、抗惊厥和麻醉作用,继续增加剂量可抑制呼吸和心血管运动中枢,最终因延脑呼吸中枢麻痹而死亡。苯巴比妥还有抗癫痫作用。本类药物因明显缩短 REMS,久用骤停药易产生反跳性多梦,安全性差,诱导肝药酶活性,易产生耐受性和依赖性,因此,临床已不作常规镇静催眠药使用。主要用于惊厥、癫痫和麻醉等。

1. 抗惊厥　用于治疗小儿高热、破伤风、子痫等及药物中毒性惊厥。一般肌内注射苯巴比妥钠,急救时选用异戊巴比妥静脉注射。

2. 抗癫痫　苯巴比妥可用于癫痫大发作和癫痫持续状态的治疗。

3. 麻醉和麻醉前给药　硫喷妥钠可用作静脉麻醉和诱导麻醉;中、长效巴比妥类可作麻醉前给药,以消除患者手术前的紧张情绪。

4. 增强中枢抑制药作用　能增强解热镇痛药的镇痛作用,故复方止痛药中常含有巴比妥类;也能增强其他药物的中枢抑制作用。

**【不良反应及注意事项】**

1. 后遗效应 次晨可出现头晕、困倦、思睡、精神不振及定向障碍,也称为"宿醉"(hangover)现象。

2. 耐受性和依赖性 较苯二氮䓬类常见,突然停药后反跳现象和戒断症状严重,故必须严格控制巴比妥类的使用。

3. 急性中毒 大剂量服用(5~10倍催眠剂量)或静脉注射过快,可引起急性中毒,表现为深度昏迷、呼吸高度抑制、血压下降、体温下降、休克及肾衰竭等,呼吸衰竭是致死的主要原因。中毒解救除了吸氧、保温及对症治疗以维持呼吸、循环功能外,同时应洗胃、导泻、碱化尿液、强迫利尿,严重病例采用血液透析等,以加速药物排出。

4. 其他 少数人服用后可见荨麻疹、血管神经性水肿、多形性红斑、哮喘,偶致剥脱性皮炎等过敏反应。还可致卟啉危象。

支气管哮喘、颅脑损伤所致的呼吸抑制、严重肺功能不全、未控制的糖尿病、对本药过敏者、卟啉病或有卟啉病家族史者禁用,孕妇和哺乳期妇女、低血压、发热、贫血、出血性休克、心、肝、肾功能不全、老年人等慎用。

## 三、其他镇静催眠药

### 水合氯醛(chloral hydrate)

口服易吸收,具有镇静催眠、抗惊厥作用。不缩短REM睡眠时间,主要用于治疗失眠及各种原因引起的惊厥,对顽固性失眠或对其他催眠药疗效不佳者疗效好。对胃有刺激性,需稀释后口服。过量可损害心、肝和肾等脏器。久用可产生耐受性和依赖性。胃溃疡及严重心、肝和肾病患者禁用。

### 佐匹克隆(zopiclone)

是新一代的超短效催眠药,激动γ-氨基丁酸(GABA_A)受体。催眠作用较苯二氮䓬类强,且作用迅速,用于治疗各种原因引起的失眠,是苯二氮䓬类适当的替代品。亦有抗焦虑、抗惊厥和中枢性肌肉松弛作用。无成瘾性和耐受性。短期用药停药后反跳性失眠有可能发生,但比较罕见。

### 唑吡坦(zolpidem)

是选择性GABA受体激动剂。药理作用与苯二氮䓬类相似,镇静催眠作用强,抗焦虑、抗惊厥和中枢性肌肉松弛作用较弱。用于治疗偶发性、暂时性或慢性失眠。后遗效应、耐受性和依赖性轻微。中毒时可用氟马西尼解救。15岁以下儿童、孕妇和哺乳妇禁用。服药期间禁止饮酒。

# 第二节 抗惊厥药

惊厥是由多种原因引起的中枢神经系统过度兴奋的一种症状,表现为全身骨骼肌不自主的强烈收缩,可因呼吸肌痉挛引起呼吸暂停,如不及时抢救,易窒息死亡。常见于小儿高热、破伤风、子痫、癫痫强直-阵挛性发作和中枢兴奋药中毒等。常用抗惊厥药(anticonvulsant drug)除前面介绍的苯二氮䓬类、巴比妥类和水合氯醛等外,尚有硫酸镁。

### 硫酸镁(magnesium sulfate)

**【药理作用及用途】**

口服不易吸收,产生导泻和利胆作用(见第二十六章)。注射给药产生抗惊厥和降压作用。神经化学传递和骨骼肌收缩均需$Ca^{2+}$参与,$Mg^{2+}$与$Ca^{2+}$化学性质相似,能特异性地竞争$Ca^{2+}$结合位点,拮抗$Ca^{2+}$的作用,抑制神经化学传递和骨骼肌收缩,从而引起中枢抑制、骨骼肌松弛,以及心脏抑制和血管舒张,产生抗惊厥和降压作用。

主要用于子痫和破伤风引起的惊厥,是治疗子痫的首选药;也用于治疗高血压危象。

**【不良反应及注意事项】**

注射过量或过速可致镁中毒,表现为腱反射消失、呼吸和心脏抑制、血压剧降和心脏骤停。腱反射消失为中毒先兆,中毒时应立即停药,及时进行人工呼吸,并缓慢静脉注射葡萄糖酸钙或氯化钙抢救。

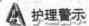 护理警示

静脉滴注时应密切观察患者用药反应。

（沈华杰）

 思考题

1. 为什么苯二氮䓬类药物取代了巴比妥类药物用于镇静催眠?

2. 为什么解救巴比妥类药物中毒时应碱化尿液?

3. 苯二氮䓬类药物需要立即发挥疗效时为什么不能采用肌内注射法?

 笔记

# 第八章 抗癫痫药

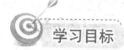

## 学习目标

1. 掌握丙戊酸钠的药理作用、用途、不良反应及注意事项；熟悉拉莫三嗪、卡马西平、苯妥英钠、左乙拉西坦的作用特点、用途和不良反应，以及各类型癫痫的首选治疗药；了解癫痫发作类型和抗癫痫药的临床应用原则。

2. 初步具有根据丙戊酸钠的药理作用、用途、不良反应及注意事项制定护理措施及对患者、家属进行相关护理宣教的能力；具备急救意识、良好的心理素质和处理急症的能力。

## 第一节　常用抗癫痫药

### 一、概　述

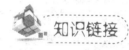

**癫痫与癫痫发作类型**

癫痫是脑神经元过度同步放电所引起的慢性脑功能失调综合征，以反复、发作性、短暂性的脑功能失常为特征。无明确病因者为原发性癫痫，又称真性或特发性癫痫；有明确或可能的中枢神经系统病变，如外伤、感染、颅内肿瘤或脑血管病等引起者为继发性癫痫，又称症状性癫痫。由于异常放电神经元的位置不同，放电扩展的范围不同，患者的发作可表现为感觉、运动、意识、精神、行为、自主神经功能障碍或兼有之，并伴有脑电图异常。

根据发作时临床表现及脑电图（EEG）改变，癫痫发作分为三类：①全面性发作：包括强直-阵挛发作（大发作）、失神发作（小发作）、肌阵挛发作等；②部分性发作：根据发作时有无意识的改变分为简单部分性发作、复杂部分性发作（精神运动性发作）、继发全面性发作等；③不能分类的发作。

其中强直-阵挛发作最常见。部分患者两型兼有，称为混合型癫痫。癫痫发作可以由一种类型演变为另外一种类型。一次癫痫发作持续30分钟以上，或连续多次发作，发作间期意识未完全恢复，称为癫痫持续状态（status epilepticus，SE），为神经科的急症，一旦发作持续就应该紧急处理。若频繁癫痫发作可造成进行性脑功能衰退称癫痫性脑病。

目前癫痫的治疗仍以药物为主，需要长期服药。

抗癫痫药（antiepileptic drugs，AEDs）是一类可减轻或阻止癫痫发作的药物。其主要通过增加脑内 GABA 水平或选择性增强 $GABA_A$ 受体功能，或阻滞 $Na^+$、$Ca^{2+}$ 等离子通道，从而抑制神经元过度同步放电的产生或抑制异常放电向正常脑组织的扩散,无根治作用。

理想的 AEDs 应具有以下特征:生物利用度高且稳定;半衰期较长,每日服药次数少;剂量与血药浓度成比例变化;蛋白结合率低,并且呈饱和性;无肝药酶诱导作用;无活性代谢产物。常用药物有丙戊酸钠、拉莫三嗪、卡马西平、苯妥英钠、乙琥胺等药物。此外,前述的苯二氮䓬类、巴比妥类也有较好的抗癫痫作用。

## 二、传统的抗癫痫药物

### 丙戊酸钠(sodium valproate)

**【药动学特点】**

口服吸收迅速而完全,生物利用度近 100%,1~4 小时血药浓度达高峰。主要分布于细胞外液,血浆蛋白结合率为 80%~94%,可通过胎盘。主要在肝代谢,代谢产物与葡萄糖醛酸结合后由肾排出。癫痫患者 $t_{1/2}$ 约 15 小时。

**【药理作用】**

为广谱抗癫痫药,对多种类型癫痫都有较好疗效,如对强直-阵挛发作、各型失神发作、肌阵挛发作、简单及复杂部分性发作和混合型癫痫均有效,对全面性发作的疗效优于部分性发作。作用机制尚未阐明,可能是增加脑内 GABA 浓度、模拟或加强 GABA 受体的抑制作用,也可能直接作用于对 $K^+$ 传导有关的神经膜活动。

**【用途】**

可治疗各类型癫痫,是治疗强直-阵挛发作、失神发作、肌阵挛发作等全面性发作和混合型癫痫的首选药,对其他药物未能控制的顽固性癫痫仍可能奏效。

**【不良反应及注意事项】**

1. 消化道反应　常见腹泻、恶心、呕吐、胃肠道痉挛。

2. 神经系统反应　较少见短暂的眩晕、疲乏、头痛、共济失调、轻微震颤、异常兴奋、烦躁。

3. 血液系统的影响　可致血小板减少性紫癜、出血时间延长,应定期检查血常规。

4. 肝功能损害　引起血清碱性磷酸酶和氨基转移酶升高,严重时出现肝功能衰竭。国外有中毒致死病例报道,死亡多发生于儿童。

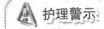
**护理警示**

用药期间密切监测肝功能,儿童尤应注意。

5. 其他　可引起皮疹、月经周期改变,偶见胰腺炎、过敏反应、可逆性听力损坏,可致畸,常见脊椎裂。

为肝药酶抑制剂,可显著降低拉莫三嗪的代谢,合用时后者剂量应减半。

有血液病、肝病史、肾功能损害、器质性脑病者慎用。有药源性黄疸个人史或家族史者、肝病或明显肝功能损害者、孕妇及哺乳妇禁用。

### 卡马西平(carbamazepine)

**【药动学特点】**

口服吸收缓慢且不规则,生物利用度为 70%~80%,4~8 小时血药浓度达高峰。血浆蛋白结合率为 76%,经肝代谢,产物仍有活性,由肾排泄。为肝药酶诱导剂,连续用药 $t_{1/2}$ 可缩短。

**【药理作用及用途】**

1. 抗癫痫作用　对简单或复杂部分性发作疗效好,为首选治疗药,对强直-阵挛发作也有效。

2. 抗外周神经痛作用　对三叉神经痛和舌咽神经痛的疗效优于苯妥英钠。

3. 抗躁狂抗抑郁作用　对躁狂症、抑郁症疗效显著,尚能减轻或消除精神分裂症的躁

笔记

狂、妄想症状,对锂盐无效的躁狂抑郁症也有效。

**【不良反应及注意事项】**

常见不良反应有眩晕、视物模糊、复视、眼球震颤、恶心、呕吐、共济失调、手指震颤、水钠潴留等,亦可有皮疹和心血管反应。偶见骨髓抑制、肝损害等,应立即停药。

心、肝、肾功能不全、房室传导阻滞、血液系统功能严重异常、孕妇及哺乳妇禁用。

## 苯妥英钠(phenytoin sodium)

**【药动学特点】**

口服吸收缓慢而不规则,连续服用需经 6~10 天才能达到有效血药浓度(10~20μg/ml)。刺激性大,口服宜饭后服用,不宜肌内注射,可稀释后静脉注射。血浆蛋白结合率约 90%,主要在肝内转化,代谢产物经肾排泄,尿液呈现红色。治疗量时血药浓度的个体差异大,应用时注意剂量个体化。

**【药理作用及用途】**

1. 抗癫痫作用  由于其血药浓度个体差异大、药物之间相互作用多、不良反应多,已经逐渐退出部分性发作的一线治疗药物,主要治疗强直 - 阵挛发作和简单部分性发作,但可加重失神发作和肌阵挛发作。

2. 抗外周神经痛作用  用于治疗三叉神经痛、舌咽神经痛和坐骨神经痛等。

3. 抗心律失常作用  见第十七章。

**【不良反应及注意事项】**

长期大剂量应用时不良反应较多,主要表现为:

1. 局部刺激  药物呈强碱性,口服可引起胃肠道反应,宜饭后服用。静脉注射可引起静脉炎,不可与其他药品混合,推注速度宜慢,应防止药液外溢。

2. 毒性反应

(1)急性毒性  用药过快或剂量过大可引起眼球震颤、眩晕、复视和共济失调、语言不清、精神错乱,甚至昏睡、昏迷等神经系统反应,以及心脏抑制、血压下降甚至心脏骤停等心血管系统反应,注意监测心电图和血压。

(2)慢性毒性  长期用药可引起:①牙龈增生:发生率约 20%,多见于儿童和青少年,注意口腔卫生,经常按摩齿龈可减轻;②造血系统:因抑制二氢叶酸还原酶,导致巨幼红细胞性贫血,用甲酰四氢叶酸治疗有效;还可见粒细胞缺乏,血小板减少,再生障碍性贫血等,应定期检查血常规;③骨骼系统:本药为肝药酶诱导剂,加速维生素 D 的代谢,可致低钙血症、佝偻病和软骨病,必要时应用维生素 D 防治;④其他:约 30% 患者发生周围神经炎,偶见男性乳房增大、女性多毛症等。

3. 过敏反应  药热、皮疹常见,偶见剥脱性皮炎等严重皮肤反应,一旦出现,应立即停药。

久服骤停可使癫痫发作加剧,甚至诱发癫痫持续状态。妊娠早期应用偶致畸胎,孕妇慎用;禁用于窦性心动过缓、Ⅱ度或Ⅲ度房室传导阻滞、阿 - 斯综合征。

## 乙琥胺(ethosuximide)

**【药动学特点】**

口服吸收迅速而完全,连续用药 7 日可达稳态血药浓度。可分布至除脂肪外的全身各组织,并迅速通过血脑屏障。主要经肝代谢灭活,约 25% 以原形经肾排泄。

**【药理作用及用途】**

对失神发作的疗效好,对其他类型癫痫无效,主要治疗失神发作。

**【不良反应及注意事项】**

不良反应较轻,常见胃肠道反应,其次为神经系统反应,偶见粒细胞缺乏症,严重者发生再生障碍性贫血,有时致肝肾损害,故长期用药应定期检查血象和肝肾功能。对本药过敏者禁用。

## 苯二氮䓬类（benzodiazepines，BZs）

苯二氮䓬类中用于抗癫痫的药物有地西泮、硝西泮、氯硝西泮和劳拉西泮。

地西泮静脉注射显效快、疗效好、安全性高,是治疗癫痫持续状态的首选药。但静脉注射过快或过量时可引起呼吸抑制,宜缓慢注射。

氯硝西泮对各型癫痫均有效,多用于肌阵挛发作和难治性癫痫的治疗,静脉注射用于癫痫持续状态。镇静作用明显,有耐受性和成瘾性,增减剂量均应缓慢。氯硝西泮不宜与丙戊酸钠同时服用,因可诱发失神发作持续状态。

## 苯巴比妥（phenobarbital）

是最早用于临床的抗癫痫药,对强直-阵挛发作及癫痫持续状态疗效好,对部分性发作也有效,可加重失神发作。主要用于强直-阵挛发作。因中枢抑制作用明显,均不作为首选药。

# 三、新型抗癫痫药物

## 拉莫三嗪（lamotrigine）

**【药动学特点】**

口服吸收迅速完全,不受食物影响,生物利用度达98%,1.5~4小时达到高峰,55%与蛋白结合。主要经肝代谢,产物与葡萄糖醛酸结合后由肾排泄。健康成人平均消除半衰期是24~35小时。

**【药理作用】**

拉莫三嗪为广谱抗癫新药,主要阻断电压依赖性钠通道,抑制反复放电;也可能稳定突触前膜,抑制谷氨酸和天冬氨酸的释放而发挥抗癫痫作用。

**【用途】**

单用治疗12岁以上儿童及成人癫痫,如简单及复杂部分性发作、强直-阵挛发作、失神发作等,也可作为2岁以上儿童及成人顽固性癫痫的辅助治疗药。应用少量水整片吞服。

**【不良反应及注意事项】**

常见不良反应有神经系统症状及消化系统症状,对认知功能无损害。偶致变态反应、体重减轻、自杀企图等。

不宜突然停药。雌二醇类避孕药可显著降低拉莫三嗪血药浓度,导致癫痫发作控制失效。孕妇及哺乳妇慎用。

## 奥卡西平（oxcarbazepine）

为卡马西平的类似物,代谢产物单羟基衍生物发挥抗癫痫作用。主要用于治疗成年人及5岁以上儿童强直-阵挛发作和部分性发作。最常见的不良反应有嗜睡、头痛、头晕、复视、恶心、呕吐和疲劳。

## 左乙拉西坦（levetiracetam）

**【药动学特点】**

口服吸收迅速,给药1~3小时后血药浓度达峰值。易通过血-脑脊液屏障。

**【药理作用及用途】**

为广谱抗癫新药,选择性抑制癫痫病灶的异常放电和扩散,对正常神经元的兴奋性无影响。可用于成人及4岁以上儿童癫痫患者部分性发作或全面性发作。

**【不良反应及注意事项】**

最常见的不良反应有嗜睡、乏力和头晕,常发生在治疗的开始阶段。还可引起消化系统反应、行为异常、攻击性、易怒、焦虑、错乱、幻觉、易激动、自杀性意念、脱发、体重增加、白细

55

胞减少、全血细胞减少等,对认知功能无损害。

肾功能不全者慎用,孕妇及哺乳妇禁用。

### 托吡酯(topiramate)

**【药动学特点】**

口服吸收迅速完全,一般不受食物影响,约2~3小时血浆浓度达高峰,血浆蛋白结合率低。20%药物在体内代谢后失活,80%原型及其代谢产物主要经肾脏清除。

**【药理作用及用途】**

为广谱抗癫痫新药,对各类癫痫发作均有效,其中单纯或复杂部分发作、全身强直-阵挛发作效果明显,对肌阵挛、婴儿痉挛也有效。

主要作为其他抗癫痫药的辅助治疗,大剂量可用作癫痫的单药治疗。长期用无明显耐受性,远期疗效好。

**【不良反应及注意事项】**

主要为中枢神经系统症状,如头晕、复视、眼震颤、嗜睡、抑郁、共济失调等,可能引起认知障碍,慎用于学龄期的儿童和青少年。

孕妇及哺乳妇、肾功能不全者慎用,对本品过敏者禁用。

此外,临床应用的新型抗癫痫药还有氯巴占、唑尼沙胺、加巴喷丁、普瑞巴林、噻加宾、氨己烯酸等。

## 第二节　抗癫痫药的临床用药原则

原发性癫痫需要长期用药治疗,继发性癫痫应去除病因并配合抗癫痫药治疗,顽固性癫痫可用外科手术并配合抗癫痫药治疗。1年内偶发1~2次者,一般不必用药。在开始治疗之前应该充分地向患者本人或其监护人解释长期治疗的意义以及潜在的风险,以获得他们对治疗方案的认同,并保持良好的依从性。药物治疗方案应个体化,用药原则如下:

1. 根据癫痫发作类型合理选药　见表8-1。

2. 单药治疗的原则　癫痫的药物治疗强调单药治疗的原则,如果一种药物已达最大耐受剂量仍然不能控制发作,可加用另一种药物,至发作控制或最大可耐受剂量后逐渐减掉原有的药物,转换为单药治疗。

表8-1　控制癫痫发作的药物选择

| 癫痫发作 | 首选药 | 其他常用药 | 可以考虑的药物 | 可能加重发作的药物 |
|---|---|---|---|---|
| 强直-阵挛发作 | 丙戊酸钠 | 拉莫三嗪、卡马西平、奥卡西平、左乙拉西坦、托吡酯 | 苯妥英钠、苯巴比妥 | — |
| 失神发作 | 丙戊酸钠 | 乙琥胺、拉莫三嗪、左乙拉西坦、托吡酯 | 氯硝西泮、唑尼沙胺、氯巴占 | 卡马西平、奥卡西平、苯妥英钠、苯巴比妥、加巴喷丁、普瑞巴林、噻加宾、氨己烯酸 |
| 肌阵挛发作 | 丙戊酸钠 | 拉莫三嗪、左乙拉西坦、托吡酯 | 氯硝西泮、唑尼沙胺、氯巴占 | 卡马西平、奥卡西平、苯妥英钠、加巴喷丁、普瑞巴林、噻加宾、氨己烯酸 |
| 强直发作或失张力发作 | 丙戊酸钠 | 拉莫三嗪、左乙拉西坦、托吡酯、氯硝西泮 | 苯巴比妥、苯妥英钠 | 卡马西平、奥卡西平、加巴喷丁、普瑞巴林、噻加宾、氨己烯酸 |

续表

| 癫痫发作 | 首选药 | 其他常用药 | 可以考虑的药物 | 可能加重发作的药物 |
|---|---|---|---|---|
| 简单及复杂部分性发作 | 卡马西平 | 奥卡西平、拉莫三嗪、左乙拉西坦、托吡酯、丙戊酸钠 | 苯妥英钠、苯巴比妥、加巴喷丁、氯巴占、唑尼沙胺、普瑞巴林、噻加宾、氨己烯酸 | – |
| 不能分类的发作 | 丙戊酸钠 | 拉莫三嗪、左乙拉西坦、托吡酯 | – | – |
| 癫痫持续状态 | 地西泮静脉注射 | 劳拉西泮静脉注射、咪达唑仑口颊含服 | 静脉注射氯硝西泮、苯妥英钠、苯巴比妥、硫喷妥钠 | – |
| 混合型癫痫 | 丙戊酸钠 | 拉莫三嗪、左乙拉西坦、托吡酯或联合用药 | – | – |

3. 合理的多药治疗 如果两次单药治疗无效,可考虑多药治疗,最多不超过3种药物。联合用药时应适当调整剂量,同时注意药物相互作用。

4. 药物用法调整 癫痫为慢性病,需长期用药,且抗癫痫药有效剂量个体差异较大,应从小剂量开始,缓慢增加剂量直至发作控制或最大可耐受剂量;还应合理安排服药次数,既要方便治疗、提高依从性,又要保证疗效。

5. 缓慢停药 用药时间一般应持续至完全无发作且脑电图正常后3~5年之久,然后逐渐减量停药,强直-阵挛发作减量过程至少1年、失神发作6个月,有些病例需终生服药。

6. 定期做神经系统、血常规、肝肾功能检查,以便及时发现毒性反应,有条件者监测血药浓度。孕妇及哺乳妇等特殊人群用药应注意。

(沈华杰)

思考题

1. 为什么治疗癫痫应从小剂量开始用药?
2. 治疗各类型癫痫的首选药物和常用药物有哪些?

# 第九章 抗帕金森病药和治疗阿尔茨海默病药

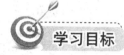

**学习目标**

1. 熟悉左旋多巴、苄丝肼的作用特点、用途及不良反应和治疗阿尔茨海默病药的作用特点；了解其他抗帕金森病药。

2. 初步具有根据左旋多巴、苄丝肼的药理作用、用途、不良反应及注意事项制定护理措施及对患者、家属进行相关护理宣教的能力。

## 第一节 抗帕金森病药

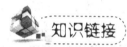

**帕金森病与帕金森综合征**

正常情况下，黑质-纹状体多巴胺能神经与胆碱能神经两条通路的功能处于平衡状态，共同调节脊髓前角运动神经元功能。

帕金森病（parkinson's disease，PD）又称震颤麻痹，是锥体外系功能紊乱引起的一种慢性中枢神经系统退行性疾病。其病变主要是黑质多巴胺能神经出现退行性变，由于黑质多巴胺能神经元变性、数目减少、多巴胺合成与释放减少，导致多巴胺能神经功能减弱，使胆碱能神经功能相对亢进所致。典型症状为静止性震颤、肌肉强直、运动迟缓和姿势反射受损，严重时可伴记忆障碍和痴呆，病情呈慢性进行性加重。目前尚无特效治疗方法，药物只能缓解症状不能阻止病情发展。

因脑动脉硬化、脑炎后遗症、化学物质中毒及抗精神病药等所引起类似帕金森病症状者，统称为帕金森综合征，治疗与帕金森病相似，同时应积极去除病因。

抗帕金森病药（anti-Parkinson's disease drug）是一类通过增强中枢多巴胺能神经功能或降低中枢胆碱能神经功能而缓解帕金森症状的药物。常用药物分为拟多巴胺药和中枢性抗胆碱药两类，两类药合用可增强疗效。

### 一、拟多巴胺药

拟多巴胺药根据作用机制分为多巴胺前体药、左旋多巴增效剂、多巴胺递质促释药和多巴胺受体激动药等。

#### （一）多巴胺前体药

**左旋多巴**（levodopa，L-dopa）

**【药动学特点】**

口服迅速吸收，0.5~2 小时血药浓度达高峰，胃排空延缓、胃内酸度高及高蛋白饮食等均

58

可妨碍其吸收。大部分在肝脏等组织被多巴脱羧酶脱羧生成多巴胺,后者不易透过血脑屏障,使左旋多巴的疗效减弱且外周不良反应增多。仅约1%可透过血脑屏障发挥作用。若合用外周多巴脱羧酶抑制剂,可减少左旋多巴在外周的脱羧,增加进入中枢的含量。

**【药理作用及用途】**

1. 治疗帕金森病或帕金森综合征　进入中枢的左旋多巴经脱羧生成多巴胺,补充纹状体中多巴胺递质的不足。其特点为:①起效慢:需服用2~3周才起效,1~6个月以上获最大疗效;②疗效与疗程有关:用药1年以上,75%的患者获较好疗效,应用2~3年后疗效渐减,3~5年后疗效已不显著以至丧失;③对轻症及年轻患者疗效较好,对重症及老年患者疗效较差;④对改善肌肉僵直及运动困难的疗效较好,缓解震颤疗效较差;⑤多种原因引起的帕金森综合征有效,但对抗精神病药引起的帕金森综合征无效,因中枢多巴胺受体被阻断。

2. 治疗肝性脑病　左旋多巴在脑内可转化为去甲肾上腺素,促进肝性脑病患者苏醒,但仅暂时改善脑功能,不能改善肝功能,故不能根治。

**【不良反应及注意事项】**

大多是由生成的多巴胺引起。

1. 胃肠道反应　治疗初期最常见。表现为恶心、呕吐、食欲减退等,多巴胺受体阻断药多潘立酮可有效对抗。偶见溃疡、出血或穿孔。应在两餐之间或餐后90分钟服药。

2. 心血管反应　可见直立性低血压,还可引起心绞痛、心律失常,因多巴胺兴奋心脏β受体所致,可用β受体阻断药治疗。

3. 神经系统反应　常见有①不自主异常运动:多见于面部肌群,如口-舌-颊抽搐、张口、伸舌、皱眉、头颈部扭动等,服用2年以上发生率达90%;②开-关现象:即症状在突然缓解(开)与加重(关)之间波动,两种现象交替出现。上述神经系统反应,表明药物已用至最大耐受量,须减量。

4. 精神障碍　表现为失眠、噩梦、狂躁、幻觉、妄想、抑郁等精神错乱。需减量或更换药物,可用氯氮平治疗。

不宜与维生素 $B_6$ 合用。因维生素 $B_6$ 为多巴胺脱羧酶的辅酶,加速左旋多巴在外周转变为多巴胺。用药期间需注意检查血常规、肝肾功能及心电图。禁与非选择性单胺氧化酶抑制剂、麻黄碱、利舍平及拟肾上腺素药合用。高血压、心律失常、糖尿病等慎用,支气管哮喘及严重肺部疾病者、闭角型青光眼、孕妇及哺乳妇禁用。

**(二)左旋多巴增效剂**

### 苄丝肼(benserazide)

口服吸收快,吸收率达58%,与左旋多巴合用吸收稍增加。不易透过血脑屏障,在肠内代谢,由尿排泄,12小时排泄约90%。

为外周多巴脱羧酶抑制药,与左旋多巴合用时,抑制其在外周组织的脱羧作用,使进入中枢的左旋多巴增多,增强左旋多巴的疗效。单用无效,通常将苄丝肼与左旋多巴按1∶4的剂量配伍制成复方苄丝肼(多巴丝肼或美多巴)应用。

骨质疏松者慎用,孕妇、严重心血管病、器质性脑病等禁用。

### 卡比多巴(carbidopa)

卡比多巴作用和应用与苄丝肼相似,通常将苄丝肼与左旋多巴按1∶10或1∶4的剂量配伍制成复方卡比多巴(心宁美)1号和2号应用。

### 司来吉兰(selegiline)

口服吸收迅速,血浆蛋白结合率94%,易透过血脑屏障。为不可逆的选择性单胺氧化酶B(MAO-B)抑制药,抑制纹状体内多巴胺的降解,也可抑制突触前膜多巴胺的再摄取及突触前受体,延长多巴胺的作用时间。同时具有抗氧化作用,对病变部位神经元有保护作用。

单用无效,与左旋多巴合用,以增强和延长其疗效、降低用量、减少外周副作用,消除长期单用左旋多巴出现的"开-关"现象。

不良反应轻,可见恶心、腹泻、口干、身体不自主运动增加等,应进餐时服用,同时缓慢增加药物剂量,以减少消化道反应。偶出现焦虑、幻觉、高血压等。活动性溃疡者禁用。

### 恩他卡朋(entacapone)

不易通过血脑屏障,为可逆的特异性儿茶酚胺氧位甲基转移酶(COMT)抑制药,只抑制外周COMT,减少左旋多巴及多巴胺在外周的降解。单用无效,与左旋多巴合用,适用于帕金森病症状波动者,对长期应用左旋多巴出现的"开-关"现象有效。

常见的不良反应有头晕、幻觉、腹痛、腹泻,可见直立性低血压、肝损害、尿液颜色呈现红棕色。用药期间须监测肝功能,肝功能不全者禁用。

本类药还有硝替卡朋(nitecapone)、托卡朋(tolcapone)等。

### (三)多巴胺递质促释药

### 金刚烷胺(amantadine)

起效快,用药数天即可获最大疗效,但连用6~8周后疗效逐渐减弱。本药可促进纹状体多巴胺释放、延缓多巴胺代谢。与左旋多巴合用有协同作用。本药尚具有抗亚洲A型流感病毒作用。

可致头痛、眩晕、失眠、精神不安和运动失调,下肢皮肤出现网状青斑。精神病、癫痫患者禁用。可致畸胎,孕妇禁用。

### (四)多巴胺受体激动药

### 溴隐亭(bromocriptine)

激动黑质-纹状体通路的多巴胺 $D_2$ 受体,疗效与左旋多巴相似,对重症患者也有效。因不良反应较多,仅适合于左旋多巴疗效差或不能耐受的帕金森病患者。小剂量激动结节-漏斗通路的多巴胺受体,抑制催乳素和生长激素分泌,用于治疗溢乳闭经综合征和肢端肥大症。

不良反应常见食欲减退、恶心、呕吐、便秘,直立性低血压,也可诱发心律失常,运动功能障碍与左旋多巴相似,精神障碍比左旋多巴更常见且严重如幻觉、错觉、思维混乱等,停药可消失。

### 吡贝地尔(piribedil)

为选择性多巴胺 $D_2$、$D_3$ 受体激动药,激动黑质-纹状体通路的多巴胺受体。对震颤、肌肉僵直及运动困难均有改善作用,尤其对震颤效果好,可单用或与左旋多巴合用。应在餐后整粒吞服,不可嚼碎。

### 普拉克索(pramipexole)

为选择性多巴胺 $D_3$ 受体激动药。与溴隐亭相比,患者耐受性好,胃肠道反应较小。与左旋多巴相比,不易引起"开-关"现象和不自主异常运动。可单独或与左旋多巴合用。

本类药还有利舒脲(lisuride)、培高利特(pergolide)、罗匹尼罗(ropinirole)等。

## 二、中枢性抗胆碱药

### 苯海索(trihexyphenidyl)

【药动学特点】

口服吸收快而完全,易透过血脑屏障,口服1小时起效,作用持续6~12小时,可随乳汁分泌。

【药理作用】

阻断中枢M胆碱受体作用强,外周抗胆碱作用较弱,仅为阿托品的1/10~1/3。改善震颤疗效较好,改善僵直及运动迟缓较差,对某些继发性症状如过度流涎有改善作用。

**【用途】**

主要用于早期轻症、不能耐受左旋多巴的帕金森病或帕金森综合征患者,对抗精神病药引起的帕金森综合征有效。

**【不良反应及注意事项】**

与阿托品相似但较轻,孕妇、哺乳妇及儿童慎用,闭角型青光眼、前列腺肥大者禁用。

同类药还有丙环定(procyclidine)、苯扎托品(benzatropine)等。

# 第二节 治疗阿尔茨海默病药

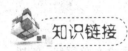 **知识链接**

### 阿尔茨海默病

阿尔茨海默病(alzheimer's disease,AD),又称老年性痴呆,是发生于老年和老年前期、以进行性认知功能障碍和记忆力损害为主的中枢神经系统退行性疾病,表现为记忆力、判断力、抽象思维等一般智力的丧失。约占老年期痴呆的 50%~70%。

AD 的特征性病理改变为脑组织内老年斑沉积、神经元纤维缠结、以胆碱能神经元变性和死亡为主的神经元丢失和特定区域的脑萎缩。

目前,对阿尔茨海默病尚无十分有效的治疗方法,药物治疗策略是增强中枢胆碱能神经功能,但只能改善症状,不能治愈。治疗阿尔茨海默病药(treatment of alzheimer's disease drug)疗效较确切的有胆碱酯酶抑制药和 M 胆碱受体激动药等拟胆碱药。

## 一、胆碱酯酶抑制药

用于临床的胆碱酯酶抑制药有第一代和第二代两类。两类均易通过血脑屏障,可逆性抑制中枢 AChE,第二代对中枢 AChE 抑制作用选择性强、外周不良反应轻、耐受性好的特点。

### 他克林(tacrine)

**【药动学特点】**

口服个体差异大,食物可明显影响其吸收。脂溶性高,易透过血脑屏障。主要在肝脏代谢,$t_{1/2}$ 为 2~4 小时。

**【药理作用及用途】**

为第一代可逆性 AChE 抑制药,通过抑制血浆及组织中的 AChE,减少 ACh 的水解而增加脑内 ACh 的含量;还可直接激动 M 受体和 N 受体;促进 ACh 释放;促进脑组织对葡萄糖的利用。故他克林对 AD 的治疗作用是多方面共同作用的结果,是目前最有效的 AD 治疗药,多与卵磷脂合用,可延缓病程 6~12 个月,提高患者的认知能力和生活自理能力。

**【不良反应及注意事项】**

常见肝毒性、胃肠道反应、肌痛、皮疹、鼻炎,大剂量可出现胆碱综合征。

### 多奈哌齐(donepezil)

为第二代 AChE 抑制药。口服吸收好,生物利用度 100%,半衰期长。用于轻、中度 AD,能提高患者的认知功能。常见不良反应有皮疹、幻觉、胃肠道反应、肌肉痉挛、疲乏、心动过缓等。

### 利斯的明(rivastigmine)

为第二代 AChE 抑制药。适用于伴有心、肝、肾等疾病的轻、中度 AD 患者。常见不良

 笔记

反应有胃肠道反应、乏力、眩晕、嗜睡、精神混乱等,继续用药一段时间或减量一般可消失。

### 加兰他敏（galantamine）

为第二代 AChE 抑制药。除了减少 ACh 水解外,尚可增加胆碱受体数量、增强 N 胆碱受体功能等。用于轻、中度 AD,还可用于重症肌无力和脊髓灰质炎后遗症。主要不良反应为用药 2~3 周可出现恶心、腹泻等胃肠道反应,稍后即消失,无肝毒性。偶致过敏反应。

### 石杉碱甲（huperzine A）

为强效第二代 AChE 抑制药。用于老年性记忆功能减退及 AD 患者,提高其记忆和认知能力。还可治疗重症肌无力。常见不良反应有恶心、头晕、多汗、腹痛、视物模糊等,严重者可用阿托品拮抗。

## 二、M 胆碱受体激动药

### 占诺美林（xanomeline）

是目前发现的选择性最高的 $M_1$ 受体激动药之一。口服易吸收,易透过血脑屏障,高剂量口服可明显改善 AD 患者认知功能和行为能力,但部分患者因消化道和心血管反应而中断治疗,改用新研制的透皮吸收贴剂可避免消化道不良反应。

## 三、NMDA 受体非竞争性阻断药

### 美金刚（memantine）

为 N- 甲基 -D- 天冬氨酸（NMDA）受体非竞争性阻断药,可阻断谷氨酸浓度过高导致的神经元损伤。对妄想、攻击性和易激惹改善最明显。主要治疗中、重度 AD。不良反应少,常见幻觉、头晕、头痛等,也可见焦虑、肌张力增加、膀胱炎、性欲增加等。慎用于癫痫患者、有惊厥病史、或癫痫易感体质的患者。对本药过敏者禁用。

## 四、其他治疗阿尔茨海默病药

除上述药物外,大脑功能恢复药(如胞磷胆碱、吡拉西坦等)、脑循环改善药(如二氢麦角碱等)、钙通道阻断药(如尼莫地平等)、性激素、阿司匹林、自由基清除剂和抗氧剂如维生素 E、维生素 C、退黑素、姜黄素等对 AD 亦有效。

（沈华杰）

**思考题**

1. 为什么左旋多巴应与苄丝肼合用而不宜与维生素 $B_6$ 合用？
2. 长期应用左旋多巴会出现哪些不良反应？如何防治？

笔记

# 第十章 抗精神失常药

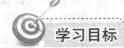 **学习目标**

1. 掌握氯丙嗪的药理作用、用途、不良反应及注意事项;熟悉抗精神病药的分类及各类代表药的特点;熟悉抗躁狂症药和抗抑郁症药各类代表药的特点;了解其他药物特点。

2. 初步具有依据抗精神失常药药理特点制定护理措施的临床思维。

3. 对精神失常病人用药护理的特殊性有充分的认识。

精神失常是由多种原因引起的精神活动障碍的一类疾病,包括精神分裂症、躁狂症、抑郁症及焦虑症,能治疗这些病症的药物统称为抗精神失常药。根据临床应用抗精神失常药分为抗精神病药、抗躁狂症药、抗抑郁症药和抗焦虑症药。苯二氮䓬类药物是抗焦虑症的首选药物(详见第七章)。

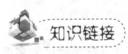 **知识链接**

**可怕的数字**

根据中国疾病预防控制中心精神卫生中心在 2009 年公布的数据,我国各类精神疾病患者人数在 1 亿以上,重型精神病患者已超过 1600 万人。20 世纪 50 年代,我国成年精神障碍患病率仅为 2.7%,到 2009 年则达到 17.5%。其中上升最快的是号称"第一心理杀手"的抑郁症。目前我国抑郁症发生率已达 4%,需要治疗的患者已超过 2600 万人。

## 第一节 抗精神病药

精神分裂症(schizophrenia)是一类以思维、情感、行为之间不协调,精神活动与现实脱离为主要特征的最常见的精神病。抗精神病药主要用于治疗精神分裂症,对其他精神病的躁狂症状也有效。根据其化学结构,将抗精神病药分为吩噻嗪类、硫杂蒽类、丁酰苯类和其他类。

### 一、吩 噻 嗪 类

本类药物均含有吩噻嗪的基本母核,只是侧链结构不同。氯丙嗪是这类药物的代表药,也是应用最广泛的抗精神病药。

**氯丙嗪**(chlorpromazine)

【药动学特点】

氯丙嗪口服吸收慢而不规则,易受胃中食物和胃排空时间影响。肌内注射吸收迅速,15分钟起效,血浆蛋白结合率高达 90% 以上。氯丙嗪分布于全身,脑内浓度可达血浆浓度的10 倍。主要在肝代谢,其代谢物经肾排泄。因其脂溶性高,易蓄积于脂肪组织。不同个体

笔记

63

口服相同剂量氯丙嗪,血药浓度可相差 10 倍以上,故给药剂量应个体化。临床给药途径有口服、肌内注射和静脉注射。

**【药理作用】**

1. 中枢神经系统作用

(1)镇静、安定作用:正常人服用 100mg 氯丙嗪后,表现为安静、活动减少、淡漠、注意力下降、对周围事物不感兴趣,在安静环境下易入睡,但易唤醒。此作用长期应用会产生耐受性。其作用机制可能与阻断网状结构上行激活系统的肾上腺素 α 受体有关。

(2)抗精神病作用:精神病人应用氯丙嗪显现良好的抗精神病作用,能迅速控制兴奋躁动状态,连续使用 6 周至 6 个月,可使患者的幻觉、妄想、精神运动性兴奋等逐渐消失,理智恢复、情绪安定、生活自理。而且长期应用不产生耐受性。其作用机制是阻断中脑 - 边缘系统通路和中脑 - 皮质系统通路的多巴胺 $D_2$ 受体。

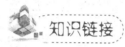 知识链接

### 脑内多巴胺能神经通路

研究发现脑内至少有多巴胺能神经通路,包括:①中脑 - 边缘系统多巴胺能神经通路,主要调控情绪反应;②中脑 - 皮质系统多巴胺能神经通路,主要参与认知、思想、感觉、理解和推理能力的调控;③黑质 - 纹状体系统多巴胺能神经通路,与锥体外系反应相关;④结节 - 漏斗多巴胺能神经通路,主要调控垂体激素的分泌。脑内多巴胺(DA)受体至少有 $D_1$、$D_2$ 两种亚型,$D_1$ 受体在外周引起血管扩张、心肌收缩增强;$D_2$ 受体则与精神、情绪、内分泌和行为活动有关。

(3)镇吐作用:氯丙嗪具有强大的镇吐作用,小剂量可阻断延髓催吐化学感受区的多巴胺 $D_2$ 受体,大剂量直接阻断呕吐中枢的多巴胺 $D_2$ 受体,产生强大镇吐作用。但对前庭受刺激引起的呕吐(晕动性呕吐)等无效。

(4)抑制体温调节中枢:氯丙嗪对下丘脑体温调节中枢有很强的抑制作用,降低体温调节中枢功能,使体温随外界环境温度升降而升降。在物理降温的配合下,可使体温降至正常水平以下。

(5)增强中枢抑制药的中枢抑制作用:氯丙嗪可增强麻醉药、镇静催眠药、镇痛药等中枢抑制药的中枢抑制作用。

2. 自主神经系统作用

(1)降压作用:氯丙嗪具有较强的 α 受体阻断作用,并直接松弛血管平滑肌和抑制血管运动中枢,使血管扩张,血压下降,但连续用药降压作用可产生耐受性,且不良反应较多,故一般不用于高血压的治疗。

(2)M 受体阻断作用:氯丙嗪具有较弱的 M 受体阻断作用,可引起口干、便秘、视物模糊等。

3. 内分泌系统作用　氯丙嗪能阻断结节 - 漏斗通路的多巴胺 $D_2$ 受体,而对内分泌系统产生影响,例如,增加催乳素的分泌,引起乳房增大、泌乳;抑制促性腺激素分泌,使尿促卵泡素和黄体生成素分泌减少,引起排卵延迟和停经;抑制生长激素的分泌,影响儿童的生长发育等。

**【用途】**

1. 治疗精神病　氯丙嗪主要用于迅速控制精神分裂症及其他精神病所致的兴奋、躁狂、幻觉、妄想等症状,使患者的思维、情感和行为趋向一致,恢复理智和生活自理能力。由于疗效确切、安全和价廉,目前仍是治疗精神分裂症的常用药。

2. 治疗呕吐和顽固性呃逆 氯丙嗪可用于多种药物(如吗啡、强心苷、抗恶性肿瘤药等)和疾病(如胃肠炎、尿毒症、放射病、癌症等)引起的呕吐。对顽固性呃逆也有显著疗效。但对晕动症(晕车、晕船等)无效。

3. 用于人工冬眠 氯丙嗪合用其他中枢抑制药(异丙嗪、哌替啶)在物理降温(冰袋、冰浴)配合下,可使患者体温降至正常以下,处于类似变温动物的冬眠状态,称为"人工冬眠"。"人工冬眠"使患者器官活动减少,基础代谢率降低,机体对缺氧耐受力提高,对各种病理刺激的反应减弱,为采取其他有效措施争取时间。人工冬眠疗法多用于严重创伤、感染性休克、妊娠高血压综合征、甲状腺危象、中枢性高热及高热惊厥等病症的辅助治疗。

4. 其他 氯丙嗪还可用于低温麻醉、麻醉前给药、巨人症的辅助治疗。

**【不良反应及注意事项】**

1. 一般不良反应 ①氯丙嗪阻断中枢 α 受体,引起嗜睡、淡漠、乏力等中枢抑制症状。②氯丙嗪阻断 M 受体,引起视物模糊、口干、无汗、便秘、眼压升高、心悸等症状,青光眼患者禁用。③氯丙嗪阻断结节-漏斗通路的 $D_2$ 受体,长期用药可致乳房肿大、泌乳、闭经和生长缓慢等,因此,儿童应慎用;乳腺增生症和乳腺癌者禁用。④局部注射有刺激性,不宜皮下注射,宜深部肌内注射,静脉注射可引起血栓性静脉炎,应稀释后缓慢注射。

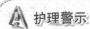
护理警示
不宜皮下注射,宜深部肌内注射,静脉注射应稀释后缓慢注射。

2. 锥体外系反应 为长期大量应用氯丙嗪治疗精神病时最常见的不良反应。可出现四种反应:①帕金森综合征:多见于中老年人,多发生于用药后 2~3 个月内,表现为肌张力增高、面容呆板、动作迟缓、流涎、肌肉震颤等;②静坐不能:以中年人多见,一般出现在用药后 5~60 天,患者表现为坐立不安、反复徘徊、心烦意乱等;③急性肌张力障碍:以青少年多见,多发生于用药后 1~5 天内,由于舌、面、颈和背部肌肉痉挛,患者表现为强迫性张口、伸舌、斜颈、吞咽困难、呼吸障碍等。以上三种反应是由于氯丙嗪阻断了黑质-纹状体通路的 $D_2$ 受体,使纹状体中的多巴胺功能减弱,乙酰胆碱功能相对增强所致,减少药量、停药或用抗胆碱药可减轻或消除。④长期服用氯丙嗪后,部分患者还可出现迟发性运动障碍,表现为口-舌-面部不自主的刻板运动(如吸吮、舐舌、咀嚼等),广泛性舞蹈样手足徐动症,停药后仍长期不消失,抗胆碱药反而加重。其机制可能是长期阻断多巴胺受体、受体敏感性增加或反馈性促进突触前膜多巴胺释放增加所致。预防措施是:长期用药过程中,宜采用最小有效量维持,一旦发生诸如唇肌、眼肌抽搐等先兆症状,应及时停药。

3. 心血管反应 氯丙嗪肌内注射或静脉注射易引起直立性低血压,为防止直立性低血压的发生,注射给药后患者应立即卧床 2 小时左右,方可缓慢起身站立。氯丙嗪所致低血压,不能用肾上腺素纠正,因氯丙嗪阻断 α 受体可翻转肾上腺素的升压作用,应选用去甲肾上腺素或间羟胺升压。氯丙嗪可引起持续性低血压休克、心律失常;冠心病患者易猝死,应慎用。

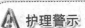
护理警示
注射给药后患者应立即卧床 2 小时左右!所致低血压,不能用肾上腺素纠正!

4. 过敏反应 常见皮疹、接触性皮炎和光过敏。少数患者出现肝损害、黄疸,也可出现粒细胞减少,溶血性贫血和再生障碍性贫血等。

5. 药源性精神异常 氯丙嗪本身可引起精神异常,如意识障碍、淡漠、兴奋、躁动、抑郁、幻觉、妄想等,应和原有疾病进行鉴别,一旦发生应立即减量或停药。

6. 急性中毒 一次服用大剂量(1~2g)氯丙嗪,可引起急性中毒,患者出现昏睡、血压下降至休克水平,并出现心肌损害,如心动过速、心电图异常(P-R 间期或 Q-T 间期延长,T 波

笔记

低平或倒置）等，目前无特效解毒药，应立即对症治疗。

7. 其他 基底神经节病变、帕金森病、帕金森综合征、骨髓抑制、癫痫病史、昏迷者禁用。伴有心血管疾病的老年患者、糖尿病患者慎用。用药期间不宜驾驶车辆、操作机械或高空作业。肝、肾功能不全者应减量。应定期检查肝功能与白细胞计数。

### 奋乃静（perphenazine）

奋乃静药理作用与氯丙嗪相似，但其抗精神病作用、镇吐作用较强，镇静作用较弱。对幻觉妄想、思维障碍、淡漠木僵、焦虑紧张等症状具有较好疗效。用于精神分裂症或其他精神病性障碍，也可用于止吐和治疗顽固型呃逆。不良反应及注意事项与氯丙嗪相似，但锥体外系不良反应较多，对血压影响较轻。

### 氟奋乃静（fluphenazine）

氟奋乃静抗精神病作用较奋乃静强而持久。镇静降压作用较弱，锥体外系反应较奋乃静常见。用于各型精神分裂症，有振奋和激活作用，适用于单纯型、紧张型及慢性精神分裂症的情感淡漠及行为退缩等症状。不良反应及注意事项与氯丙嗪相似。

### 癸氟奋乃静（fluphenazine decanoate）

癸氟奋乃静为氟奋乃静的长效酯类化合物。药理作用同氟奋乃静，但作用较氟奋乃静长9~20倍。临床应用同氟奋乃静。对幻觉、妄想、木僵、淡漠、孤独和紧张性兴奋有较好疗效。对兴奋躁动和焦虑紧张也有效。对慢性精神分裂症可使淡漠和退缩减轻，改善与环境接触的反应。也可用于精神分裂症缓解期的维持治疗。宜深部肌内注射。

吩噻嗪类抗精神病药还包括硫利达嗪（thioridazine）、三氟拉嗪（trifluoperazine）等药物。

## 二、硫杂蒽类

### 氯普噻吨（chlorprothixene）

氯普噻吨药理作用与氯丙嗪相似，特点是：①抗精神病、抗幻觉、妄想作用较氯丙嗪弱；②镇静作用较氯丙嗪强；③抗肾上腺素作用和抗胆碱作用弱；④有一定的抗抑郁、抗焦虑作用。适用于伴有焦虑、抑郁症状的精神分裂症、焦虑症和更年期抑郁症。不良反应与氯丙嗪相似但较轻，锥体外系反应也较少。常口服给药。

硫杂蒽类抗精神病药还有氯哌噻吨（clopenthixol）和氟哌噻吨（flupenthixol）等药物。

## 三、丁酰苯类

### 氟哌啶醇（haloperidol）

氟哌啶醇药理作用和作用机制与氯丙嗪相似。特点是：①抗精神病作用很强，常用于治疗以精神运动性兴奋为主的精神分裂症和躁狂症；②镇吐作用较强，可用于疾病和药物引起的呕吐和顽固性呃逆；③镇静、降压、降温和抗胆碱作用弱；④锥体外系反应常见（高达80%）而较重，以急性肌张力障碍和静坐不能多见，大量长期应用可致心肌损伤，孕妇禁用。可口服或肌内注射。

本类药物还有氟哌利多（droperidol）、匹莫奇特（pimozide）。

## 四、其他类抗精神病药

### 利培酮（risperidone）

利培酮为第二代非典型抗精神病药物，常口服用药。其特点是：①对精神分裂症的阳性症状如幻觉、妄想、思维障碍等和阴性症状均有良效；②明显阻断5-HT受体和$D_2$受体；③对精神分裂症患者的认知功能障碍和继发性抑郁亦有治疗作用；④用量小、见效快、易被患者耐受，治疗依从性优于其他抗精神病药；⑤抗胆碱和镇静作用弱；⑥锥体外系反应轻。适于治疗初发急性患者和慢性患者,也用于强迫症、抽动障碍以及某些脑器质性精神障碍如痴呆合并的精神症状的治疗。

### 五氟利多(penfluridol)

五氟利多是口服长效抗精神病药,一次用药疗效可维持一周。其长效的原因可能与储存于脂肪组织,从而缓慢释放入血有关。特点是:①有较强的阻断 $D_2$ 受体作用,疗效与氟哌啶醇相似,适用于急慢性精神分裂症,尤其适用于慢性患者的维持与巩固治疗;②对幻觉、妄想、退缩均有较好疗效;③无明显镇静作用;④锥体外系反应最常见。

### 喹硫平(quetiapine)

喹硫平属非典型抗精神病药,对多巴胺 $D_2$ 受体、5-HT 受体和肾上腺素 α 受体均有拮抗作用。适用于治疗急慢性精神病和双相情感障碍的躁狂发作。主要不良反应是嗜睡、头昏和直立性低血压。急性中毒可引起心动过速、低血压、QTc 间期延长、嗜睡和快速进行性昏迷、潜在的血流动力学不稳定性,意识水平可突然恶化。

### 舒必利(sulpiride)

舒必利可选择性阻断中脑 - 边缘系统 $D_2$ 受体,常口服给药。其特点是:①对紧张型精神分裂症疗效高而起效快;②抗幻觉、妄想、木僵、退缩作用较好,对长期用其他药物无效的难治病例也有一定疗效;③镇吐作用很强,用于疾病和药物引起的呕吐;④无明显镇静作用;⑤对自主神经系统几乎无影响;⑥有一定抗抑郁作用;⑦锥体外系反应轻微。

# 第二节　抗躁狂症药

躁狂症是以情绪高涨、烦躁不安、活动过度和思维、言语不能自制为典型特征的精神失常。其发病机制可能是脑内 5- 羟色胺缺乏和去甲肾上腺素能神经功能增强。抗躁狂症药通过抑制去甲肾上腺素能神经功能并提高中枢 5- 羟色胺的含量发挥作用。上述抗精神病药中的氯丙嗪、氟奋乃静、氟哌啶醇和抗癫痫药卡马西平均可用于躁狂症的治疗,但目前临床最常用的是碳酸锂。

### 碳酸锂(lithium carbonate)

**【药动学特点】**

口服吸收快而完全,但通过血脑屏障进入脑组织慢,故起效慢。体内分布以肾最高,肌肉、骨骼和肝次之,脑中最低。主要经肾排泄,增加钠盐摄入,可促进锂盐排泄,临床常口服给药。

**【药理作用】**

治疗量的锂盐对正常人的精神活动无明显影响,而对躁狂症患者有显著疗效,可使躁狂症患者的语言、行为恢复正常。

锂盐的作用机制尚未阐明。目前可能的解释是:①抑制去极化和 $Ca^{2+}$ 依赖的去甲肾上腺素和多巴胺从神经末梢释放;②促进突触间隙中 NE 再摄取和灭活;③干扰脑内磷脂酰肌醇的代谢,使其含量减少,间接影响某些递质的作用。

**【用途】**

临床主要治疗躁狂症,特别是对急性躁狂和轻度躁狂疗效显著,有效率为80%。对精神分裂症的兴奋躁动也有效。还可治疗躁狂抑郁症。

**【不良反应及注意事项】**锂盐不良反应较多,安全范围较窄。

1. 一般反应　用药早期出现恶心、呕吐、腹泻、乏力、肌无力、口渴、多尿等,继续用药多数症状能减轻或消失。若呕吐、腹泻次数多,可能是中毒先兆,立即测血锂,减药或停药。

2. 抗甲状腺作用　可引起碘代谢异常,导致甲状腺肿大和甲状腺功能低下,停药后可恢复。

3. 毒性反应 锂盐最适治疗浓度为 0.8~1.2mmol/L，超过 2.0mmol/L，即出现中毒症状。主要表现为中枢神经系统症状，包括意识障碍、反射亢进、明显震颤、共济失调、惊厥、甚至昏迷与死亡。由于锂盐中毒尚无特效解毒药，因此，及时发现至关重要，当血药浓度升至 1.6mmol/L

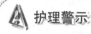

⚠ 护理警示

　用药时需时刻严密观察，及时发现中毒症状！

时，应立即停药。锂盐中毒时主要措施是立即停药并静脉注射生理盐水促使过多锂盐排出体外。

# 第三节 抗抑郁症药

抑郁症是常见的精神障碍之一，以情绪低落、言语减少、自责自罪为主要特征，严重者可有自杀行为。目前认为该病是由于脑内 5-羟色胺（5-HT）缺乏，并伴有去甲肾上腺素不足所致。抗抑郁症药主要通过增加脑内 5-HT 的含量并纠正去甲肾上腺素（NE）不足而发挥作用，用于抑郁症或抑郁状态的治疗。

目前临床使用的抗抑郁症药包括三环类抗抑郁症药、去甲肾上腺素再摄取抑制药、5-羟色胺再摄取抑制药和其他抗抑郁症药。

## 一、三环类抗抑郁症药

三环类抗抑郁症药治疗抑郁症疗效肯定，是最早用于治疗抑郁症的药物。其作用机制是抑制中枢神经系统对 5-HT 和 NE 的再摄取。

### 阿米替林（amitriptyline）

【药动学特点】

口服吸收完全，8~12 小时达到血药浓度高峰，经肝代谢，其代谢产物去甲替林仍有活性，主要由尿排出，部分可随乳汁排出。半衰期为 32~40 小时。

【药理作用】

通过抑制 5-HT 和 NE 的再摄取而具有良好抑郁效果，但其对 5-HT 再摄取的抑制作用明显强于对 NE 再摄取的抑制作用。阿米替林可使抑郁病人情绪提高，对思考缓慢、行为迟缓及食欲缺乏等症状也能有所改善。阿米替林具有明显的镇静和抗胆碱作用。

【用途】

适用于治疗各类型抑郁症，如内源性抑郁症、更年期抑郁症、反应性抑郁症等。对兼有焦虑和抑郁症状的病人，疗效优于丙咪嗪。也可用于治疗焦虑、恐惧症。临床还用于治疗儿童遗尿症。

【不良反应及注意事项】

治疗初期可能出现抗胆碱能反应，如口干、视物模糊、排尿困难、便秘等。中枢神经系统不良反应可出现嗜睡、震颤、眩晕等。可发生直立性低血压，偶见癫痫发作、骨髓抑制及中毒性肝损害等。严重心脏病、近期有心肌梗死发病史、癫痫、青光眼、尿潴留、甲状腺功能亢进、肝功能损害、对三环类抗抑郁药过敏者禁用。本品不得与单胺氧化酶抑制剂合用，应在停用单胺氧化酶抑制剂 14 天后才能使用本品。患者又转向躁狂倾向时要立即停药。用药期间不宜驾驶、操作机械或高空作业。哺乳期妇女用药期间应停止哺乳。

### 氯米帕明（clomipramine）

氯米帕明口服吸收快而完全，在肝脏代谢，活性代谢物为去甲氯米帕明，由尿排出，少部分随乳汁排出。半衰期为 22~84 小时。主要作用在于阻断中枢神经系统去甲肾上腺素

笔记

和 5- 羟色胺的再摄取,对 5- 羟色胺的再摄取的阻断作用更强,而发挥抗抑郁及抗焦虑作用,亦有镇静和抗胆碱能作用。用于治疗各种抑郁状态。也常用于治疗强迫性神经症、恐怖性神经症。不良反应与注意事项与阿米替林相近。

### 多塞平(doxepin)

多塞平口服吸收好,主要在肝脏代谢,活性代谢产物为去甲基化物,代谢物自肾脏排泄。半衰期为 8~12 小时。作用机制同阿米替林。适用于治疗抑郁症及焦虑性神经症。不良反应及注意事项与阿米替林相似。

本类药物还有丙咪嗪(imipramine)、米帕明(imipramine)、马普替林(maprotiline)等。

## 二、去甲肾上腺素摄取抑制药

本类药物选择性抑制 NE 再摄取,用于治疗以脑内去甲肾上腺素缺乏为主的抑郁症。其特点是起效快,镇静、抗胆碱、降压作用均比三环类抗抑郁症药弱。

### 地昔帕明(desipramine)

地昔帕明为一强去甲肾上腺素摄取抑制药。其特点是:①抑制去甲肾上腺素摄取是抑制 5- 羟色胺摄取的 100 倍以上。②对多巴胺的摄取亦有一定的抑制作用。③对 α 受体和 M 受体拮抗作用较弱。④有轻度镇静作用,缩短 REMS,但延长了深睡眠。⑤对轻中度抑郁症疗效较好。⑥不良反应较少,主要为头晕、口干、失眠等。有时也会出现直立性低血压。过量则导致心律失常、低血压、震颤、惊厥、口干、便秘等。老年人应适当减量。

同类药物还有马普替林(maprotiline)、去甲替林(nortriptyline)等。

## 三、5- 羟色胺再摄取抑制药

本类药物对 5- 羟色胺再摄取的抑制作用选择性更强,对其他递质和受体作用甚微,既保留了与三环类抗抑郁症药相似的疗效,也克服了三环类抗抑郁症药的诸多不良反应。本类药物很少引起镇静作用,也不损害精神运动功能,对心血管和自主神经系统功能影响很小,同时还具有抗抑郁和抗焦虑双重作用。

### 帕罗西汀(paroxetine)

【药动学特点】

帕罗西汀口服吸收良好,血浆蛋白结合率高,主要经肝脏代谢,少部分以原型由尿排出,代谢产物由尿排出。半衰期较长(48~72 小时)。

【药理作用】

是一种强效、高选择性 5- 羟色胺再摄取抑制药,可使突触间隙 5- 羟色胺浓度升高,增强中枢 5- 羟色胺神经功能。抗抑郁疗效与三环类抗抑郁症药相当,而抗胆碱副作用、体重增加、对心脏影响及镇静等副作用较三环类抗抑郁症药轻。

【用途】

用于治疗各种类型的抑郁症,包括伴有焦虑的抑郁症和反应性抑郁症。亦可治疗强迫症、惊恐障碍或社交焦虑障碍。

【不良反应及注意事项】

可有胃肠道不适,如恶心、厌食、腹泻等。亦可出现头痛、不安、无力、嗜睡、失眠、头晕等。少见不良反应有过敏性皮疹及性功能减退。突然停药可见撤药综合征,如失眠、焦虑、恶心、出汗、眩晕或感觉异常等。出现转向躁狂发作倾向时应立即停药。用药期间不宜驾驶车辆、操作机械或高空作业。

同类药物还有氟西汀(fluoxetine)、舍曲林(sertraline)等。

## 四、其他抗抑郁症药

### 曲唑酮（trazodone）

曲唑酮具有镇静作用,适于夜间给药。无 M 受体阻断作用,也不影响去甲肾上腺素再摄取,对心血管系统无明显影响,是一种比较安全的抗抑郁药,适用于老年或伴有心血管疾病的抑郁症患者。

### 米安色林（mianserin）

米安色林是一种四环类抗抑郁药。通过阻断突触前 $\alpha_2$ 受体,抑制负反馈使突触前去甲肾上腺素释放增多而产生抗抑郁作用。疗效与三环类抗抑郁症药相当,副作用较少,特别适合于老人和合并躯体疾病的患者。常见头晕、嗜睡等。

**（贾汝福）**

**思考题**

1. 氯丙嗪在什么条件下可使体温降低？为什么？

2. 氯丙嗪过量所致低血压为什么不能用肾上腺素纠正？应选用什么药物纠正？

3. 氯丙嗪治疗精神病引起的帕金森综合征能否用左旋多巴治疗？为什么？

# 第十一章 镇痛药

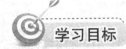

**学习目标**

1. 掌握吗啡、哌替啶的药理作用、用途、不良反应及注意事项;熟悉可待因、芬太尼、美沙酮、喷他佐辛、纳洛酮的作用特点和用途;了解其他镇痛药的特点。

2. 充分认识滥用麻醉药品的严重危害性,建立严格遵守麻醉药品管理相关法规和制度的意识。

疼痛是临床最常见疾病症状之一,是机体受到伤害性刺激产生的一种防御性反应,是伤害性刺激通过传入神经将冲动传至中枢,经大脑皮质综合分析产生的一种感觉。剧烈疼痛不仅给患者带来痛苦和紧张不安等情绪反应,还可引起机体生理功能的紊乱,甚至诱发休克而危及生命。镇痛药不仅能够解除疼痛,防止休克的发生,同时还可缓解疼痛引起的不愉快的情绪。但疼痛的部位及性质是诊断疾病的重要依据,未确诊前应慎用镇痛药,以免掩盖病情,贻误诊断及治疗。

镇痛药是一类主要作用于中枢神经系统,在意识清醒的情况下能选择性消除或缓解疼痛而不影响其他感觉(如触觉、视觉、听觉等)的药物。

以吗啡为代表的阿片生物碱类镇痛药和以哌替啶为代表的人工合成镇痛药绝大多数反复应用后易产生躯体依赖性(成瘾性),故又称成瘾性镇痛药或麻醉性镇痛药,属"麻醉药品"管理范畴,应遵照国务院发布的《麻醉药品与精神药品管理条例》严格管理和使用。

## 第一节 阿片生物碱类镇痛药

在生理情况下,体内存在着由内阿片肽、脑啡肽神经元和阿片受体等组成的"抗痛系统",维持正常痛阈。当机体受到疼痛刺激后,在向中枢传导过程中,感觉神经末梢释放兴奋性递质(可能为 P 物质),该递质与接受神经元上的受体结合而完成疼痛冲动向中枢的传入。以吗啡为代表的阿片生物碱类镇痛药和以哌替啶为代表的人工合成镇痛药主要激动中枢神经系统的阿片受体,即与痛觉感受神经末梢突触前膜上的阿片受体结合,兴奋该受体,使兴奋性神经递质 P 物质释放减少;同时与突触后膜上的阿片受体结合,使突触后膜超极化,最终干扰痛觉冲动的传导,产生中枢性镇痛作用。

阿片受体在脑内分布广泛而不均匀,其部位与功能有关。在丘脑内侧、脊髓胶质区、脑室和导水管周围的阿片受体与痛刺激的传入、痛觉的整合及感受有关;边缘系统与蓝斑核的阿片受体与情绪、精神活动有关;中脑盖前核的阿片受体与缩瞳有关;延髓孤束核的阿片受体与镇咳、呼吸抑制、降压有关;脑干极后区、孤束核、迷走神经背核和肠肌中的阿片受体则与胃肠功能活动有关。

**吗啡(morphine)**

吗啡是阿片(opium)中的主要生物碱,是典型的阿片受体激动药。

【药动学特点】

口服易吸收,但首过消除明显,生物利用度低,故常采用皮下或肌内注射。皮下和肌内注射吸收迅速,皮下注射30分钟后即可吸收60%,吸收后迅速分布至肺、肝、脾、肾等各组织。虽然仅有少量吗啡透过血-脑脊液屏障,但已能产生高效的镇痛作用。作用维持4~5小时。吗啡可通过胎盘进入胎儿体内。主要在肝内与葡萄糖醛酸结合或脱甲基成为去甲吗啡,绝大多数经肾排泄,也可从乳汁排出少量。血浆 $t_{1/2}$ 为2~3小时。

【药理作用】

吗啡主要作用于中枢神经系统,对血管及内脏平滑肌也有较大影响。

1. 中枢神经系统作用

(1)镇痛、镇静:吗啡具有强大的镇痛作用,对各种疼痛均有效,其中对慢性持续性钝痛效果强于间断性锐痛。本品选择性高,在镇痛时意识清醒,其他感觉(如触、视、听觉等)不受影响。吗啡还有明显的镇静作用,能消除疼痛引起的紧张、焦虑和恐惧等情绪反应,提高机体对疼痛的耐受力。患者在安静的环境中易入睡,但睡眠浅易唤醒,部分病人可产生欣快感,陶醉在自我欢愉中,这是患者反复追求用药而引起成瘾的原因之一。

(2)镇咳:吗啡可抑制延髓咳嗽中枢,产生强大的镇咳作用,对各种原因引起的咳嗽均有效,因易产生成瘾性,常用可待因替代。

(3)抑制呼吸:治疗量吗啡即可抑制呼吸中枢,使呼吸频率减慢,肺潮气量降低、每分通气量减少。随着剂量增加,呼吸抑制作用增强,中毒剂量时呼吸极度抑制,呼吸频率可减慢至3~4次/分,这与吗啡降低呼吸中枢对 $CO_2$ 的敏感性及抑制脑桥呼吸调整中枢有关。呼吸抑制是吗啡急性中毒致死的主要原因。婴儿、新生儿尤其敏感。

(4)其他作用:①缩瞳作用,吗啡可与中脑盖前核阿片受体结合,兴奋动眼神经,使瞳孔缩小。中毒剂量时可使瞳孔极度缩小呈针尖样,为吗啡中毒的明显特征;②催吐作用,吗啡兴奋延髓催吐化学感受区(CTZ),引起恶心呕吐。

2. 扩张血管作用　治疗量吗啡能扩张血管,降低外周阻力,当病人由仰卧位转为直立时可发生直立性低血压。另外,吗啡抑制呼吸使 $CO_2$ 潴留,引起脑血管扩张,颅内压升高。

3. 平滑肌作用

(1)胃肠道平滑肌:吗啡能提高胃肠平滑肌及其括约肌张力,使胃排空延缓,肠推进性蠕动减弱,加之消化液减少及中枢抑制作用使便意迟钝,因而引起便秘。

(2)胆道平滑肌:治疗量吗啡可使胆道奥狄括约肌痉挛性收缩,胆汁排空受阻,胆囊压力明显提高,可致上腹不适甚至诱发胆绞痛。

(3)其他:①吗啡可提高输尿管平滑肌和膀胱括约肌张力,导致尿潴留。②可对抗缩宫素兴奋子宫的作用,使产程延长。③大剂量收缩支气管平滑肌,诱发或加重哮喘。

【用途】

1. 治疗急性锐痛　吗啡对各种疼痛均有效,但连续应用易产生依赖性,故主要用于其他镇痛药无效的急性锐痛,如严重创伤、战伤、烧伤等。吗啡是治疗癌症晚期剧痛第三阶梯用药的常用药物。对于心肌梗死引起的剧痛,血压正常时可应用吗啡,除能缓解患者疼痛及减轻恐惧、焦虑不安等情绪外,其扩张血管作用可减轻患者心脏负荷,有利于治疗。对内脏绞痛(如胆绞痛、肾绞痛)应合用解痉药如阿托品治疗。

2. 治疗心源性哮喘　左心衰竭突然发生急性肺水肿而引起的呼吸困难,称心源性哮喘。除采用强心苷、氨茶碱、吸氧及利尿药外,静脉注射吗啡可产生良好疗效。吗啡可迅速缓解患者的气促和窒息感,促进肺水肿液的吸收。其机制是:①扩张外周血管,降低外周阻力,减少回心血量,减轻心脏前、后负荷;②抑制呼吸,降低呼吸中枢对 $CO_2$ 的敏感性,使急促浅表的呼吸得以缓解;③镇静作用可消除患者的紧张不安情绪,减少耗氧量。但对于昏迷、休克、严重肺功能不全者禁用。

**【不良反应及注意事项】**

1. 一般反应 治疗量的吗啡有时可引起嗜睡、眩晕、呼吸抑制、恶心、呕吐、便秘、排尿困难和直立性低血压等。用药期间,应注意观察病人生命体征,每4~6小时嘱病人排尿1次,必要时压迫膀胱进行助尿或导尿。如病人出现腹胀、便秘,应鼓励病人多食粗粮、高纤维食物,多饮水,适量给予缓泻剂。

2. 依赖性 连续反复应用吗啡后,其效力逐渐减弱,产生耐受性,需增加剂量才能获得原来的作用。连续用药1~2周可产生依赖性,一旦停药会出现戒断症状,表现为烦躁不安、失眠、打哈欠、流泪、流涕、出汗、肌肉震颤、呕吐、腹泻甚至虚脱、意识丧失等,停药36~48小时最严重,经过5~10天逐渐消退,随后出现

> ⚠ **护理警示**
>
> 应严格按照《麻醉药品和精神药品管理条例》管理和使用本药!

可持续6个月的迟发性戒断症状,如血压下降、体温升高、心率减慢、自主神经功能失调及感觉异常。同时伴有衰弱、无力、孤独、失落感及工作效率下降等自觉感受。成瘾者为了减轻痛苦并获得应用吗啡的欣快感,常不择手段获取此类药物(强迫性觅药行为),造成极大的社会危害,故须严格按照国家《麻醉药品和精神药品管理条例》使用管理本药品。

3. 急性中毒 用量过大可致急性中毒,表现为昏迷、瞳孔极度缩小呈针尖样、呼吸高度抑制三大特征,常伴有发绀、尿少、体温及血压下降、甚至休克等,呼吸麻痹是致死的主要原因。抢救措施为人工呼吸、吸氧、静脉注射阿片受体阻断药纳洛酮及呼吸中枢兴奋药尼可刹米等。吗啡给药间隔时间太短易引起蓄积中毒或成瘾,每次给药应间隔至少4小时,反复用药更须注意掌握用药间隔时间。用药过程中注意观察早期中毒症状,如出现呼吸抑制(10~12次/分)、瞳孔缩小、嗜睡不醒等,应及时停药并报告医生。

诊断未明的急性腹痛、支气管哮喘和肺心病患者禁用;禁用于分娩止痛和哺乳期妇女止痛;颅脑损伤致颅内压增高的患者、肝功能严重减退的患者、新生儿及婴儿禁用。

### 可待因(codeine)

可待因为阿片所含生物碱之一,口服易吸收,本身并无药理活性,在体内约有10%脱甲基后转变为吗啡而发挥作用。血浆半衰期为3~4小时。其特点是:①镇痛作用约为吗啡的1/12~1/10,持续时间相似;②镇咳作用和呼吸抑制作用为吗啡的1/4~1/3;③镇静不明显,成瘾性、便秘等均较吗啡弱。

临床主要用于剧烈干咳和中等程度的疼痛。较多见的不良反应有:心理变态或幻想;呼吸微弱、缓慢或不规则;心率或快或慢。长期应用引起依赖性。不良反应及注意事项与吗啡相似。

## 第二节 人工合成的阿片受体激动药

### 哌替啶(pethidine)

哌替啶为化学合成品,是目前临床常用的吗啡代用品。

**【药动学特点】**

口服生物利用度低,皮下及肌内注射吸收快,10分钟即显效,故临床一般采用注射给药。可通过血-脑屏障和胎盘屏障。本药大部分在肝代谢为哌替啶酸及去甲哌替啶,后者有中枢兴奋作用,其中毒时发生惊厥与此相关。主要由肾排泄,少量也可自乳汁排泄。哌替啶 $t_{1/2}$ 约3小时。

**【药理作用】**

哌替啶通过与脑内阿片受体结合产生效应,其作用与吗啡相似,但较弱。

1. 中枢神经系统作用 ①哌替啶可激动中枢阿片受体产生镇痛、镇静作用,镇痛强度约为吗啡的1/10,注射后10分钟奏效,持续时间为2~4小时,患者可出现欣快感;②抑制呼吸作用与吗啡在等效镇痛剂量(哌替啶100mg相当于吗啡10mg)时,呼吸抑制相等,但持续时间较短;③无明显镇咳和缩瞳作用,用药后易致眩晕、恶心、呕吐;④药物依赖性较吗啡轻,发生较慢。

2. 扩张血管作用 治疗量可引起直立性低血压及颅内压升高,其机制同吗啡。

3. 内脏平滑肌作用 ①哌替啶对胃肠平滑肌的作用与吗啡相似,但较吗啡弱,持续时间短,不引起便秘,也无止泻作用;②兴奋胆道括约肌,升高胆道内压力,但比吗啡作用弱;③治疗量对支气管平滑肌无影响,大剂量则引起收缩;④不对抗缩宫素对子宫的兴奋作用,不延缓产程。

**【用途】**

1. 治疗各种锐痛 由于哌替啶的成瘾性产生较吗啡轻而且慢,故临床上几乎取代吗啡用于各种锐痛,如创伤性疼痛、手术后疼痛等。但对晚期癌痛哌替啶已不作为向癌症病人推荐用药,因为它作用强度弱,毒性大。缓解内脏剧烈绞痛(如胆绞痛、肾绞痛)需合用解痉药如阿托品。可用于分娩止痛,鉴于新生儿对哌替啶抑制呼吸作用非常敏感,故临产前2~4小时内禁止使用。

2. 治疗心源性哮喘 可替代吗啡应用,其机制同吗啡。

3. 用于麻醉前给药 哌替啶的镇静作用可改善患者术前紧张、焦虑、恐惧等情绪,减少麻醉药物的用量和缩短诱导期。

4. 人工冬眠 本品可与氯丙嗪、异丙嗪组成冬眠合剂,用于人工冬眠疗法。但对年老体弱者、婴幼儿及呼吸功能不全者,在应用冬眠合剂时不宜加入本品,以免抑制呼吸。

**【不良反应及注意事项】**

1. 一般不良反应 治疗量可引起眩晕、出汗、口干、恶心、呕吐、心悸。

2. 直立性低血压 可发生直立性低血压,注射给药后,应让病人卧床休息,直立时宜扶持,应缓慢改变体位防跌倒。同时,应加强病人生命体征的监测。

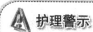 **护理警示**

注射给药后,应让病人卧床休息,谨防直立性低血压!

3. 依赖性 连用1周可产生耐受性,连用2周可产生成瘾性,虽较吗啡小,但仍属麻醉药品,需严格控制使用。

4. 急性中毒 过量中毒时可出现昏迷、呼吸抑制、肌肉痉挛、反射亢进和类似阿托品的中毒症状,如瞳孔散大、心率加快、震颤甚至惊厥等。除应用阿片受体阻断剂外,还可合用抗惊厥药抢救。

诊断未明的急性腹痛、支气管哮喘和肺心病患者禁用;禁用于哺乳期妇女和产前2~4小时内分娩止痛;颅脑损伤致颅内压增高的患者、肝功能严重减退的患者、新生儿及婴儿禁用。

### 芬太尼(fentanyl)

为短效、强效镇痛药。特点有:①镇痛作用强(为吗啡的100倍)、快(肌注后15分钟起效)、短(持续1~2小时);②对血压影响甚微;③用于各种剧痛、静脉复合麻醉和麻醉前给药,常与氟哌利多合用于"神经安定镇痛术";④不良反应有眩晕、恶心、呕吐及胆道括约肌痉挛;⑤耐受性和药物依赖性发生较慢;⑥禁用于支气管哮喘、重症肌无力、脑部肿瘤、颅脑损伤致昏迷者及2岁以下小儿。

 笔记

## 美沙酮（methadone）

为强效镇痛药。其特点有：①口服和注射同样有效，口服生物利用度高；②镇痛作用强度和持续时间与吗啡相当。镇静、欣快、抑制呼吸和引起便秘均较吗啡轻。耐受性和药物依赖性发生较慢，戒断症状轻；③适用于创伤、手术和晚期癌症等所致的剧痛，也用于阿片、吗啡及海洛因成瘾者的脱毒治疗；④因有抑制呼吸作用，故呼吸功能不全者、婴幼儿、孕妇及分娩期禁用。

## 喷他佐辛（pentazocine）

### 【药动学特点】

口服1小时起效，维持时间4~7小时。肌内注射后15分钟~1小时血药浓度达峰值。血浆 $t_{1/2}$ 为4~5小时，可通过胎盘屏障，主要在肝中代谢，代谢速率个体差异较大，这可能是其镇痛作用个体差异大的主要原因。大多以代谢物的形式和少量以原形经肾脏排泄。

### 【药理作用和用途】

本品为阿片受体部分激动药，其作用特点为：①镇痛作用强度为吗啡的1/3，呼吸抑制为吗啡的1/2，且抑制程度不随剂量而增强，故相对较为安全；②对胃肠道平滑肌和胆道平滑肌的兴奋作用较吗啡弱，不引起便秘，胆道内压力升高不明显；③心血管作用和吗啡不同，大剂量可升高血压，加快心率，这与其能提高血浆中的儿茶酚胺含量有关；④成瘾性小为其优点，已列入非麻醉药品管理范畴。主要用于慢性剧痛。

### 【不良反应及注意事项】

常见嗜睡、眩晕、出汗、轻微头痛等。偶可引起焦虑、噩梦、幻觉、甚至惊厥等。大剂量可引起血压升高、心率加快等。剂量过大可致呼吸抑制，可采用纳洛酮对抗。属于第二类精神药品。

# 第三节 其他镇痛药

## 布桂嗪（bucinnazine）

布桂嗪易由胃肠道吸收，口服后10~30分钟起效，皮下注射10分钟起效，镇痛效果维持3~6小时。镇痛作用强度为吗啡的1/3，对皮肤黏膜和运动器官的疼痛效果明显，对内脏疼痛效果差。适用于偏头痛，三叉神经痛，牙痛，炎症性疼痛，神经痛，月经痛，关节痛，外伤性疼痛，手术后疼痛，以及癌症痛（属第二阶梯镇痛药）。

偶有恶心、头晕、困倦等神经系统反应，停药后可消失。具有成瘾性，属于麻醉药品。

## 曲马朵（tramadol）

曲马朵为非阿片类中枢性镇痛药，虽也可与阿片受体结合，但其亲和力很弱。特点是：①镇痛作用强度为吗啡的1/3；②镇咳效力为可待因的1/2；③治疗剂量不抑制呼吸，不产生便秘，也不影响心血管功能；④适用于中、重度急慢性疼痛，如手术、创伤、分娩和晚期癌症痛等；⑤长期应用也可产生耐受性和依赖性；⑥不良反应较轻，可见眩晕、恶心、呕吐、口干、疲劳等。

## 罗通定（rotundine）

罗通定口服吸收良好。镇痛作用与阿片受体无关，镇痛作用强度介于中枢性镇痛药与解热镇痛药之间，并具有镇静催眠作用。对慢性持续性钝痛效果好，对创伤或术后痛效果差。治疗量不抑制呼吸，也无药物依赖性。临床用于治疗胃肠和肝胆系统疾病所致的钝痛，亦可用于一般性头痛、脑震荡后头痛、疼痛性失眠、痛经和分娩止痛。本品对产程及胎儿均无不良影响。

## 第四节 阿片受体拮抗药

本类药物的化学结构与吗啡相似,它和阿片受体有很强的亲和力,却几乎无内在活性,竞争阿片受体,对多种受体亚型可同时阻断,故称为阿片受体拮抗药。常用的药物有纳洛酮和纳曲酮。

### 纳洛酮(naloxone)

纳洛酮的化学结构与吗啡相似,能选择性地和阿片受体结合,本身无明显药理活性。口服易吸收,首关消除明显,故常采用静脉给药。吗啡中毒者,注射小剂量(0.4~0.8mg)即能迅速翻转吗啡的效应,在1~2分钟内解除呼吸抑制,增加呼吸频率,血压回升,使昏迷患者意识清醒;对吗啡类产生依赖性者,可迅速诱发戒断症状。临床主要用于:①抢救吗啡类药物中毒;②阿片类药物成瘾者的鉴别诊断;③试用于急性酒精中毒、昏迷、休克的治疗。纳洛酮是研究疼痛与镇痛的重要工具药物。不良反应少,大剂量偶见轻度烦躁不安。

### 纳曲酮(naltrexone)

纳曲酮的化学结构与纳洛酮相似,但生物利用度高达50%~60%,作用强度是纳洛酮的2倍,作用持续时间长达24小时以上。主要用于对阿片类药物或二醋吗啡(海洛因)等毒品产生依赖性的患者,可显著降低其复吸率。

（贾汝福）

> **思考题**
>
> 1. 为什么哌替啶较吗啡常用于止痛?
> 2. 为什么吗啡可用于治疗心源性哮喘?
> 3. 为什么吗啡常与阿托品联合用药治疗胆绞痛或肾绞痛?

# 第十二章 解热镇痛抗炎药及抗痛风药

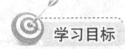
1. 掌握解热镇痛抗炎药的共性;掌握阿司匹林的药理作用、用途、不良反应及注意事项;熟悉对乙酰氨基酚、吲哚美辛、布洛芬的作用特点和用途;了解其他解热镇痛抗炎药和抗痛风药的特点。

2. 能结合解热镇痛抗炎药的相关药理知识,对病人进行用药指导,并明确用药护理的重点。

## 第一节 解热镇痛抗炎药

### 一、解热镇痛抗炎药的共性

解热镇痛抗炎药(antipyretic-analgesic and anti-inflammatory drugs)是一类具有解热、镇痛,且多数具有抗炎、抗风湿作用的药物,是应用量最大的药物之一。由于这类药物化学结构不含甾环,有别于糖皮质激素(甾体类抗炎药),故又称非甾体抗炎药(non-steroidal anti-inflammatory drugs,NSAIDs)。尽管本类药物在化学结构上差别较大,但均具有相似的药理作用、作用机制和不良反应,而抑制体内前列腺素(prostaglandin,PG)的生物合成是其共同的作用基础。

1. **解热作用** 解热镇痛抗炎药能降低发热病人的体温,而对正常体温几乎没有影响,这有别于氯丙嗪对体温的影响。

解热作用机制:下丘脑体温调节中枢通过对产热和散热两个过程的精细调节,使机体体温维持在37℃左右。生理状态下,产热和散热过程保持着动态平衡。当细菌、病毒或抗原抗体复合物等外热原进入机体时,刺激中性粒细胞使之形成并释放内热原,内热原促使下丘脑合成和释放前列腺素增加,使体温调定点上调,此时机体产热增加,散热减少,引起发热。解热镇痛抗炎药通过抑制环氧酶(PG合成酶,COX),使前列腺素合成减少,使体温调定点恢复到正常水平,通过增加散热使体温下降(图12-1)。

发热是机体的一种防御反应,而热型又是诊断疾病的重要依据。故对一般发热可不必急于应用解热药,但体温过高或持久发热可消耗体力,引起头痛、失眠、谵妄、昏迷等,尤其小儿高热易致惊厥,危害重要器官的功能,故此时应及时使用本类药物以缓解症状。对幼儿、年老体弱患者应严格掌握剂量,以免用量过大,出汗过多,体温骤降引起虚脱,用药同时应注意补液和保温等措施。另外,本类药物只是对症治疗,必须同时进行病因治疗。

2. **镇痛作用** 解热镇痛抗炎药具有中等程度的镇痛作用,对头痛、牙痛、神经痛、肌肉痛、关节痛、月经痛等慢性钝痛效果好,对锐痛疗效差。对轻度癌性疼痛也有较好镇痛作用,是WHO和我国卫生部推荐的"癌症病人三阶梯治疗方案"第一阶梯治疗的主要药物。对严

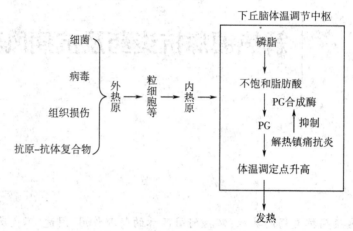

图 12-1 解热镇痛抗炎药的解热作用机制示意图

重创伤性剧痛和内脏平滑肌绞痛基本无效。本类药物镇痛强度比吗啡类药物弱,但不产生欣快感和依赖性,也不抑制呼吸,故临床广泛应用。

镇痛作用机制:当组织损伤或炎症时,局部产生并释放某些致痛、致炎物质,如缓激肽、前列腺素和组胺等,作用于痛觉感受器,引起疼痛,其中缓激肽致痛作用最强。前列腺素本身有致痛作用外,还能提高痛觉感受器对缓激肽等致痛物质的敏感性。解热镇痛抗炎药通过抑制炎症局部前列腺素的合成,从而使痛觉感受器对缓激肽等致痛物质的敏感性降低而发挥镇痛作用,其镇痛作用部位主要在外周。

3. 抗炎、抗风湿作用 除苯胺类(非那西丁和对乙酰氨基酚)外,大多数解热镇痛抗炎药都具有抗炎、抗风湿作用,能显著抑制风湿、类风湿性关节炎的炎症反应,减轻炎症引起的红、肿、热、痛等症状。但无病因治疗作用,也不能完全阻止炎症的发展和并发症的发生。

抗炎、抗风湿作用机制:前列腺素是参与炎症反应的主要活性物质,可使局部血管扩张,毛细血管通透性增加,引起局部组织充血、水肿和疼痛,同时还增敏其他物质的致炎、致痛作用。解热镇痛抗炎药能抑制炎症反应时前列腺素合成,从而有效缓解炎症引起的临床症状。

4. 常见不良反应

(1)胃肠道反应:是解热镇痛抗炎药最常见的不良反应,包括上腹不适、疼痛、恶心、呕吐、消化不良、食管炎及结肠炎,严重者表现为胃十二指肠糜烂、溃疡及威胁生命的胃肠穿孔和出血。发生的主要原因是由于 COX-1 被抑制所致,与胃黏膜保护剂合用可以减轻这类药物对胃肠的损害。

(2)皮肤反应:是解热镇痛抗炎药第二大常见的不良反应,包括皮疹、荨麻疹、瘙痒、剥脱性皮炎、光敏等皮肤反应,有时尚可发生一些非常罕见的、严重甚至致命的不良反应。以舒林酸、萘普生、甲氯芬酸、吡罗昔康为多见。

(3)肾损害:表现为急性肾功能不全、间质性肾炎、镇痛药性肾炎、肾乳头坏死、水钠潴留、高血钾等。对健康个体使用治疗剂量一般很少引起肾功能损害,但对一些易感人群会引起急性肾脏损害,停药可恢复。在某些病理情况下或合并其他肾脏危险因素时,更易发生肾损害。

(4)血液系统反应:解热镇痛抗炎药几乎都可以抑制血小板聚集,延长出血时间。

## 二、常用解热镇痛抗炎药

解热镇痛抗炎药按化学结构不同又可分为水杨酸类、苯胺类、吡唑酮类及其他有机酸类。

（一）水杨酸类

## 阿司匹林（aspirin）

**【药动学特点】**

阿司匹林口服易吸收，大部分在小肠吸收，小部分在胃吸收。阿司匹林吸收后大部分被转化为水杨酸盐，因此，阿司匹林的血浆浓度低。水杨酸盐与血浆蛋白结合率为80%~90%，游离型水杨酸盐可分布于全身组织包括关节腔、脑脊液、乳汁，也可通过胎盘屏障进入胎儿体内。水杨酸盐主要经肝脏代谢并经肾排泄。尿液 pH 值可影响水杨酸盐的排泄速度，尿液呈碱性时，水杨酸盐解离增多，重吸收减少，排出增多；尿液呈酸性则相反。故当阿司匹林中毒时，可碱化尿液加速其排泄。

**【药理作用及用途】**

1. 解热　阿司匹林具有较强的解热作用，常用于感冒及各种原因所致的发热。

2. 镇痛　阿司匹林具有中等程度的镇痛作用，是治疗头痛、牙痛、神经痛、肌肉痛、关节痛、月经痛等慢性钝痛的常用药物，也是治疗癌症轻度疼痛的代表性药物。

3. 抗炎、抗风湿　阿司匹林抗炎、抗风湿作用较强，最大耐受量 3.0~5.0g/ 天，可使急性风湿热患者于用药后 24~48 小时内退热，关节红肿和疼痛明显缓解，血沉减慢，全身感觉好转。因疗效快而确实，也可用于急性风湿热的鉴别诊断。对类风湿性关节炎也可迅速控制症状，目前仍为治疗风湿和类风湿性关节炎的首选药。

4. 抑制血栓形成　小剂量（50~100mg）的阿司匹林，即能抑制血小板中 PG 合成酶，减少血小板中血栓素 $A_2$（$TXA_2$）合成，而抑制血小板聚集及抗血栓形成。临床上采用小剂量阿司匹林防止血栓形成，治疗缺血性心脏病，包括稳定型、不稳定型心绞痛及进展性心肌梗死患者，能降低病死率及再梗塞率；也可用于血栓性疾病（脑血栓、血管成形术及旁路移植术时）的防治。

**【不良反应及注意事项】**

短期应用时不良反应较轻，大剂量长期应用时不良反应多且较重。

1. 胃肠反应　为最常见的不良反应。表现为上腹不适、恶心、呕吐，较大剂量可诱发或加重胃溃疡甚至引起无痛性胃出血。可能与其酸性和直接刺激延髓催吐化学感受区（CTZ）及抑制胃黏膜 COX-1 生成前列腺素有关。采用餐后服药、肠溶片或同服抗酸药可减轻或避免上述反应；合用 $PGE_1$ 的衍生物米索前列醇可减少溃疡的发生率。消化性溃疡患者禁用。与糖皮质激素合用更易诱发消化性溃疡，故勿与糖皮质激素长期或大剂量同时服用。

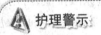
护理警示
谨防消化性溃疡和出血！

2. 凝血障碍　一般剂量阿司匹林可抑制血小板聚集，延长出血时间。大剂量（5g/d 以上）或长期服用，可还抑制凝血酶原形成，引起出血，可用维生素 K 防治。严重肝损害、低凝血酶原血症、血友病、维生素 K 缺乏、产妇、孕妇等禁用。需手术患者，术前一周停用阿司匹林。长期应用阿司匹林患者应定期检查血常规及大便潜血。用药过程中应注意观察病人，如出现皮肤瘀斑、齿龈出血、月经量多、尿血或柏油样便等出血症状，应及时停药处理。

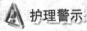
护理警示
注意观察病人是否有出血症状！

3. 水杨酸反应　剂量过大（>5g/d）时，可出现头痛、眩晕、恶心、呕吐、耳鸣、视力及听力减退等中毒反应，称为水杨酸反应。严重者可出现高热、谵妄、过度呼吸、酸碱平衡失调、精神错乱、昏迷，甚至危及生命。一旦发生应立即停药，并静脉滴注碳酸氢钠溶液以碱化尿液，加速水杨酸盐自尿排泄。

4. 瑞夷（Reye）综合征　在儿童感染病毒性疾病如流感、水痘、麻疹、流行性腮腺炎等服

笔记

用阿司匹林退热时,偶可引起急性肝脂肪变性 - 脑病综合征(瑞夷综合征),以肝衰竭合并脑病为突出表现,虽少见,但预后恶劣。故儿童病毒性感染禁用。

5. 过敏反应 少数病人可出现荨麻疹、血管神经性水肿及过敏性休克。某些哮喘患者服用阿司匹林后可诱发哮喘,称为"阿司匹林哮喘",严重者可引起死亡,肾上腺素治疗无效,用糖皮质激素雾化吸入效果好。哮喘、慢性荨麻疹和鼻息肉患者禁用。

6. 肝、肾功能损害 与剂量大小有关,当血药浓度达到 250μg/ml 时易发生。

## (二)苯胺类

### 对乙酰氨基酚(acetaminophen)

**【药动学特点】**

本品口服易吸收,0.5~1 小时血药浓度达峰值,血浆半衰期为 2~3 小时。在体内 95% 与葡萄糖醛酸或硫酸结合而失活,5% 经羟化转化为对肝脏有毒性的代谢物,代谢物均从尿中排出。

**【药理作用及用途】**

对乙酰氨基酚抑制中枢 PG 合成酶作用与阿司匹林相似,抑制外周 PG 合成酶作用弱,其解热作用与阿司匹林相似,镇痛作用较阿司匹林略弱,几乎无抗炎、抗风湿作用。常用于感冒及其他原因所致的发热,也可用于头痛、牙痛、神经痛、肌肉痛等慢性钝痛。尤其适用于对阿司匹林不能耐受或过敏的患者。

**【不良反应及注意事项】**

治疗量不良反应较少,常见恶心、呕吐、腹痛等胃肠道反应;偶见过敏反应(药热、皮疹等)、高铁血红蛋白血症、贫血;大剂量或长期应用可致严重肝、肾损害。

## (三)吡唑酮类

### 保泰松(phenylbutazone)和羟基保泰松(oxyphenbutazone)

保泰松和羟基保泰松具有很强的抗炎抗风湿作用,但解热镇痛作用较弱。主要用于治疗风湿性关节炎、类风湿性关节炎、强直性脊柱炎。保泰松较大剂量可减少肾小管对尿酸盐的再吸收,可促进尿酸排泄,可用于治疗急性痛风。

保泰松和羟基保泰松不良反应发生率高,常见不良反应包括胃肠道反应、水钠潴留、甲状腺肿大、黏液性水肿、过敏反应和肝、肾损害。偶致肝炎及肾炎。服药期间应检查血象,监测、肾功能;不宜长期服用,超过一周应检查血象;本品能抑制香豆素类抗凝药和磺酰脲类降糖药的代谢,并可将其从血浆蛋白结合部位置换出来,从而明显增强其作用及毒性,可引起血糖过低或出血症状。

## (四)其他有机酸类

### 吲哚美辛(indomethacin)

**【药动学特点】**

口服吸收迅速且完全,3 小时血药浓度达峰值。吸收后 90% 与血浆蛋白结合,主要在肝代谢,代谢物经尿、胆汁、粪便排泄,少部分以原形从尿中排出。血浆半衰期为 2~3 小时。

**【药理作用及用途】**

吲哚美辛是最强的 COX 抑制剂之一,对 COX-1 和 COX-2 均有强大的抑制作用。具有较强的抗炎、抗风湿和解热镇痛作用,抗炎作用较阿司匹林强 10~40 倍,解热作用与阿司匹林相似,对炎性疼痛有明显的镇痛作用。

因不良反应多,临床主要用于其他药物不能耐受或疗效不明显的急性风湿性关节炎、类风湿性关节炎、关节强直性脊椎炎和骨关节炎;也用于滑囊炎和腱鞘炎;对癌性发热和其他不易控制的发热常能见效。

笔记

**【不良反应及注意事项】**

治疗量不良反应发生率为30%~50%,约20%患者必须停药,不良反应与剂量过大有关。

1. 胃肠反应　有食欲减退、恶心、腹痛、腹泻、诱发或加重溃疡甚至出血,也可引起急性胰腺炎。

2. 中枢神经系统反应　前额头痛、眩晕,偶有精神失常。

3. 造血系统反应　出现粒细胞减少、血小板减少、再生障碍性贫血等。

4. 过敏反应　常见皮疹,严重者诱发哮喘。

本药禁用于溃疡病、精神病史、癫痫病史、帕金森病、骨髓造血功能不良、阿司匹林哮喘、孕妇及哺乳期妇女。

### 布洛芬（ibuprofen）

布洛芬为苯丙酸的衍生物。口服吸收迅速,1~2小时血药浓度达峰值,血浆蛋白结合率高达99%,可缓慢进入滑膜腔并保持较高浓度,半衰期约2小时。主要经肝代谢,经肾排泄。布洛芬抑制COX的作用强度与阿司匹林相似,具有较强的解热、镇痛、抗炎抗风湿作用。适用于风湿性及类风湿性关节炎、骨关节炎、滑囊炎和缓解轻至中度疼痛如头痛、关节痛、偏头痛、牙痛、肌肉痛、神经痛、痛经。也用于普通感冒或流行性感冒引起的发热。

胃肠道反应较轻,病人易于耐受是其特点,但长期服用仍可诱发消化性溃疡。偶见视力模糊和中毒性弱视,如出现视力障碍应立即停药。

### 双氯芬酸（diclofenac）

为邻氨基苯乙酸类衍生物。具有显著的解热镇痛抗炎抗风湿作用。抗炎作用强,比吲哚美辛强2~2.5倍,较阿司匹林强26~50倍。主要用于风湿性及类风湿性关节炎、骨关节炎、滑囊炎、手术后疼痛、痛经等治疗。不良反应少,偶见肝功能异常、白细胞减少。

### 吡罗昔康（piroxicam）

为长效、强效抗炎镇痛药,其抑制COX效力与吲哚美辛相似,对风湿性及类风湿性关节炎的疗效与阿司匹林、吲哚美辛相当。其主要特点为半衰期长（36~45小时）,用药剂量小,每日口服一次（20mg）即可维持疗效。不良反应相对较少,患者耐受性良好。剂量过大或长期服用可致消化道溃疡、出血,应予注意。

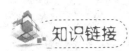 **知识链接**

**癌症病人止痛的三阶梯疗法**

第一阶梯疗法:适用于轻度疼痛(指疼痛可以忍受,能正常生活,睡眠基本不受干扰),选用非甾体类抗炎药,如阿司匹林、对乙酰氨基酚、吲哚美辛等;第二阶梯疗法:适用于中度疼痛(指疼痛为持续性,睡眠受到干扰,食欲有所减退),选用弱阿片类镇痛药,如可待因、曲马朵等;第三阶梯疗法:适用于重度或难以忍受的癌痛(指疼痛使生活睡眠受到严重干扰),选用强阿片类镇痛药,如吗啡、芬太尼等。执行三阶梯疗法时,应同时遵循"口服用药、按时用药、按阶梯给药、用药剂量个体化"的原则。

# 第二节　抗痛风药

痛风是体内嘌呤代谢紊乱所引起的疾病,表现为高尿酸血症,尿酸盐在关节、肾脏和结缔组织中结晶沉积,引起关节炎症和畸形、肾脏病变和并发肾结石。急性发作时尿酸盐微结晶沉积于关节而引起粒细胞局部浸润和炎症反应;如治疗不及时,则可发展为慢性痛风性关节炎或肾脏病变。

抗痛风药是一类能抑制尿酸生成或促进尿酸排泄,减轻痛风炎症反应的药物。常用药物除一些解热镇痛抗炎药(如阿司匹林、保泰松)外,还有别嘌醇、丙磺舒、苯溴马隆和秋水仙碱等。

### 别嘌醇(allopurinol)

别嘌醇是次黄嘌呤的异构体,为抑制尿酸生成药。口服容易吸收,主要经肝代谢,约70%代谢物为有活性的别黄嘌呤。本药及其代谢产物别黄嘌呤可抑制黄嘌呤氧化酶,减少尿酸生成。

不良反应较少,一般能很好耐受。偶见皮疹、胃肠反应、氨基转氨酶升高及白细胞减少等,应定期检查肝功能和血象。用药宜从小剂量开始。

### 丙磺舒(probenecid)

为促进尿酸排泄药。本药大部分经近曲小管主动分泌,可竞争性抑制肾小管对有机酸的转运和对尿酸的再吸收,从而增加尿酸的排泄。可用于治疗慢性痛风。因无镇痛和抗炎作用,所以不适用于急性痛风。本药也可在肾小管与青霉素或头孢菌素类竞争同一分泌机制,从而减慢后两者的排泄,提高其血药浓度。治疗量时不良反应少,可见胃肠反应及过敏反应。

### 苯溴马隆(benzbromarone)

苯溴马隆作用和与丙磺舒相似,抑制肾小管对尿酸的再吸收,促进尿酸的排泄。主要治疗慢性痛风、特发性高尿酸血症、继发性高尿酸血症。不良反应有恶心、腹泻、粒细胞减少等。

### 秋水仙碱(colchicine)

为抑制痛风炎症药。可抑制痛风急性发作时的粒细胞浸润。对急性痛风性关节炎有选择性抗炎作用,用药后数小时可使关节红、肿、热、痛等症状消退,但对一般性疼痛和其他类型关节炎无效。不良反应较多,常见胃肠反应。中毒时出现水样腹泻及血便、脱水、休克。对肾及骨髓也有损害作用。慢性痛风者禁用。

**(贾汝福)**

### 思考题

1. 解热镇痛抗炎药和氯丙嗪对体温的影响有何不同?

2. 为什么治疗慢性钝痛选用解热镇痛抗炎药,而不选用吗啡、哌替啶等镇痛药?

3. 阿司匹林用于防治血栓栓塞性疾病时与用于解热镇痛时的关键注意事项是什么?

# 第十三章 中枢兴奋药

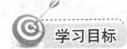

**学习目标**

1. 熟悉尼可刹米、洛贝林、咖啡因、胞磷胆碱的药理作用、用途、不良反应及注意事项；了解其他中枢兴奋药的特点。

2. 对中枢兴奋药的安全性，尤其是静脉给药速度对安全性的影响要有充分认识。

中枢兴奋药（central stimulants）是指能提高中枢神经系统功能活动的一类药物。根据其主要作用部位可分为三类：①大脑皮质兴奋药，如咖啡因等；②呼吸中枢兴奋药，如尼可刹米等；③促大脑功能恢复药，如胞磷胆碱等。

## 第一节 大脑皮质兴奋药

### 咖啡因（caffeine）

咖啡因为咖啡豆、茶叶中所含的生物碱，属黄嘌呤类，目前已人工合成。

【药理作用】

咖啡因是强效的竞争性腺苷拮抗药，通过拮抗抑制性神经递质腺苷的作用，而产生中枢兴奋作用。

1. 兴奋中枢神经 小剂量（50~200mg）即能选择性兴奋大脑皮质，使人疲劳减轻、思维活跃、精神振奋、睡意消失、工作效率提高；较大剂量（250~500mg）可直接兴奋延髓呼吸和血管运动中枢，增加呼吸中枢对 $CO_2$ 的敏感性，使呼吸加深加快，血压升高，在呼吸中枢处于抑制状态时，尤为明显。过量中毒（>800mg）时可引起中枢神经系统广泛兴奋，甚至导致惊厥。

2. 收缩脑血管 咖啡因可直接作用于大脑小动脉的肌层，收缩脑血管，增加脑血管阻力、减少血流量。

3. 其他 具有舒张支气管和胆管平滑肌，刺激胃酸及胃蛋白酶分泌及利尿等作用。

【用途】

主要应用于解救严重传染病及中枢抑制药过量所导致的呼吸抑制和循环衰竭。此外，可配伍麦角胺治疗偏头痛，配伍阿司匹林或对乙酰氨基酚治疗一般性头痛。

【不良反应及注意事项】

一般少见，但较大剂量可致激动、不安、失眠、心悸、头痛等；中毒时可致惊厥。小儿高热时易发生惊厥，应选用不含咖啡因的复方退热制剂。咖啡因久用可产生耐受性和依赖性。消化性溃疡患者禁用。

### 哌甲酯（methylphenidate）

为人工合成的苯丙胺类衍生物。治疗量可兴奋大脑皮质和皮质下中枢，作用温和，能改善精神活动，解除轻度抑制，消除疲劳及睡意。较大剂量能兴奋呼吸中枢，过量可致惊厥。临床用于治疗巴比妥类及其他中枢抑制药过量中毒，也用于治疗轻度抑郁症、小儿遗尿症及

笔记

儿童多动综合征。

治疗量时不良反应较少,偶有失眠、心悸、焦虑、厌食、口干等;大剂量时可使血压升高致眩晕、头痛等。癫痫、高血压患者禁用。久用可产生耐受性,并可影响儿童生长发育。癫痫、高血压患者及 6 岁以下小儿禁用。属第一类精神药品。

## 第二节　呼吸中枢兴奋药

### 尼可刹米(nikethamide)

**【药理作用】**

治疗量直接兴奋延髓呼吸中枢,也可刺激颈动脉体和主动脉体化学感受器,反射性兴奋呼吸中枢,提高呼吸中枢对 $CO_2$ 的敏感性,使呼吸加深加快,当呼吸中枢抑制时其作用更为明显。作用温和,安全范围较大,但作用时间短暂,一次静脉注射仅维持 5~10 分钟,故需反复、间歇给药。

**【用途】**

可用于各种原因引起的中枢性呼吸抑制的解救,对肺心病引起的呼吸衰竭及吗啡中毒所引起的呼吸抑制疗效较好,但对巴比妥类药物中毒的效果较差。

**【不良反应及注意事项】** 剂量过大或给药速度过快可致血压升高,心动过速,肌震颤及僵直、呕吐、出汗,甚至惊厥。治疗中密切观察病人用药反应,及时调整剂量,如出现烦躁不安等反应,需减慢滴速,若出现

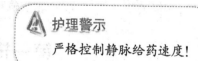

护理警示

严格控制静脉给药速度!

肌震颤、面部肌肉抽搐等反应,应立即停药;一旦发生惊厥,可用地西泮或短效巴比妥类药物对抗。

### 洛贝林(lobeline)

洛贝林通过刺激颈动脉体和主动脉体的化学感受器,反射地兴奋延脑呼吸中枢。其作用弱、快、短暂,仅维持数分钟,但安全范围大,不易引起惊厥。临床主要用于新生儿窒息、小儿感染性疾病所致的呼吸衰竭,药物中毒以及一氧化碳中毒引起的窒息及其他中枢抑制药引起的呼吸衰竭的急救。

大剂量可兴奋迷走神经中枢而导致心动过缓,传导阻滞。过量时可兴奋交感神经节及肾上腺髓质而致心动过速,严重者也可引起惊厥。

### 二甲弗林(dimefline)

二甲弗林可直接兴奋呼吸中枢,其作用比尼可刹米强约 100 倍,且作用出现快,维持时间短。可显著改善呼吸,使呼吸加深加快,增加肺换气量,提高动脉血氧分压,降低二氧化碳分压。临床主要应用于各种原因引起的中枢性抑制,对肺性脑病有较好的苏醒作用。

其安全范围较尼可刹米小,过量易引起惊厥,小儿尤易发生,需加注意。静脉给药需稀释后缓慢注射,并严密观察患者反应。有惊厥史者及孕妇禁用。

## 第三节　促大脑功能恢复药

### 胞磷胆碱(citicoline)

胞磷胆碱本品为核苷衍生物,通过降低脑血管阻力,增加脑血流而促进脑物质代谢,改善脑循环。另外,它可增强脑干网状结构上行激活系统的机能,增强锥体系统的机能,改善运动麻痹,故对促进大脑功能的恢复和促进苏醒,有一定作用。临床主要用于治疗急性颅脑外伤和脑手术所引起的意识障碍、脑血管意外所导致的神经系统的后遗症等。不良反应较

笔记

少,偶有一过性血压下降、失眠、兴奋及用药后发热等,停用后即可消失。严重脑损伤和活动性颅内出血者慎用。用于脑梗死急性期意识障碍病人时,最好在卒中发作后的 2 周内开始给药。

### 吡拉西坦(piracetam)

吡拉西坦为 γ- 氨基丁酸的衍生物。能降低脑血管阻力,增加脑血流量。能促进大脑对磷脂、氨基酸和蛋白质的合成,增进线粒体内 ATP 的合成,提高脑组织对葡萄糖的利用率。对大脑缺氧有保护作用,并能促进大脑信息传递,改善动物和人的记忆功能。可用于治疗阿尔茨海默病、脑动脉硬化,脑外伤及中毒等所致的思维障碍,也可用于治疗儿童智能低下和行为障碍。

不良反应少见,偶见荨麻疹,大剂量时可有失眠、头晕、呕吐、过度兴奋,停药后可自行消失。禁用于孕妇及新生儿。

### 甲氯芬酯(meclofenoxate)

甲氯芬酯主要兴奋大脑皮质,能促进脑细胞代谢,增加葡萄糖的利用,使受抑制中枢神经功能恢复。临床主要用于外伤性昏迷、酒精中毒、新生儿缺氧症、儿童遗尿症。不良反应少见,偶可引起兴奋、怠倦。禁用于精神过度兴奋及锥体外系症状的患者。

(贾汝福)

**思考题**

从护士的角度考虑应用尼可刹米等中枢兴奋药解救患者时应特别注意什么?

# 第十四章 利尿药及脱水药

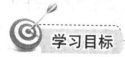

**学习目标**

1. 掌握呋塞米、氢氯噻嗪、螺内酯、甘露醇的药理作用、用途、不良反应及注意事项；了解其他利尿药、脱水药的特点。

2. 初步具有根据呋塞米、甘露醇的药理作用、用途、不良反应及注意事项制定护理措施及对患者、家属进行相关护理宣教的能力。

## 第一节 利 尿 药

利尿药（diuretics）是一类作用于肾，能增加电解质及水排泄，使尿量增多的药物。是临床应用较广的一类药物。

### 一、利尿药的分类

利尿药常按其利尿效能分为以下三类：

1. 高效能利尿药 此类药物主要作用于肾小管髓袢升支粗段（图14-1），抑制该部位对$Na^+$、$Cl^-$的吸收，而产生强大的利尿作用，此类药物又称袢利尿药。代表药物有呋塞米、依他尼酸及布美他尼等。

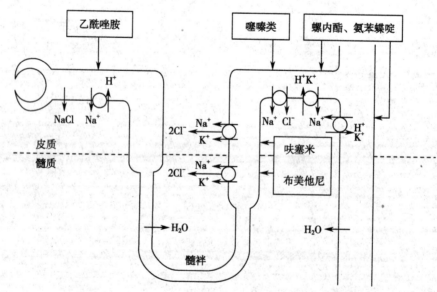

图14-1 肾小管转运系统及利尿药作用部位示意图

2. 中效能利尿药　此类药物主要作用于远曲小管起始部(图14-1)。代表药包括噻嗪类利尿药及氯噻酮等。

3. 低效能利尿药　此类药物主要作用于远曲小管末端和集合管(图14-1)。代表药物有螺内酯,氨苯蝶啶和阿米洛利等。

## 二、常用利尿药

### (一)高效能利尿药

#### 呋塞米(furosemide)

**【药动学特点】**

口服易吸收,生物利用度50%~70%,20~30分钟起效,1~2小时达高峰,作用持续6~8小时;静脉注射5分钟后生效,1小时达高峰,作用持续4~6小时。与血浆蛋白结合率高达95%~99%,大约10%在体内转化,大部分以原形由近曲小管分泌排泄。$t_{1/2}$为30~70分钟,反复给药不易在体内蓄积。肾功能不全时,$t_{1/2}$可延长。

**【药理作用】**

1. 利尿作用　呋塞米抑制髓袢升支粗段皮质部和髓质部的$Na^+$-$K^+$-$2Cl^-$同向转运系统,妨碍$Na^+$的重吸收,使管腔液中$Na^+$浓度增加,净水生成减少,降低了肾脏的稀释功能。同时,肾髓质间隙渗透压梯度降低,导致尿液流经集合管时,水的重吸收减少,降低了肾脏的浓缩功能,从而产生强大利尿作用,同时,使得尿中$Na^+$、$Cl^-$、$Ca^{2+}$、$K^+$、$Mg^{2+}$、$HCO_3^-$的排出增多。利尿作用特点是:起效快,作用强,维持时间短。

2. 扩血管作用　静注呋塞米还可使肾血流量增加30%,并见前列腺素E(PGE)量增加,在内源性肾功能受损的情况下可发挥保护作用,这对治疗急性肾功能不全有利。呋塞米也能扩张全身静脉,降低前负荷和肺楔压。

**【用途】**

1. 治疗严重水肿　呋塞米可用于治疗心、肝、肾性等各类水肿。但由于利尿作用强大,易发生不良反应,一般多用于其他利尿药无效的严重水肿。

2. 治疗急性肺水肿和脑水肿　对于急性肺水肿,由于静注呋塞米能迅速解除症状,常作为首选。对脑水肿,因其利尿作用,可使血液浓缩,血浆渗透压升高,脑组织脱水,从而降低颅内压,减轻脑水肿,对伴有心衰的脑水肿可首选呋塞米治疗。

3. 治疗心功能不全　利尿药因能较快缓解心功能不全的症状,并能增强其他抗心功能不全药的疗效,故是治疗心功能不全的常用药物,尤以呋塞米更为常用。

4. 预防急性肾功能衰竭　对于各种原因导致肾脏血流灌注不足,例如休克、中毒、麻醉意外以及循环功能不全等,早期静注呋塞米能降低肾血管阻力,使肾皮质血流量增加,同时,强大的利尿作用,可使阻塞的肾小管得到冲刷,减少肾小管萎缩和坏死。

5. 促进毒物排泄　对于某些以原形随尿排泄的药物或毒物引起的急性中毒,应用呋塞米,并配合静脉输液,可加速毒物随尿排泄。

6. 其他　治疗高钙血症、高钾血症及抗利尿激素分泌过多症等。

**【不良反应及注意事项】**

1. 水与电解质紊乱　常为过度利尿所引起,表现为低血容量、低血钾、低血钠、低血镁、低氯性碱血症等。其中以低血钾症最为常见,故应严密监测血钾浓度,以便及时补充,尤其与强心苷类药物合用时,更应注意,因易引起严重的心律失常。加服留钾利尿药可避免或减少低血钾的发生。当低血$K^+$与低血$Mg^{2+}$同时存在时,应纠正低血镁,否则即使补充

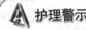 护理警示
与强心苷类药物同用时,应严密监测血钾水平和心律!

 笔记

K⁺也不易纠正低血钾。

2. 耳毒性 长期大剂量静脉给呋塞米，可引起眩晕、耳鸣、听力减退或暂时性耳聋等耳毒性，肾功能不全患者或与其他有耳毒性的药物，如氨基糖苷类抗生素等合用时更易发生。

3. 胃肠道反应 表现为恶心、呕吐、上腹部不适，大剂量时尚可出现胃肠出血，宜饭后服用。

4. 其他 长期用药时多数患者可出现高尿酸血症，故痛风患者应禁用。少数患者可发生过敏性间质性肾炎、氮质血症、溶血性贫血等不良反应。对磺胺药和噻嗪类利尿药过敏者，对本药可能亦过敏。严重肝、肾功能不全者及孕妇慎用。

【护理要点提示】

1. 用药前 ①应清楚用药目的；②应清楚患者是否患有严重肾功能不全、严重肝功能不全、糖尿病、高尿酸血症或痛风病史、胰腺炎或此病史、红斑狼疮、前列腺肥大等病症，如有，应建议医生慎用本药；③应询问患者是否对本药有过敏史或对磺胺药和噻嗪类利尿药有过敏史，如有，应建议医生慎用本药；④应清楚患者是否正在应用强心苷类药物或有室性心律失常，是否正在应用氨基糖苷类抗生素以及其他有耳毒性的药物；⑤应清楚患者是否怀孕，如怀孕，尤其是妊娠前3个月应建议医生尽量避免应用；⑥应清楚低钾血症、低氯血症、低氯性碱中毒、低钠血症、低钙血症的早期临床症状；⑦合理确定给药时间，如果病情允许，尽量避开患者正常睡眠时间，以保障患者睡眠不受干扰；⑧为患者准备好能测量尿液的容器，并要求患者及家属准确测量、记录排尿量和进水量；⑨提醒患者及家属本药利尿作用迅速、强大，事先做好排便准备，以免遗尿；⑩嘱咐患者用药期间多食含钾丰富的食物如香蕉、鱼、肉等。

2. 用药期间 ①遵医嘱用药；②应严密监测患者的电解质、血压、脉搏，详细记录进出机体的液体量，能及时发现患者水与电解质紊乱的早期症状，并及时采取纠正措施；③对于同时应用强心苷类药物的患者，更应严密监测血钾水平和心律；④注意观察患者听力方面的变化，尤其当患者同时应用氨基糖苷类抗生素以及其他有耳毒性的药物时；⑤对药效做出评价。

### 布美他尼（bumetanide）及依他尼酸（etacrynic acid）

布美他尼及依他尼酸二药的药理作用、临床应用及不良反应均与呋塞米相似。但布美他尼利尿作用较呋塞米强，而不良反应较少。依他尼酸胃肠反应及耳毒性的发生率均高于呋塞米，甚至引起永久性耳聋，现已少用。

### （二）中效能利尿药

#### 氢氯噻嗪（hydrochlorothiazide）

氢氯噻嗪是临床最为常用的噻嗪类利尿药。

【药动学特点】

口服吸收迅速但不完全。口服后1~2小时起效，3~4小时达高峰，作用持续6~12小时，$t_{1/2}$为12~27小时，40%~80%由肾排泄。

【药理作用】

1. 利尿作用 抑制远曲小管近端Na⁺-Cl⁻共同转运系统，抑制NaCl的重吸收，增强NaCl和水的排出，产生温和而持久的利尿作用。尿中除排出Na⁺、Cl⁻外，K⁺的排泄也增多。因本类药对碳酸酐酶有一定抑制作用，故略增加HCO₃⁻的排泄。

2. 抗利尿作用 能明显减少尿崩症患者的尿量及口渴症状，其作用机制可能是通过抑制磷酸二酯酶，增加远曲小管和集合管细胞内cAMP的含量，从而增加水的重吸收。同时由于排Na⁺使血浆渗透压降低，减轻口渴感和减少饮水量，使尿量减少。

3. 降压作用 具有温和而持久的降压作用，详见第十五章。

**【用途】**

1. 治疗水肿　可用于各种原因引起的水肿。对轻、中度心源性水肿疗效较好,是慢性心功能不全的主要治疗药物之一。对肾性水肿的疗效与肾功能损害程度有关,受损较轻者效果较好;应用于肝性水肿要注意防止低血钾而诱发肝性脑病。

2. 治疗高血压　本类药物临床常作为基础降压药之一,多与其他降压药合用,可加强其他降压药效果,减少用药剂量,减少副作用。

3. 其他　可用于肾性尿崩症及加压素无效的垂体性尿崩症。也可用于高尿钙伴有肾结石者,以抑制高尿钙引起的肾结石的形成。

**【不良反应及注意事项】**

1. 电解质紊乱　可引起低血钾、低血钠、低血镁、低氯性碱血症等。以低钾血症最常见。肝硬化和慢性心功能不全所致的水肿,常因醛固酮分泌增加,应用本类药物时更易引起低钾血症,并可诱发肝性脑病和强心苷中毒。

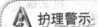
⚠ **护理警示**
　与强心苷类药物同用时,应严密监测血钾水平和心律!

2. 高尿酸血症　其原因与高效能利尿药相同。有痛风史者可诱发或加剧痛风症状,宜与促进尿酸排泄的氨苯蝶啶合用。痛风者慎用。

3. 代谢变化　降低人体糖耐受量,升高血糖,多见于大剂量应用的患者,可诱发或加重糖尿病。其机制可能是因其抑制了胰岛素的分泌,以及减少组织利用葡萄糖。长期使用本类药物可使血清胆固醇增加 5%~15%,并使低密度脂蛋白增加。糖尿病、高脂血症患者慎用。

4. 其他　本类药物为磺胺类药物,与磺胺类有交叉过敏反应。可见皮疹、皮炎(包括光敏性皮炎等),偶见严重的过敏反应如溶血性贫血,血小板减少,坏死性胰腺炎等。长期应用也可导致高钙血症。

噻嗪类利尿药还有氢氟噻嗪(hydroflumethiazide)、环戊噻嗪(cyclopenthiazide)等。氯噻酮(chlortalidone)虽不属噻嗪类,但其药理作用及机制、利尿效能等均与噻嗪类相似。

**（三）低效能利尿药**

低效能利尿药临床常用的为保钾利尿药。

### 螺内酯（spironolactone）

**【药动学特点】**

口服易吸收,吸收率约 90%,起效缓慢。服后 1 天起效,2~4 天达高峰,$t_{1/2}$ 约为 18 小时,停药后作用可持续 2~3 天。

**【药理作用】**

螺内酯是醛固酮的竞争性拮抗药,它与醛固酮竞争远曲小管和集合管内的醛固酮受体,拮抗醛固酮的排钾保钠作用,促进钠和水的排出。利尿作用特点是缓慢、温和而持久。利尿作用依赖于醛固酮的存在,当体内醛固酮水平增高时,利尿作用显著。另外,本药也能干扰细胞内醛固酮活性代谢物的形成,影响醛固酮作用的充分发挥,表现出排 $Na^+$ 保 $K^+$ 的作用。

**【用途】**

主要用于治疗与醛固酮升高有关的顽固性水肿,如肝硬化腹水、肾病综合征等。单用效果差,常与噻嗪类排钾利尿药合用,以提高疗效并避免或减少血钾紊乱。此外,近年来认识到醛固酮在心衰发生发展中起重要作用,因而螺内酯用于心衰的治疗已经不仅仅限于通过排 $Na^+$、利尿消除水肿,而是通过多方面的作用改善患者的状况。

**【不良反应及注意事项】**

1. 电解质平衡紊乱　以高钾血症最为常见,尤其是单独用药、进食高钾饮食、与钾剂或含钾药物如青霉素钾等合用以及存在肾功能损害、少尿、无尿时易发生,常以心律失常为首发表现,故用药期间应注意监测血钾和心电图。肾、肝功能不全及血钾偏高者禁用。

2. 胃肠道反应　如恶心、呕吐、胃痉挛和腹泻;尚有报道可致消化性溃疡。

3. 其他　少见的不良反应有:①低钠血症;②抗雄激素样作用或对其他内分泌系统的影响,长期服用本药在男性可致男性乳房发育、阳痿、性功能低下,在女性可致乳房胀痛、声音变粗、毛发增多、月经失调、性功能下降;③中枢神经系统表现,长期或大剂量服用本药可发生行走不协调、头痛等。

### 氨苯蝶啶(triamterene)和阿米洛利(amiloride)

**【药动学特点】**

两药口服易吸收,生物利用度约为50%,与血浆蛋白结合率高,约有50%以原形从尿排出。口服氨苯蝶啶后1小时达高峰,可持续12~16小时。口服阿米洛利后4~8小时达高峰,可持续24小时。由于氨苯蝶啶消除途径广泛,因此 $t_{1/2}$ 比阿米洛利短,前者为4.2小时,后者为6~9小时。

**【药理作用】**

直接抑制远曲小管和集合管的 $Na^+$-$K^+$ 交换,发挥排钠利尿和留钾作用。利尿作用较螺内酯略强,起效快、维持时间短。

**【用途】**

临床上常与高效能或中效能利尿药合用,治疗各类顽固性水肿或腹水,也可用于氢氯噻嗪或螺内酯无效的病例。因能促进尿酸排泄,故尤适用于痛风患者的利尿。

**【不良反应及注意事项】**

不良反应较少。长期大量使用可致高钾血症,严重肝、肾功能不全,有高钾血症倾向者禁用。偶见头晕、嗜睡、恶心、呕吐、腹泻等消化道症状。肝硬化患者服用本品可引起巨幼红细胞性贫血,与抑制二氢叶酸还原酶有关。另外,有报道氨苯蝶啶和吲哚美辛合用可引起急性肾衰竭。

# 第二节　脱　水　药

脱水药(dehydrant agents)又称渗透性利尿药(osmotic diuretics)。本类药物经静脉注射给药后,可以迅速提高血浆渗透压,从而促使组织内水分向血浆转移而使组织脱水,并产生利尿作用。

### 甘露醇(mannitol)

**【药动学特点】**

临床上常用药品为甘露醇注射液。口服吸收很少。静注后,主要分布在细胞外液。利尿作用于静注后0.5~1小时出现,维持3小时。降低眼内压和颅内压作用于静注后15分钟内出现,达峰时间为30~60分钟,维持3~8小时。 $t_{1/2}$ 为100分钟,当存在急性肾衰竭时可延长至6小时。

**【药理作用】**

1. 脱水作用　静脉注射后,本药不易从毛细血管渗入组织,能迅速提高血浆渗透压,致使组织间液及细胞内的水分向血浆转移,产生组织脱水作用,从而迅速降低颅内压、眼内压。甘露醇口服用药则造成渗透性腹泻。

2. 利尿作用　其作用机制可能是:①增加血容量使肾血流量和肾小球滤过率增加,又可反射性抑制抗利尿激素的分泌；②经肾小球滤过而不被肾小管重吸收，使小管液中的溶质浓度增大而提高渗透压，从而减少肾小管和集合管对水的重吸收；③扩张肾血管，增加肾髓质血流量，加速髓质间液中的 $Na^+$ 和尿素随血流移走，从而降低髓质高渗区的渗透压，减少集合管内水分的重吸收而利尿。

3. 清除自由基　脑细胞在缺氧条件下，可产生大量自由基，自由基与不饱和脂肪酸发生反应，可生成过氧脂质物，引起细胞膜损伤。甘露醇作为自由基清除剂，对于防治细胞性脑水肿有效。

【用途】

1. 治疗脑水肿　用于治疗各种原因引起的脑水肿，降低颅内压，防止脑疝。常作为首选药物。

2. 预防急性肾衰竭　用于预防各种原因引起的急性肾小管坏死。其机制是：①通过扩张肾血管、增加肾血流量、改善肾实质的缺血缺氧状态；②通过渗透性利尿作用，维持足够的尿量，使肾小管充盈，稀释肾小管内有害物质，减少肾小管阻塞；③通过脱水作用，减轻肾间质水肿。如急性肾衰竭已经形成，则应停止使用，否则有发生急性左心衰竭、急性肺水肿的危险。

3. 降低眼内压　用于其他降眼内压药无效时或眼内手术前准备。

4. 其他　对某些药物或毒物中毒（如巴比妥类药物、锂、水杨酸盐和溴化物等），本药可促进排泄，并防止肾毒性；作为冲洗剂，应用于经尿道内作前列腺切除术、大面积烧伤引起的水肿等，也可用于术前肠道准备等。

【不良反应及注意事项】

1. 水和电解质平衡紊乱　最为常见。快速大量静注甘露醇可引起体内甘露醇积聚，血容量迅速大量增多，可致稀释性低钠血症。大量细胞内液转移至细胞外可致组织脱水，并可引起中枢神经系统症状。

2. 导致心力衰竭　快速大量静注甘露醇，使血容量迅速大量增多（尤其是急、慢性肾功能衰竭时），可导致心力衰竭（尤其有心功能损害时），故心功能不全患者禁用。

3. 其他　甘露醇静脉给药漏出血管外可致组织水肿、皮肤坏死；静注过快可出现一过性头痛、眩晕、视物模糊、寒战、发热。活动性颅内出血患者，除非进行开颅手术或危及生命时，一般不用。甘露醇遇冷易结晶，故应用前应仔细检查，如有结晶，可置热水中或用力振荡待结晶完全溶解后再使用。当甘露醇浓度高于 15% 时，应使用有过滤器的输液器。

 护理警示

静脉给药不得漏出血管外！结晶完全溶解后方可静脉使用！

### 山梨醇（sorbitol）

山梨醇是甘露醇的同分异构体，临床常用其 25% 的高渗溶液，其药理作用和临床应用与甘露醇相似。由于进入体内后，有一部分转化为果糖而失去渗透性脱水作用，故在相同浓度和剂量时，作用和疗效略逊于甘露醇。不良反应较轻。

### 葡萄糖（glucose）

临床用 50% 的葡萄糖注射液可作为脱水药使用，静脉注射具有渗透性脱水和利尿作用，可用于治疗脑水肿。因葡萄糖可从血管弥散到组织中，且易被代谢，故作用弱而不持久。当单独用于脑水肿时，由于葡萄糖可进入脑组织内，同时带入水分而使颅内压回升，甚至超过用药前水平，造成反跳现象，故一般应与甘露醇交替使用，以巩固疗效。

（贾胜梅）

思考题

1. 保钾利尿药与高效能利尿药或中效能利尿药合用有何益处？

2. 呋塞米和甘露醇都有利尿作用，但为什么呋塞米可用于治疗心功能不全，而甘露醇却可导致心功能不全？

# 第十五章 抗高血压药

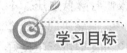 **学习目标**

1. 掌握常用抗高血压药的药理作用、用途、不良反应和用药注意事项；熟悉抗高血压药的分类及代表药。

2. 初步具有根据常用抗高血压药的药理作用、用途、不良反应及注意事项制定护理措施及对患者、家属进行相关护理宣教的能力。

## 第一节 概　述

高血压病是心血管系统常见病，按照 WHO 的标准，成人在静息状态时，收缩压≥140mmHg 和/或舒张压≥90mmHg 即可诊断为高血压。根据病因不同分为原发性高血压（90%）和继发性高血压（10%）；按血压水平分为 1 级、2 级和 3 级高血压，亦称轻、中、重度高血压。据统计，我国 18 岁以上成年人口高血压患病率为 18.8%，占全球高血压患者的 1/5。高血压在进展过程中常累及心、脑、肾、血管等器官，严重时可引起脑卒中、肾衰竭、心力衰竭等，是一种致残率及致死率较高的疾病。

抗高血压药又称降压药。目前使用的抗高血压药主要通过影响去甲肾上腺素能神经、肾素 - 血管紧张素系统和血管舒缩功能等发挥降压作用。根据药物的主要作用及作用环节，将抗高血压药分为以下几类：

1. 利尿药　如氢氯噻嗪。

2. 交感神经抑制药

（1）中枢性降压药：如可乐定。

（2）神经节阻断药：如樟磺咪芬。

（3）去甲肾上腺素能神经末梢阻滞药：如利舍平。

（4）肾上腺素受体阻断药：①β 肾上腺素受体阻断药（普萘洛尔等）；②α 肾上腺素受体阻断药（哌唑嗪等）；③α、β 肾上腺素受体阻断药（拉贝洛尔等）。

3. 肾素 - 血管紧张素系统（RAS）抑制药

（1）血管紧张素 I 转化酶抑制药：如卡托普利。

（2）血管紧张素 II 受体阻断药：如氯沙坦。

4. 钙通道阻滞药　如硝苯地平。

5. 血管扩张药　如硝普钠。

目前国内外常用的抗高血压药有利尿药、β 肾上腺素受体阻断药、钙通道阻滞药、血管紧张素 I 转化酶抑制药、血管紧张素 II 受体阻断药。

# 第二节 常用抗高血压药

## 一、利尿药

### 氢氯噻嗪（hydrochlorothiazide）

氢氯噻嗪的降压作用缓慢、温和、持久，长期应用无明显耐受性。用药初期，通过减少细胞外液容量及心排出量而降压；长期（超过 3~4 周）给药，还可通过扩张血管降低血压。本药对正常人的血压无影响，单独应用对重度高血压患者的降压效果不理想，但能协同其他降压药的降压作用，对抗其他降压药引起的水钠潴留等不良反应。每天 12.5mg 即可产生良好的降压效应，且长期使用不影响糖及脂肪代谢，剂量加大并不明显增强降压作用，反而增加不良反应。

本药是治疗高血压的基础药物。单独应用治疗轻度高血压，与其他降压药合用治疗中、重度高血压。特别适合老年高血压、单纯收缩期高血压或伴有心力衰竭的高血压患者。

### 吲哒帕胺（indapamide）

吲哒帕胺为一新型强效、长效降压药，兼有利尿和钙通道阻滞双重作用。一次口服，作用维持 24 小时。对血脂代谢无影响。主要用于轻、中度高血压，对伴有肾功能不全、糖尿病及高脂血症的患者更适用。有头痛、嗜睡、食欲减退等不良反应，长期应用注意防止低血钾的发生。

## 二、β肾上腺素受体阻断药

### 普萘洛尔（propranolol）

普萘洛尔通过阻断 β 肾上腺素受体产生持久的降压作用，作用环节包括：①减弱心肌收缩力，减慢心率，减少心排出量；②抑制肾素分泌，对抗肾素 - 血管紧张素系统（RAS）引起的升压效应；③在不同水平抑制交感神经系统活性（中枢作用、阻止突触前膜去甲肾上腺素释放等）。临床用于轻、中度高血压的治疗。可单独使用，也可与其他降压药合用。特别适用于肾素活性偏高、心排出量偏高或伴有心绞痛、窦性心动过速的高血压患者。

普萘洛尔的用量存在明显个体差异，使用应从小剂量开始；长期使用突然停药，可引起血压骤然升高，甚至诱发心血管事件的发生。糖、脂肪代谢异常时不做首选药。窦性心动过缓、病态窦房结综合征、房室传导阻滞、支气管哮喘、肺心病等患者禁用。

### 比索洛尔（bisoprolol）

比索洛尔口服吸收完全，首过消除少，生物利用度 90%。为选择性 $\beta_1$ 肾上腺素受体阻断药，对心脏的作用是普萘洛尔的四倍。临床用于高血压及心绞痛的治疗。偶可引起心动过缓、房室传导阻滞、心力衰竭等不良反应。

本类药物还有美托洛尔（metoprolol）、阿替洛尔（atenolol）、索他洛尔（sotalol）等。

## 三、钙通道阻滞药

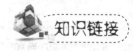 知识链接

### 钙通道阻滞药

钙通道阻滞药通过阻滞 $Ca^{2+}$ 通道，降低细胞内 $Ca^{2+}$ 浓度，产生广泛的药理作用，如抑制心肌收缩力，降低窦房结自律性、松弛平滑肌（血管平滑肌最显著），临床可用于治疗高血压病、心绞痛、心律失常、动脉粥样硬化等。常用钙通道阻滞药以硝苯地平、维拉

笔记

帕米、地尔硫革等为代表。硝苯地平扩血管作用明显,主要扩张动脉,特别是冠状动脉,临床主要用于高血压、心绞痛等疾病的治疗;维拉帕米对窦房结和房室结抑制作用明显,侧重于心律失常的治疗;地尔硫革的作用介于两者之间。

### 硝苯地平(nifedipine)

**【药动学特点】**

口服吸收迅速而完全,生物利用度 65%,主要在肝代谢,少量以原形经肾排泄。普通片剂口服 10 分钟生效,一次给药作用维持 4 小时左右;控释制剂发挥作用慢,一次给药作用可维持 24 小时,每日给药一次即可。

**【药理作用】**

硝苯地平扩张小动脉,使外周血管阻力减小、血压下降。由于降压作用快而强,可反射性引起心率加快、血浆肾素活性增高、心排量增加等,控释制剂可避免上述缺点。

**【用途】**

治疗轻、中、重度高血压。特别适用于老年高血压、单纯收缩期高血压或伴有心绞痛、支气管哮喘、高脂血症的患者。长期降压应选用长效、控释制剂,与 β 肾上腺素受体阻断药、利尿药、血管紧张素转化酶抑制药等合用可增强疗效。

**【不良反应及注意事项】**

常见头痛、头昏、面部潮红、心悸、便秘、足踝部水肿等不良反应。大量使用可导致低血压、加重心肌缺血、诱发心律失常、诱发或加重心功能不全、诱发脑卒中等,使用短效、速效制剂易发生,特别是老年人在夜间用药危险性更大。

> ⚠ **护理警示**
>
> 老年人在夜间避免使用速效制剂,以免产生严重不良反应!

### 尼群地平(nitrendipine)

尼群地平对血管平滑肌有较高的选择性,降压作用温和持久,适用于各型高血压,每日给药 1~2 次即可。不良反应与硝苯地平相似。

### 氨氯地平(amlodipine)

氨氯地平作用与硝苯地平相似,但降压作用平缓,作用持续时间较硝苯地平显著延长,每日给药一次即可。不良反应发生率较硝苯地平低。

本类药物还有尼卡地平(nicardipine)、非洛地平(felodipine)等。

## 四、肾素 - 血管紧张素系统抑制药

肾素 - 血管紧张素系统(renin-angiotensin system,RAS)是由肾素、血管紧张素及其受体构成,在调节心血管系统的生理功能及在高血压、心力衰竭等病理过程中具有重要作用。肾素水解血管紧张素原为血管紧张素 I(Ang I),后者在血管紧张素转化酶(ACE,因可降解缓激肽等肽类物质又称激肽酶 II)的作用下转化为血管紧张素 II(Ang II),Ang II 激动其 $AT_1$ 受体,使血管收缩、儿茶酚胺及醛固酮释放增加,引起血压升高。此外,Ang II 尚有生长激素样作用,可使心肌细胞、血管平滑肌细胞和成纤维母细胞生长增殖,引起心室和血管的重构以及动脉粥样硬化。

血管紧张素 I 转化酶抑制药通过抑制 ACE 的活性,减少 Ang II 的生成、抑制缓激肽降解,不仅产生良好的降压效果,还可抑制心室和血管的重构,在高血压、心力衰竭、动脉粥样硬化等疾病的治疗中发挥重要作用。

笔记

### （一）血管紧张素Ⅰ转化酶抑制药

#### 卡托普利（captopril）

【药理作用】

卡托普利具有较强的降压作用,口服 15 分钟生效,作用持续 4~5 小时。本药能使高血压患者的收缩压、舒张压降低,降压作用与血浆肾素活性水平密切相关,肾素活性高的患者使用后效果明显。长期应用不产生耐受性,对高血压、糖尿病等引起的肾病变也有改善作用。

【用途】

治疗轻、中、重度高血压,特别适用于合并糖尿病、心力衰竭、心室重构、急性心肌梗死的高血压患者。中、重度高血压可与利尿药、钙通道阻滞药、β 肾上腺素受体阻断药等合用。

【不良反应及注意事项】

1. 低血压 首次用量过大可发生低血压,宜从小剂量开始试用,并密切监测血压变化。

2. 咳嗽 无痰性干咳是本药较常见的不良反应,常在用药后 1 周至 6 个月内出现,停药后症状自行消失。

3. 高血钾 肾功能不全及合用保钾利尿药、β 肾上腺素受体阻断药、非甾体抗炎药时易发生。

4. 其他 可引起低血糖、中性粒细胞减少、血管神经性水肿、胎儿畸形等;久用可致血锌降低而引起皮疹、脱发及味觉和嗅觉的缺失;双侧肾动脉狭窄患者使用后可加重肾损害。高钾血症、妊娠期、双侧肾动脉狭窄等患者禁用。

5. 食物影响本药的吸收,宜空腹给药。

6. 吲哚美辛、布洛芬、阿司匹林等非甾体抗炎药能对抗卡托普利的作用。

#### 依那普利（enalapril）

依那普利为不含 -SH 的 ACE 抑制药,作用及应用与卡托普利相似。特点为:①起效缓慢,为前体药,在体内代谢为依那普利拉发挥降压作用;②长效,一次给药作用维持 24 小时以上;③强效,作用是卡托普利的 10 倍以上;④不良反应较卡托普利轻。高钾血症、妊娠期、双侧肾动脉狭窄等患者禁用。

本类药物还有贝那普利（benazapril）、雷米普利（ramipril）、培哚普利（perindopril）等。

### （二）血管紧张素Ⅱ受体阻断药

#### 氯沙坦（losartan）

氯沙坦为选择性 $AT_1$ 受体阻断药,与 $AT_1$ 受体结合,阻断 Ang Ⅱ 的作用,降低外周血管阻力、抑制肾小管对水和钠的重吸收、抑制醛固酮的释放、抑制中枢及外周交感神经系统活性、改善压力感受器的敏感性。其降压作用平稳、持久,用药 3~6 周达最佳疗效,基础血压越高降压幅度越大,停药后不易产生反跳。临床治疗轻、中、重度高血压,长期应用可逆转心血管重构。本药的不良反应较 ACE 抑制药少,不引起咳嗽及血管神经性水肿等。

本类药物还有缬沙坦（valsartan）、厄贝沙坦（irbesartan）、坎地沙坦（candesartan）等。

## 第三节 其他类抗高血压药

#### 硝普钠（nitroprusside sodium）

【药动学特点】

硝普钠即亚硝基铁氰化钠,化学性质不稳定,遇光、热等易分解为氰化物。口服不吸收,静脉滴注 1~2 分钟血压明显下降,停药 5 分钟内血压回升至给药前水平,在体内代谢成硫氰酸盐,经肾排泄。

**【药理作用】**

硝普钠在血管平滑肌细胞内代谢产生一氧化氮（NO），NO 具有强大的扩张血管作用，可直接扩张动脉和静脉，降压作用快而强。本药对冠状动脉及肾血流量无明显影响。

**【用途】**

主要治疗高血压危象、恶性高血压、难治性心力衰竭等。

**【不良反应及注意事项】**

本药可引起恶心、呕吐、头痛等不良反应。过量给药可导致氰化物中毒。静脉滴注超过 72 小时，需检测血中硫氰酸盐水平，若超过 0.12mg/ml，应停药或减量。溶液临用前配制，并于 12 小时内用完。药物应避光使用。用药过程中严密监测血压，并通过调节滴速将血压控制在所需水平。

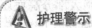 **护理警示**

避光使用；调整滴注速度使血压控制在所需水平；配制好的药物应在 12 小时内用完！

### 哌唑嗪（prazosin）

哌唑嗪能选择性阻断突触后膜的 $\alpha_1$ 肾上腺素受体，扩张血管，以扩张动脉为主，产生中等偏强的降压作用。降压时对心率、心排出量、肾血流量影响不明显，长期应用可降低总胆固醇、三酰甘油、低密度脂蛋白，升高高密度脂蛋白，增加组织对胰岛素的敏感性。本药主要治疗伴有血脂异常、糖耐量异常的高血压及难治性高血压，特别是伴良性前列腺增生症的高血压病。与利尿药、β 肾上腺素受体阻断药合用可增强降压作用。

常见不良反应有口干、鼻塞、皮疹等，部分患者用药后出现水钠潴留；较严重的不良反应为"首剂现象"：即首次用药出现严重的心悸、眩晕、直立性低血压等，首剂不超过 0.5mg 并在睡前服用可避免或减轻上述现象。

**护理警示**

谨防首剂现象！

本类药物还有多沙唑嗪（doxazosin）、特拉唑嗪（terazosin）等。

### 利舍平（reserpine）

利舍平通过耗竭神经递质而引起交感神经功能减弱，血压下降。降压作用缓慢、温和、持久且伴心率减慢。长期应用可引起抑郁、副交感神经功能亢进、诱发溃疡病等，现已不单独使用，有些复方制剂中含有本药成分。消化性溃疡、抑郁症患者禁用。

### 可乐定（clonidine）

可乐定具有较强的中枢抑制作用，其降压机制为抑制交感神经中枢，使外周血管扩张，血压下降。因可同时抑制胃肠分泌，特别适用于伴有溃疡病的高血压患者。本药口服也可用于预防偏头痛或作为吗啡类药物成瘾的戒毒药；0.25% 的滴眼液可降低眼内压，治疗青光眼。久用引起水、钠潴留，并可致嗜睡、抑郁、眩晕、心动过缓等不良反应。

# 第四节　高血压药物治疗新概念

高血压病的治疗不仅仅是降低患者的血压，更重要的是最大限度地降低心脑血管并发症的发生和死亡的总体危险，干预患者所有的可逆性心血管危险因素、靶器官损伤以及合并存在的临床疾病等。

1. 药物治疗　《中国高血压防治指南》（第 3 版）中指出：对已检出的高血压患者要采用药物治疗，这不仅可降低患者血压、有效控制高血压的疾病进程，还能有效预防或延迟脑卒中、心肌梗死、心力衰竭、肾功能不全等心脑血管并发症的发生。3 级高血压患者，应立即开始降压药物治疗；确诊的 2 级高血压患者，考虑开始药物治疗；1 级高血压患者，在生活方式

 笔记

干预数周后,血压仍≥140/90mmHg 时,开始降压药物治疗。

2. 有效治疗　高血压的有效治疗是指将血压控制在目标血压:一般高血压患者,将血压(收缩压/舒张压)降至140/90mmHg 以下;65 岁及以上老年人的收缩压应控制在150mmHg 以下,如能耐受还可进一步降低;伴有慢性肾脏疾病、糖尿病、病情稳定的冠心病或脑血管病的高血压患者治疗宜个体化,一般可将血压降至130/80mmHg 以下。舒张压低于60mmHg 的冠心病患者,应在密切监测血压的情况下逐渐实现降压达标。

3. 终生治疗　绝大部分高血压是可以预防,可以控制,但不能根治,高血压患者需终生治疗。因此,必须加强宣传工作,普及高血压病的防治知识,纠正"尽量不用药"的错误观念,系统管理治疗高血压患者。

4. 靶器官保护　在高血压病的治疗中逆转或阻止靶器官损伤是主要任务之一。抗高血压药通过降低血压能减轻靶器官损伤,有些降压药同时兼有对靶器官的直接保护作用:如血管紧张素 I 转换酶抑制药、钙通道阻滞药、血管紧张素 II 受体阻断药、β肾上腺素受体阻断药等,这些药物是目前最常用的降压药。

5. 平稳降压　血压在24 小时内存在自发性波动,这种自发性波动被称为血压波动性(BPV)。在血压水平相同的高血压患者中,BPV 高者,易发生心绞痛、心肌梗死、心脏性猝死、脑卒中等心脑血管事件,靶器官损伤也更加显著。因此,在高血压治疗过程中,应尽量避免人为因素造成的血压不稳定。短效降压药常使血压波动大,长期用药时,应优先选用长效降压药,每日一次,不良反应减少,但持续二十四小时平稳控制血压。如条件允许,可根据患者具体情况、个人意愿或长期承受能力,选用药物定时释放制剂,结合动态血压监测及所用降压药的药代动力学特点,调整用药时间、用药种类及剂型等。

6. 联合用药　联合应用降压药物已成为降压治疗的基本方法,血压控制良好的患者中有 2/3 是联合用药。2 级高血压和(或)伴有多种危险因素的高危人群,往往初始治疗即需要两种小剂量降压药物,如仍不能达到目标水平,可在原药基础上加量或可能需要 3 种、甚至 4 种以上降压药物。联合用药时,选用作用机制具有互补性,并可互相抵消或减轻不良反应的药物,我国临床推荐应用的优化联合治疗方案是:① ACE 抑制药加噻嗪类利尿药;②血管紧张素 II 受体阻断药加噻嗪类利尿药;③二氢吡啶类钙通道阻滞药加 ACE 抑制药;④二氢吡啶类钙通道阻滞药加血管紧张素 II 受体阻断药;⑤二氢吡啶类钙通道阻滞药加噻嗪类利尿药;⑥二氢吡啶类钙通道阻滞药加 β 受体阻滞药。不同作用机制的药物联合应用,多数能发挥协同作用,减少药物用量,减少副作用,甚至可相互抵消某些副作用。

（姚　伟）

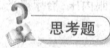

**思考题**

1. 高血压患者使用降压药时,为什么推荐使用长效降压药?
2. 静脉点滴硝普钠时护理人员应注意哪些事项?

# 第十六章 | 抗心绞痛药

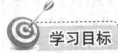

## 学习目标

1. 掌握硝酸甘油、普萘洛尔、硝苯地平抗心绞痛药物的药理作用、用途及用药注意事项；熟悉常用抗心绞痛药物的分类。

2. 初步具有根据抗心绞痛药的药理作用、用途、不良反应及注意事项制定护理措施及对患者、家属进行相关护理宣教的能力。

心绞痛是冠状动脉粥样硬化性心脏病（冠心病）的临床症状，是由于冠状动脉供血不足，心肌急剧、短暂的缺血缺氧引起的临床综合征。其特点为阵发性胸骨后压榨性疼痛，可放射至心前区及左上肢，若不及时治疗，可导致心肌梗死，危及患者生命。

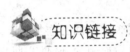

### 心绞痛分类

根据世界卫生组织（WHO）"缺血性心脏病的命名及诊断标准"，我国将心绞痛分为：①劳力性心绞痛（劳累性心绞痛）：在体力活动、情绪激动等心肌耗氧量增加时发生，包括初发型、稳定型等亚型；②自发性心绞痛（安静型心绞痛或静息型心绞痛）：多在严重的冠状动脉粥样硬化的基础上，由于不同程度的斑块破裂和冠状动脉痉挛所致，包括变异型心绞痛、单纯自发型心绞痛等亚型；③梗死后心绞痛：急性心肌梗死发生后1个月内再次发生的心绞痛；④混合性心绞痛：兼有劳力性和自发性心绞痛的临床特点和病理特征。1989年Braunwald对心绞痛进行了重新分类，分为稳定型心绞痛和不稳定型心绞痛两类，前者指稳定劳力性心绞痛，后者包括除稳定劳力性心绞痛以外的劳力性心绞痛和全部自发性心绞痛，这种分类法目前被越来越多的医生采用。

心绞痛的发生基础是心肌组织的供氧与需氧失衡，任何引起心肌组织耗氧增加或供氧减少的因素都可诱发心绞痛。抗心绞痛药（antianginal drugs）是一类能恢复心肌氧供需平衡的药物，主要通过以下几个环节发挥作用：①扩张静脉及小动脉，降低回心血量及外周血管阻力，减少心肌耗氧；②抑制心肌收缩力，减慢心率，降低心肌耗氧；③扩张冠状动脉、促使侧支循环形成、增加缺血区供血；④抑制血小板聚集、抗血栓形成以及改善心肌代谢。目前常用的抗心绞痛药物有硝酸酯类、β肾上腺素受体阻断药、钙通道阻滞药等。

## 第一节 硝酸酯类

### 硝酸甘油（nitroglycerin）

**【药动学特点】**

硝酸甘油脂溶性高，易通过生物膜，口服首过消除明显，临床常采用舌下含服、气雾吸入等给药方式,以提高生物利用度。

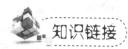 **知识链接**

### 硝酸甘油与诺贝尔奖

硝酸甘油治疗心绞痛已有百余年历史,它是在 1847 年由意大利青年化学家索布雷洛发明。常有人误解"硝酸甘油"是瑞典化学家阿尔弗雷德·诺贝尔发明。事实上诺贝尔从 1859 年开始研究硝酸甘油,是当时最大的硝酸甘油制造商,他发明了一种使硝酸甘油稳定的方法,即将硝酸甘油吸附在惰性物质中,并于 1867 年获得专利,他也因此积累了巨额财富,他在逝世前一年将自己的遗产捐赠成立了诺贝尔奖。然而诺贝尔却拒绝使用硝酸甘油缓解心绞痛,因他发现吸入硝酸甘油会引起剧烈的头痛。1896 年,诺贝尔因心脏病发作逝世。

硝酸甘油缓解心绞痛的作用机制一直困扰着医学家及药理学家,直到 20 世纪 80 年代,被美国药理学家伊格纳罗、弗奇戈特及穆拉德研究破译:硝酸甘油缓解心绞痛的主要原因是释放一氧化氮,松弛血管平滑肌。这一研究成果使他们三人获得了 1998 年诺贝尔生理学／医学奖。

**【药理作用】**

硝酸甘油的基本作用是扩张平滑肌,以对血管平滑肌的作用最明显。作用机制与其在血管内皮细胞中释放一氧化氮(NO)有关。

1. 扩张外周血管,降低心肌耗氧量　小剂量的硝酸甘油可扩张静脉,减少回心血量,使心室壁张力降低,心肌耗氧量减少;稍大剂量可同时扩张动脉,降低心脏射血阻力,降低心肌耗氧。

2. 扩张冠状动脉,增加缺血区血液灌注　硝酸甘油选择性扩张冠状动脉的输送血管、侧支血管,对分布于心肌纤维之间的阻力血管几乎无扩张作用。当心肌缺血时,缺血区的阻力血管因缺氧、代谢产物堆积处于极度扩张状态,其阻力远远小于非缺血区血管的阻力。使用硝酸甘油后,血液将顺压力差从输送血管及侧支血管流向缺血区,增加缺血区的血液供应。

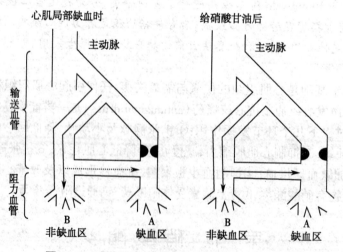

图 16-1　硝酸甘油对冠状动脉的作用部位示意图

3. 降低心室壁张力,增加心内膜供血　冠状动脉由心外膜成直角分支,贯穿心室壁成网状分布于心内膜,这种解剖特点使内膜下血流易受心室壁张力及心室内压力的影响。当心绞痛发作时,左室舒张末压增高,血液经心外膜流向心内膜下区域时受到的阻力增大,导致心内膜下区域易发生缺血。硝酸甘油能扩张静脉,减少回心血量,降低心室内压力;扩张动脉,降低心室壁张力,有利血液从心外膜流向心内膜下缺血的区域。

4. 保护缺血的心肌细胞 硝酸甘油释放一氧化氮,并进一步促进前列环素等物质的生成与释放,这些物质对心肌细胞具有保护作用。

【用途】

1. 防治心绞痛 硝酸甘油可防治各种类型的心绞痛,是心绞痛急性发作或预防心绞痛发作的常用药。急性发作可选用起效快的气雾剂、口含片等;频繁发作时可选用皮肤贴剂或控释片。

2. 治疗急性心肌梗死 静脉给药治疗急性心肌梗死,通过降低心肌耗氧和增加心肌供血以缩小梗死范围。

3. 治疗心力衰竭及用于高血压患者的控制性降压。

【不良反应及注意事项】

常见头痛、面颊及颈部皮肤潮红、心悸、颅内压升高、诱发或加重青光眼等,大剂量使用可引起直立性低血压及晕厥。当血压过度降低时,不仅冠状动脉血流灌注压降低,还可造成反射性心率加快、心肌收缩力增强、心肌耗氧量增加,不利于心绞痛的缓解,合用β肾上腺素受体阻断药可减轻上述不良反应,但两者合用应注意减少用量。

硝酸甘油连用2周可出现耐受性,停药1~2周后耐受性消失。过量应用可引起高铁血红蛋白血症。

低血压、青光眼、快速型心律失常、颅内压升高、颅内出血等患者禁用。

【护理要点提示】

1. 用药前 ①明确用药目的;②详细询问患者病史,了解患者是否有用药的禁忌证,如青光眼、快速型心律失常、低血压、颅内出血等;③向患者介绍药物治疗的目的、可能出现的不良反应以及不良反应的表现;④根据医生开出的药物剂型,指导患者严格遵医嘱正确用药;⑤若采用静脉给药,应事先告知患者及家属不可私自调节滴速。

2. 用药期间 ①静脉点滴时要严格控制药物入量,每5~10分钟监测生命体征一次,严密观察药物的不良反应,并做好相应的记录,发现异常时配合医生及时处理,有条件者可采用输液泵或微量静脉推注泵给药;②采用半卧位给药,坐起时动作应缓慢,以免直立性低血压的发生。一旦出现头晕、出冷汗、心慌等症状,要立即取平卧位,并要密切观察病情变化;③不主张使用聚氯乙烯材质输液器,以免药物被容器吸收;④教育患者饮食应以低盐、低脂、清淡、易消化、产气少的食物为主,进食不宜过饱,以免加重心脏负担;⑤对药物的疗效作出评价。

### 硝酸异山梨酯(isosorbide dinitrate)

硝酸异山梨酯与硝酸甘油的作用相似但较弱,发挥作用慢但维持时间长,可口服,一次口服作用持续2~4小时,临床主要用于预防心绞痛发作及心肌梗死后心力衰竭的长期治疗。

本类药物还有单硝酸异山梨酯(isosorbide mononitrate)

## 第二节 β肾上腺素受体阻断药

### 普萘洛尔(propranolol)

【抗心绞痛作用】

1. 降低心肌耗氧量 普萘洛尔通过阻断$\beta_1$肾上腺素受体,使心率减慢,心肌收缩力减弱,心肌耗氧量降低。在心绞痛发作、交感神经兴奋时,降低心肌耗氧量更为显著。

2. 增加缺血区血液供应 普萘洛尔可降低心肌耗氧量,使非缺血区血管阻力增加,促使血液流向血管极度扩张的缺血区,增加缺血区血液供应;减慢心率,相对延长舒张期,有利于血液从心外膜流向易缺血的心内膜下区域;增加侧支循环,增加缺血区血流灌注。

3. 其他 普萘洛尔可促进氧与血红蛋白分离,增加心肌组织对氧的摄取利用。此外,本药还具有保护缺血区心肌细胞线粒体的结构与功能、改善缺血区心肌细胞对葡萄糖的摄取和利用、减少缺血区因缺血所致的失钾等作用。

**【用途】**

1. 防治心绞痛 普萘洛尔抗心绞痛的疗效与心绞痛类型有关,稳定型心绞痛使用后效果最好,对伴有高血压、快速型心律失常的患者更为适用;对硝酸甘油治疗效果差的稳定型心绞痛患者,普萘洛尔可减少心绞痛发作次数,减轻缺血程度,改善生活质量;变异型心绞痛不宜单独使用本药。

临床常将普萘洛尔与硝酸酯类合用。这是因为:①两类药均可降低心肌耗氧量,但机制不同,故可产生协同作用;②普萘洛尔能对抗硝酸酯类引起的反射性心率加快、心肌收缩力增强、耗氧增加,硝酸酯类可对抗普萘洛尔引起的心室容积增大、射血时间延长、冠状动脉收缩。所以,两类药合用可以取长补短,治疗作用发挥协同作用,同时减少不良反应。但联合用药时应注意适当减少用药剂量,以免导致血压过低。

2. 治疗心肌梗死 心肌梗死患者用药后可缩小梗死范围,减轻缺血损伤,长期应用可降低复发率及病死率。

**【不良反应及注意事项】**

可引起心动过缓、房室传导阻滞、心力衰竭等。突然停药会诱发或加重心绞痛,甚至诱发心肌梗死。支气管哮喘、心动过缓、房室传导阻滞等患者禁用。

# 第三节 钙通道阻滞药

## 硝苯地平(nifedipine)

**【抗心绞痛作用】**

1. 降低心肌耗氧量 通过阻滞 $Ca^{2+}$ 内流,使心肌收缩力减弱、心率减慢、血管扩张,心肌耗氧量降低。

2. 增加缺血区供血 钙通道阻滞药为目前最强的冠状动脉扩张药,对输送血管和阻力血管均有扩张作用,对处于狭窄、痉挛状态的血管扩张作用更显著,并可促进侧支循环,使缺血区供血增加。

3. 保护缺血心肌 心肌缺血时细胞内钙超负荷,造成线粒体肿胀而失去氧化磷酸化的功能。钙通道阻滞药通过降低心肌细胞内 $Ca^{2+}$ 浓度,保护线粒体的结构与功能,保护心肌细胞。

**【用途】**

硝苯地平治疗变异型心绞痛效果最好;对稳定型心绞痛也有较好疗效,特别适用于伴有高血压的患者。

**【不良反应及注意事项】**

见第十五章。

同类药物维拉帕米对伴有心律失常的稳定型心绞痛疗效较好,但因其扩张冠状动脉较弱,一般不单独治疗变异型心绞痛。地尔硫䓬可用于变异型、稳定型和不稳定型心绞痛的治疗。

（姚 伟）

**思考题**

1. 硝酸酯类药与普萘洛尔联合应用治疗心绞痛有何益处？应注意什么？
2. 硝酸甘油适合长期不间断应用吗？为什么？

笔记

# 第十七章 抗心律失常药

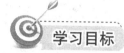

## 学习目标

1. 掌握普鲁卡因胺、利多卡因、普萘洛尔、胺碘酮、维拉帕米等抗心律失常药的药理作用、用途、不良反应及用药注意事项；熟悉抗心律失常药的分类。

2. 初步具有根据药物的作用、用途、不良反应及注意事项制定护理措施及对患者、家属进行相关护理宣教的能力。

心律失常是指心脏冲动的节律、频率、起源部位、传导速度或激动次序异常。按发生原理分为冲动形成异常和冲动传导异常，按心律失常发生时心率的快慢分为快速型心律失常和缓慢型心律失常。心律失常可导致心脏产生过快、过慢或不协调的收缩，使心脏泵血功能障碍，影响全身器官的供血，甚至可危及生命。本章主要介绍治疗快速型心律失常的药物，缓慢型心律失常多用阿托品或异丙肾上腺素治疗（见第五章）。

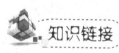

### 心肌细胞的分类与特性

心肌细胞按照动作电位特征分为快反应细胞和慢反应细胞：快反应细胞是指动作电位除极化由 0 相钠离子内流介导，包括心房肌、心室肌、希 - 普细胞；慢反应细胞则是由钙离子内流介导，包括窦房结和房室结细胞。根据能否发生自动节律性兴奋，又将心肌细胞分为自律细胞和非自律细胞：自律细胞包括窦房结、房室结和希 - 普细胞，正常情况下，窦房结是心脏活动的起搏点，由窦房结控制的心脏节律性活动，称窦性心律，房室结和希 - 普细胞只发挥传导兴奋的作用；非自律细胞主要包括心房肌和心室肌，正常情况下在动作电位的 4 相不产生自动除极化，无自律性。

## 第一节 概　述

### 一、心律失常发生机制

1. **冲动形成异常**　冲动形成异常包括：①自律细胞的自律性升高：某些药物、疾病、精神紧张等因素可导致心脏自律细胞的自律性升高，产生心律失常，如窦房结或潜在起搏点的自律性升高，产生窦性心动过速或异位心律；②异常自律机制的形成：在缺血、缺氧等条件下，正常状态下的非自律性细胞发生 4 相自动除极，引起心律失常；③后除极和触发活动：后除极是指心肌细胞在一次动作电位中，于 0 相除极后，又出现一次提前除极化。根据后除极发生时间，分为早后除极（发生在动作电位的 2 或 3 相）和迟后除极（发生在动作电位的 4 相），后除极扩布即会触发异常节律，导致心律失常。早后除极主要由钙离子内流增多引起，迟后除极主要由细胞内钙过多诱发钠短暂内流所致。

2. 冲动传导异常　冲动传导异常最常见的是折返激动。折返是指一次冲动产生并下传后,沿着环形通路又折回,再次兴奋原已兴奋过的心肌,是快速型心律失常产生的重要机制之一,其形成过程见图 17-1。

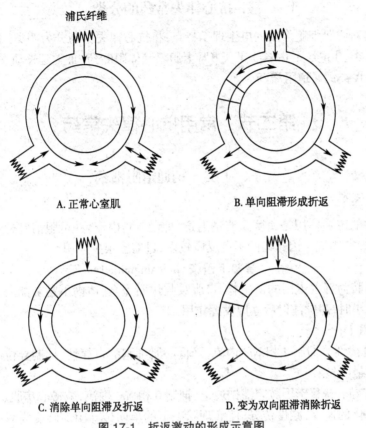

图 17-1　折返激动的形成示意图

## 二、抗心律失常药的基本作用机制

抗心律失常药(antiarrhythmic drugs)选择性作用于诱发心律失常的病态心肌细胞,影响细胞膜上的离子通道,造成 $Na^+$、$K^+$、$Ca^{2+}$ 等离子在膜两侧的转运和分布差异,改变心肌细胞的电生理特征而发挥抗心律失常作用,其基本作用机制如下:

1. 降低自律性　药物通过:①阻滞钠通道或钙通道,抑制快反应细胞 4 相 $Na^+$ 内流或慢反应细胞 4 相 $Ca^{2+}$ 内流,降低自动除极化速度,降低自律性;②促进 $K^+$ 外流,增大最大舒张电位,使其远离阈电位,降低自律性;③阻滞 $K^+$ 外流,延长动作电位时程,降低自律性。

2. 消除折返激动　药物通过促使 $K^+$ 外流,改善传导,取消单向传导阻滞,消除折返激动。也可通过阻滞 $Ca^{2+}$ 内流及 $Na^+$ 内流,进一步减慢传导,使单向传导阻滞发展为双向传导阻滞,消除折返激动。

3. 延长有效不应期(ERP)　ERP 与动作电位时程(APD)的比值(ERP/APD)的大小在一定程度上可影响折返的形成及终止。比值增大,说明在一个 APD 中 ERP 持续时间长,冲动有更多机会落入 ERP,可防止或终止折返激动,消除心律失常。延长 ERP 又包括:

(1)绝对延长 ERP:药物既延长 APD,又延长 ERP,但以延长 ERP 为主,ERP/APD 比值增大,称绝对延长 ERP。钠通道阻滞药、钙通道阻止药、钾通道阻滞药等可绝对延长 ERP。

(2)相对延长 ERP:药物既缩短 APD,又缩短 ERP,但以缩短 APD 为主,使 ERP 在 APD

105

中的比例增加,ERP/APD 比值增大,称相对延长 ERP。促使 $K^+$ 外流的药物可相对延长 ERP。

4. 减少后除极及触发活动 促使 $K^+$ 外流,加速复极过程;抑制 $Ca^{2+}$ 内流及 $Na^+$ 内流等可消除后除极引起的心律失常。

### 三、抗心律失常药的分类

根据药物对心肌细胞作用的电生理学特点,将抗心律失常药分为四类:Ⅰ类钠通道阻滞药(又分为Ⅰa类、Ⅰb类及Ⅰc类)、Ⅱ类β肾上腺素受体阻断药、Ⅲ类延长动作电位时程药(钾通道阻滞药)、Ⅳ类钙通道阻滞药。

## 第二节 常用抗心律失常药

### 一、Ⅰ类 钠通道阻滞药

#### (一)Ⅰa类

本类药物的主要作用是适度阻滞钠通道,抑制 $Na^+$ 内流,并可阻滞钾通道和钙通道,抑制 $K^+$ 外流及 $Ca^{2+}$ 内流。因药物的不良反应较多,目前已很少应用。

**普鲁卡因胺**(procainamide)

普鲁卡因胺为普鲁卡因的衍生物,口服吸收快而完全,体内不易被酯酶水解,一次口服作用约维持 3 小时,静脉注射后立即发挥作用。

【药理作用】

1. 降低自律性 抑制 4 相 $Na^+$ 内流,降低心肌细胞的自律性,抑制异位起搏点,以对普肯耶纤维作用最明显。

2. 减慢传导 普鲁卡因胺阻滞钠通道,抑制 0 相 $Na^+$ 内流,减慢心房肌、心室肌、普肯耶纤维 0 相除极化的速率,减慢传导,使病理状态下的单向传导阻滞转变为双向传导阻滞,消除折返激动。

3. 绝对延长 ERP 本药阻滞钾通道和钙通道,抑制 3 相 $K^+$ 外流及 2 相 $Ca^{2+}$ 内流,延长 APD,绝对延长 ERP,有利于消除折返激动。

4. 其他 具有较弱的负性肌力作用及血管扩张作用。

【用途】

广谱抗心律失常药,但治疗室性心律失常效果最好,临床主要用于室性期前收缩、室性心动过速等室性心律失常的治疗。

【不良反应及注意事项】

口服可引起恶心、呕吐等胃肠道反应,静脉给药浓度过高可导致低血压、传导阻滞、心力衰竭等。本药还可引起皮疹、药物热、粒细胞减少等过敏反应,长期应用可导致红斑狼疮样综合征。房室传导阻滞、低血压、心力衰竭、肝肾功能不全者慎用。

#### (二)Ⅰb类

本类药物主要作用于普肯耶纤维,能轻度阻滞钠通道,抑制 $Na^+$ 内流;明显促进 $K^+$ 外流,是临床常用的抗室性心律失常药。

**利多卡因**(lidocaine)

【药理作用】

1. 降低自律性 轻度抑制普肯耶细胞 4 相 $Na^+$ 内流,减慢 4 相自动除极化速率,降低普肯耶纤维自律性,提高心室致颤阈值。

2. 相对延长有效不应期　本药促进复极 3 相 $K^+$ 外流,缩短 APD,相对延长 ERP,有利于消除折返激动。

3. 影响病变区心肌细胞的传导性　治疗量的利多卡因对正常心脏的传导系统无明显影响。当心肌缺血时,可减慢普肯耶细胞的传导,变单向传导阻滞为双向传导阻滞;当低血钾或心肌发生部分除极化时,可加快传导,消除单向传导阻滞,消除折返激动。

【用途】

治疗各种原因导致的室性心律失常,是室性心律失常的首选药之一。特别对急性心肌梗死引起的室性期前收缩、室性心动过速、心室纤颤等有较好疗效。也可用于防治全身麻醉、强心苷中毒、电转律后引起的各种室性心律失常。

【不良反应及注意事项】

可有头晕、嗜睡、视物模糊、语言及吞咽障碍等不良反应。剂量过大或推注过快可出现呼吸抑制、房室传导阻滞、血压下降甚至窦性停搏。心功能不全、肝功能障碍等患者宜减少剂量和减慢给药速度。

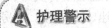

> ⚠ 护理警示
>
> 　　利多卡因静脉推注速度不宜过快,否则,危险!

### 美西律(mexiletine)

美西律的化学结构和药理作用与利多卡因相似。其特点是可口服、作用弱但维持时间长,一次口服作用维持 6~8 小时。主要用于室性心律失常,特别对急性心肌梗死、洋地黄中毒、心脏手术诱发的室性心律失常疗效好,对利多卡因治疗无效的患者仍有效。

口服可引起恶心、呕吐等胃肠道反应,静脉注射剂量过大可导致震颤、眩晕、共济失调、心动过缓、传导阻滞等。心功能不全、心源性休克、心室内传导阻滞者禁用。

### 苯妥英钠(phenytoin sodium)

【药理作用及用途】

苯妥英钠作用类似于利多卡因,降低普肯耶纤维自律性,相对延长 ERP。但能增加房室结 0 期除极化速率而加快其传导,故可改善强心苷中毒所致的房室传导阻滞。此外,苯妥英钠尚可与强心苷竞争 $Na^+$-$K^+$-ATP 酶,减轻强心苷的中毒,并抑制强心苷中毒所致的迟后除极和触发活动。临床主要用于治疗室性心律失常,尤其对强心苷中毒引起的室性心律失常疗效较好。

【不良反应及注意事项】

主要不良反应为静脉注射过快易引起低血压、呼吸抑制和心律失常。原有窦性心动过缓或严重房室传导阻滞等心脏疾病患者禁用。孕妇禁用。

（三）Ⅰc 类

本类药物重度阻滞钠通道,抑制 $Na^+$ 内流,降低动作电位 0 相上升的速率和幅度,显著降低心肌的传导性。代表药物为普罗帕酮。

### 普罗帕酮(propafenone)

普罗帕酮为具有局麻作用的抗心律失常药,化学结构类似于普萘洛尔,能显著阻滞钠通道,抑制心房、心室、普肯耶等快反应细胞的 $Na^+$ 内流,使其传导减慢,自律性降低;阻滞钾通道,延长心肌细胞的 APD,且绝对延长 ERP。本药尚有较弱的 β 肾上腺素受体阻断作用和钙通道阻滞作用,能降低窦房结自律性和房室结传导性,为广谱抗心律失常药。

临床主要治疗室性期前收缩、室上性心动过速、心房纤颤等,对冠心病、高血压引起的心律失常疗效较好。用量过大可致房室传导阻滞、直立性低血压、心力衰竭、增加心肌梗死后患者的死亡率等。

普罗帕酮一般不与其他抗心律失常药合用,以免加重不良反应。

## 二、Ⅱ类 β肾上腺素受体阻断药

### 普萘洛尔（propranolol）

**【抗心律失常作用】**

普萘洛尔能竞争性阻断β肾上腺素受体,使窦房结、房室结及普肯耶纤维的自律性降低,在运动及情绪激动时作用明显;减少儿茶酚胺所致的迟后除极,降低触发活动;减慢房室结传导并明显延长其ERP,有利于消除折返激动;高浓度时可抑制$Na^+$内流,降低普肯耶纤维等快反应细胞的自律性和传导速率。

**【用途】**

主要治疗室上性心律失常,特别对交感神经过度兴奋引起的快速型心律失常疗效较好,如窦性心动过速、心房纤颤、心房扑动、阵发性室上性心动过速等,是窦性心动过速的首选药;治疗室性心律失常也有效,尤其对运动或情绪激动诱发的室性心律失常效果良好;与强心苷或钙通道阻滞药合用,可控制心房扑动、心房颤动及阵发性室上性心动过速时的室性频率;心肌梗死患者用药后可减少心律失常的发生、缩小心肌梗死范围、降低死亡率。

**【不良反应及注意事项】**

可引起窦性心动过缓,房室传导阻滞,甚至诱发心力衰竭、支气管哮喘等。长期应用突然停药会产生反跳现象。高脂血症和糖尿病患者慎用。病态窦房结综合征、房室传导阻滞、支气管哮喘等患者禁用。

### 阿替洛尔（atenolol）

阿替洛尔为长效、选择性$β_1$肾上腺素受体阻断药。一次口服$t_{1/2}$约7小时,对血管、支气管等部位的$β_2$肾上腺素受体影响小。抗心律失常作用和用途与普萘洛尔相似,可用于伴有糖尿病、支气管哮喘等疾病的患者。

### 美托洛尔（metoprolol）

美托洛尔为$β_1$肾上腺素受体阻断药,作用较普萘洛尔弱。较大剂量对$β_2$肾上腺素受体也有阻断作用,支气管哮喘等患者慎用。

## 三、Ⅲ类 延长动作电位时程药

本类药物主要作用是抑制电压依赖性钾通道,显著抑制钾离子外流。常用药物有胺碘酮、索他洛尔等。

### 胺碘酮（amiodarone）

胺碘酮口服吸收缓慢,一周后生效,停药后作用仍可维持4~6周,主要经肝代谢。

**【药理作用】**

胺碘酮能显著阻滞钾通道,抑制$K^+$外流,抑制复极过程,延长心房肌、心室肌和普肯耶纤维的APD及ERP;阻滞钠通道和钙通道,降低心房、窦房结、普肯耶纤维的自律性,减慢房室结、普肯耶纤维等传导系统的传导速率。此外,本药还能非竞争性阻断α及β肾上腺素受体,扩张冠状动脉,减少心肌耗氧量。

**【用途】**

胺碘酮为广谱抗心律失常药,治疗各种室上性和室性心律失常。对心房颤动、心房扑动和室上性心动过速疗效最好,也是治疗预激综合征的常用药。静脉注射用于阵发性室上性心动过速及利多卡因治疗无效的室性心动过速。

**【不良反应及注意事项】**

口服可引起恶心、便秘等消化系统反应,长期使用引起肝损害;静脉注射过快可致窦性心动过缓、房室传导阻滞、低血压等,偶见尖端扭转性室性心律失常;少数患者用后发生甲状腺功能亢进或减退;用药超过3周,角膜或皮肤组织可有褐色颗粒沉淀,停药后自行消退;极少数患者长期用药可致肺间质纤维化。

## 四、Ⅳ类 钙通道阻滞药

### 维拉帕米(verapamil)

维拉帕米通过阻滞心肌细胞膜的钙通道和钾通道,产生以下作用:①降低窦房结的自律性,减少或取消后除极所引起的触发活动;②降低窦房结、房室结的传导性,防止心房扑动或心房颤动引起的心室率加快;③延长窦房结、房室结的ERP,大剂量也可延长普肯耶纤维的ERP,有利于消除折返激动。本药尚有扩张冠状动脉、抑制血小板聚集的作用。

治疗室上性心动过速,为阵发性室上性心动过速的首选药;控制心房颤动、心房扑动时的心室频率。对室性心律失常效果较差。

（姚　伟）

**思考题**

1. 利多卡因治疗哪种心律失常效果好？为什么？
2. 抗心律失常药最主要的共性不良反应是什么？

# 第十八章　抗慢性心功能不全药

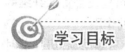

**学习目标**

1. 掌握抗慢性心功能不全药强心苷类、肾素-血管紧张素系统抑制药、利尿药、醛固酮拮抗药、β肾上腺素受体阻断药的药理作用、用途、不良反应及用药注意事项。

2. 能根据药物的药理作用、用途、不良反应及注意事项制定护理措施；初步具有对患者、家属进行相关护理宣教的能力；能及时发现药物中毒的先兆及诱发中毒的各种存在因素。

慢性心功能不全药又称充血性心力衰竭（congestive heart failure，CHF）是由不同原因引起的慢性心脏损害综合征。通常是指在适当的静脉回流情况下，心排出量相对或绝对减少，不能满足机体组织需求的一种病理状态，临床以组织血液灌注不足及肺循环或体循环淤血为主要特征。引起CHF的病因很多，如高血压、先天性心脏病、心脏瓣膜病、缺血性心脏病等。CHF发生时，交感神经系统、肾素-血管紧张素系统被过度激活，其他内源性血管活性物质也发生变化，这在早期对改善心脏功能有一定代偿意义，长期过度激活，可引起心室重构，成为促使CHF恶化的重要因素。

CHF的治疗目标不仅是改善症状，更重要的是防止和逆转心室重构，降低住院率和死亡率。治疗CHF的药物种类较多，其中基本药物有利尿药、地高辛、ACE抑制药、AngⅡ受体阻断药、抗醛固酮药、β肾上腺素受体阻断药。利尿药和地高辛只能缓解症状，其他四类药物则能改善预后，降低病死率。

根据药物的作用及作用机制，将抗慢性心功能不全药分为以下几类：

1. 利尿药　呋塞米、氢氯噻嗪等。

2. 肾素-血管紧张素系统抑制药。

（1）血管紧张素Ⅰ转换酶抑制药：卡托普利、依那普利等。

（2）血管紧张素Ⅱ受体阻断药：氯沙坦

（3）醛固酮拮抗药：螺内酯等

3. β肾上腺素受体阻断药　卡维地洛、美托洛尔、比索洛尔等。

4. 强心苷类　地高辛、去乙酰毛花苷、毒毛花苷K等。

5. 其他抗CHF药　扩血管药（哌唑嗪、硝普钠等）、钙通道阻滞药（氨氯地平等）、非苷类正性肌力药（β肾上腺素受体激动药、磷酸二酯酶抑制药等）。

## 第一节　常用抗慢性心功能不全药

### 一、利　尿　药

利尿药（见第十四章）是治疗CHF的基础药物，是唯一能充分控制CHF患者体液潴留的药物，适用于体液潴留的CHF患者。本类药物通过减少血容量及扩张血管，缓解肺水肿及外周水肿。轻度 CHF 可单用噻嗪类,中度 CHF 合用留钾利尿药,重度 CHF 应静脉使用高效利尿药,以迅速缓解水肿症状。使用排钾利尿药应注意补钾。

## 二、肾素－血管紧张素系统抑制药

### (一)血管紧张素 I 转换酶抑制药

血管紧张素转化酶抑制药(见第十五章)不仅使 CHF 患者的水钠潴留减轻、心排出量增加、心肌耗氧量降低、心脏功能改善,而且能阻止或逆转由 Ang II、醛固酮、去甲肾上腺素等所致的心室或血管重构,降低 CHF 患者的病死率,改善预后。

临床用于各种原因引起的 CHF,是治疗 CHF 的基础药,所有 CHF 患者均需长期应用(有禁忌证或不能耐受者除外)。与 β 肾上腺素受体阻断药或利尿药合用可显著提高疗效、降低病死率。用药过程中要监测肾功能和血清电解质。

### (二)血管紧张素 II 受体阻断药

血管紧张素 II 受体阻断药(见第十五章)能阻断 Ang II 与 AT$_1$ 受体结合,拮抗 Ang II 的作用。用于慢性心力衰竭的药物有氯沙坦、缬沙坦、厄贝沙坦。不能耐受 ACE 抑制药的患者、使用 ACE 抑制药或 β 肾上腺素受体阻断药后仍有症状的患者,推荐加用本类药物。

### (三)抗醛固酮药

CHF 患者血中醛固酮的浓度是正常的 20 倍,大量的醛固酮不仅可引起水钠潴留,还可导致冠状动脉痉挛、室性心律失常甚至猝死。螺内酯(见第十四章)为抗醛固酮药的代表,通过阻断醛固酮的作用,以减轻 CHF 的症状,改善预后。在地高辛、ACE 抑制药、β 肾上腺素受体阻断药、利尿药常规治疗的基础上加用螺内酯,可使 CHF 患者的相对病死率显著降低。本药主要用于重度 CHF 患者。高血钾、肾功能不全者禁用。

## 三、β 肾上腺素受体阻断药

β 肾上腺素受体阻断药由于对心肌有抑制作用,曾被列为慢性心力衰竭的禁用药,但随着临床治疗学的进展,发现本类药物对某些心力衰竭有良好的治疗效果。常用药物有卡维地洛(carvedilol)、美托洛尔(metoprolol)、比索洛尔(bisoprolol)。

【药理作用】

1. 拮抗交感活性　本类药物通过阻断 β 肾上腺素受体,拮抗心力衰竭时交感神经对心脏的毒性作用。用药后心率减慢,左室充盈时间延长,心肌血流灌注增加,耗氧量减少,降低 CHF 时心律失常及猝死的发生率。

2. 抑制 RAS 的激活　β 肾上腺素受体阻断药可抑制肾素分泌,减少 Ang II 的生成和醛固酮释放,使血管扩张,水钠潴留减少,心脏前、后负荷减轻,有利于 CHF 的控制。

3. 上调肾上腺素 β$_1$ 受体　长期应用可上调 β$_1$ 肾上腺素受体,恢复 β$_1$ 肾上腺素受体密度及对内源性儿茶酚胺的敏感性,改善心肌收缩性能。

4. 抗心肌和血管重构　CHF 时,交感神经系统及 RAS 被过度激活,引起心血管重构。β 肾上腺素受体阻断药通过拮抗这两个系统,发挥抗心血管重构的作用,这是本类药物治疗慢性心功能不全的重要理论基础。

【用途】

慢性收缩性心力衰竭、无症状性心力衰竭、病情稳定的心力衰竭均必须应用 β 肾上腺素受体阻断药,且需终生使用,除非有禁忌证或不能耐受。扩张性心肌病或缺血性心肌病引起的 CHF 应用后效果最好。用药早期有心功能降低的征象,连续用药(平均 3 个月以上)可显著改善心功能及心室重构,提高存活率,降低猝死率。

**【不良反应及注意事项】**

不良反应见第五章,用药注意事项包括:

1. 治疗 CHF 时,应在使用利尿药、ACE 抑制药或地高辛等药物的基础上、在病情相对稳定的前提下应用。从小剂量开始,并且要严密监测患者的呼吸、脉搏、血压、心率、尿量、水肿程度、末梢循环情况等,根据用药反应,缓慢调整剂量。

2. CHF 患者在能够耐受又不引起心力衰竭加重的情况下应坚持长期服用,连续用药症状可得到改善,即使症状不改善,也能阻止病情进展。

3. 禁用于支气管哮喘、心动过缓、Ⅱ 度及以上房室传导阻滞(安置起搏器者除外)等,CHF 患者有明显液体潴留时,需经利尿达到干体重后再开始应用。

# 四、强心苷类药

## 地高辛(digoxin)

**【药动学特点】**

地高辛口服吸收率存在较大的个体差异,不同厂家、不同批号的相同制剂生物利用度不同,用药时应注意选择同一来源、同一批号的制剂。人肠道菌群可灭活地高辛,同时使用某些抗生素,可升高地高辛的血药浓度,甚至诱发地高辛中毒。本药在体内分布广,可通过血-脑脊液屏障,主要以原形经肾排泄。$t_{1/2}$ 36 小时,毒性完全消失需 1~2 天。

**【药理作用】**

1. 正性肌力作用 地高辛可直接作用于心肌细胞,对正常心脏和衰竭心脏皆有正性肌力作用。其作用特点是:①使心肌收缩敏捷、有力,缩短收缩期,相对延长舒张期;②增加衰竭心脏排出量(对正常心排出量无影响);③降低衰竭心脏的耗氧量。

治疗量的地高辛与心肌细胞膜上的强心苷受体 $Na^+$-$K^+$-ATP 酶结合并抑制其活性,使细胞内 $Na^+$ 增多,$K^+$ 减少,进而激活 $Na^+$-$Ca^{2+}$ 交换机制,导致细胞内 $Ca^{2+}$ 浓度增加,心肌收缩力增强。

2. 负性频率作用 地高辛显著减慢 CHF 患者的心率。治疗量地高辛通过增强心肌收缩力,增加衰竭心脏排出量,反射性兴奋迷走神经,使心率减慢。本药还可直接兴奋迷走神经、增敏窦弓感受器、提高窦房结对乙酰胆碱的反应性,使心率减慢。

地高辛的负性频率作用可使心脏做功减少,有利于心脏休息;舒张期延长,回心血量增加,心排出量增多;冠状动脉的血流灌注增加,有利于心脏功能改善。

3. 对心肌电生理特性的影响 治疗量的地高辛反射性兴奋迷走神经,促使 $K^+$ 外流,抑制 $Ca^{2+}$ 内流,降低窦房结自律性,缩短心房肌不应期,减慢房室结传导速度;中毒量的地高辛严重抑制 $Na^+$-$K^+$-ATP 酶,使心肌细胞内 $Ca^{2+}$ 大量增加、$K^+$ 显著减少,导致心肌细胞自律性升高、传导减慢,产生各种心律失常,以室性期前收缩、室性心动过速多见。

4. 对神经及内分泌的影响 治疗量的地高辛能降低交感神经活性、抑制肾素-血管紧张素-醛固酮系统、提高迷走神经的兴奋性,对 CHF 患者的神经内分泌有良性调节作用。中毒量的地高辛可提高交感神经活性,兴奋延脑催吐化学感受区,兴奋脑干副交感中枢等。

5. 利尿作用 地高辛通过改善心功能,使肾血流量和肾小球滤过增加,同时还可直接抑制肾小管 $Na^+$-$K^+$-ATP 酶,减少肾小管对 $Na^+$ 重吸收,促进钠和水的排出,发挥利尿作用。

6. 对血管的作用 地高辛能直接收缩血管,特别是下肢血管、肠系膜血管、冠状血管等,使外周阻力增加。CHF 患者用药后,因降低交感神经活性的作用超过直接收缩血管的效应,故血管阻力有所下降,心排出量及组织灌流增加。

【用途】

1. 治疗 CHF　地高辛对多种原因所致的 CHF 有效,但病因不同,其疗效有一定差异:①对 CHF 伴心房颤动的患者疗效最佳;②对高血压、先天性心脏病、心瓣膜病等引起的低排出量性 CHF 疗效良好;③对严重贫血、甲状腺功能亢进、维生素 $B_1$ 缺乏症等高排出量性 CHF 及伴有心肌缺氧、能量产生障碍的 CHF(如肺源性心脏病、活动性心肌炎等)疗效较差;④对有机械阻塞病变,如严重二尖瓣狭窄、缩窄性心包炎等引起的 CHF 无效。

2. 治疗某些心律失常

(1)治疗心房颤动:心房颤动的主要危害是心房过多的冲动通过房室结下传至心室,引起心室率过快,导致严重循环障碍。地高辛通过兴奋迷走神经及直接抑制房室结,使较多的心房冲动被阻滞于房室结,减慢心室率。

(2)治疗心房扑动:心房扑动的频率虽低于心房颤动,但冲动更易传入心室。地高辛通过缩短心房不应期,使心房扑动转为心房颤动,继而发挥治疗心房颤动的作用。

(3)治疗阵发性室上性心动过速:地高辛通过兴奋迷走神经,终止阵发性室上性心动过速,多在压迫颈动脉窦等治疗方法无效时使用。

【不良反应及注意事项】

地高辛安全范围较小,一般治疗量已接近中毒量的 60%,且个体差异大,毒性反应发生率高。

1. 胃肠道反应　常见恶心、呕吐、腹泻等。剧烈呕吐是早期中毒症状,是减量或停药的指征。

2. 神经系统反应　可有眩晕、头痛、疲倦、失眠和谵妄等症状,也可出现视觉障碍如黄视症、绿视症等。视觉障碍是中毒先兆,是停药指征之一。

3. 心脏毒性反应　是地高辛最严重的毒性反应。中毒量的地高辛严重抑制 $Na^+$-$K^+$-ATP 酶,导致各种心律失常的发生,常见以下类型:①快速型心律失常:如室性期前收缩、二联律、三联律、室性心动过速、室颤等,其中室性期前收缩出现最早、最常见;②房室传导阻滞;③窦性心动过缓。

用药过程中一旦出现窦性心动过缓、室性期前收缩等皆属中毒,应立即停药。

【护理要点提示】

1. 用药前　①明确用药目的;②仔细询问病史,掌握患者的基本情况及用药史,记录患者的心率、心律、血压、尿量、体重及心电图变化等;③明确患者是否有禁忌证,心率低于 60 次/分或有室性心动过速、房室传导阻滞等禁用地高辛;④对慢性心力衰竭患者,应指导其严格按医嘱用药,告知患者本类药物可能出现的不良反应的各种表现,要求患者不可因漏服而自行补服或加倍补服,不可自行停药或随意加用其他药物;⑤提醒患者将用药后的反应主动、及时报告给医护人员;⑥提醒患者用药期间应饮食含钾丰富、易消化的食物,少食多餐,避免过饱,勿用力大便,必要时使用缓泻药。老年或儿童患者若正在使用钙制剂,应嘱咐其暂时停用。

2. 用药期间　①密切监测患者的心率、心律、尿量、体重、心电图等,有条件应监测血浆药物浓度;②观察是否有诱发地高辛中毒的因素存在,如低血钾、低血镁、高血钙、缺氧、肾功能不全以及是否合用胺碘酮、维拉帕米、奎尼丁等;③避免静脉推注钙剂,使用排钾利尿药应及时适量补钾;④若必须在凌晨 4 时左右给药,应特别注意观察中毒症状的出现,因在此时间 CHF 患者对地高辛、去乙酰毛花苷等药物的敏感性最高,易发生中毒;⑤密切观察是否有呕吐、视觉障碍、心悸等中毒先兆的出现,特别当出现室性期前收缩或心率突然低于 60 次/分,或出现心跳节律改变时应立即停药并及时报告医生。一旦确诊中毒,配合医生做出正确处理;⑥对药物疗效作出评价。

### 去乙酰毛花苷（deslanoside）

去乙酰毛花苷口服不易吸收,需静脉注射给药,用药后约 20 分钟左右生效,以原形经肾排泄,$t_{1/2}$23 小时,毒性完全消失约 1.5 天,主要治疗急性充血性心力衰竭。

本类药物还有洋地黄毒苷（digitoxin）、毒毛花苷 K（strophanthin K）等。

# 第二节　其他抗慢性心功能不全药

## 一、血管扩张药

血管扩张药是治疗 CHF 的辅助药物,主要用于重度 CHF 及合用强心苷类、利尿药无效的难治性心力衰竭。

### 硝酸酯类（nitrate esters）

硝酸酯类药物中常用的为硝酸甘油。本类药物能扩张静脉,减少回心血量,降低心脏前负荷,降低肺楔压,缓解肺淤血及呼吸困难症状;选择性舒张心外膜的冠状血管,改善心肌供氧。适用于冠心病、肺楔压增高的 CHF 患者。

### 肼屈嗪（hydralazine）

肼屈嗪可扩张小动脉,降低心脏后负荷,增加心排出量,降低收缩期心室壁张力,对二尖瓣关闭不全病例有减少反流分数作用,肼屈嗪对心肌尚有中等程度的正性肌力作用,有利于心衰的纠正。但本药可反射性激活交感神经及 RAS,不宜长期单独使用。临床主要用于肾功能不全或对 ACE 抑制药不能耐受的 CHF 患者。

### 硝普钠（nitroprusside sodium）

硝普钠可扩张小动脉和小静脉,降低心脏前、后负荷。静脉滴注 2 分钟左右发挥作用,可快速控制症状,适用于需迅速缓解急性肺水肿的危重病例。

### 哌唑嗪（prazosin）

哌唑嗪阻断 $\alpha_1$ 受体,扩张小动脉和小静脉,但以扩张小动脉更明显,使心脏前、后负荷降低,心排出量增加,肺楔压下降,对缺血性心脏病所引起的 CHF 疗效好。

## 二、非苷类正性肌力药

### 多巴酚丁胺（dobutamine）

多巴酚丁胺激动 $\beta_1$ 受体,增强心脏收缩力,降低外周血管阻力,提高衰竭心脏的排出量。本药有诱发心律失常和心绞痛的潜在危险,长期应用可产生耐受性并增加 CHF 的死亡率,不适用于 CHF 的常规治疗。临床主要用于使用强心苷效果差的严重左心功能不全、心肌梗死后心功能不全的短期治疗。

本类药物还有异布帕明（ibopamine）等。

### 米力农（milrinone）

米力农能抑制磷酸二酯酶Ⅲ（PDEⅢ）,增加细胞内钙离子含量,使心肌收缩力增强、血管扩张,从而缓解 CHF 的临床症状,提高运动耐力。但本药长期应用可引起严重心律失常,甚至缩短生存时间。临床主要用于心力衰竭时短暂的支持疗法,特别是对强心苷、利尿药、血管扩张药反应不敏感的 CHF 患者。

本类药物还有维司力农（vesnarinone）等。

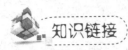 知识链接

**慢性心功能不全的分期**

　　美国纽约心脏协会(NYHA)将心功能分为四级。Ⅰ级:心脏病患者日常活动不受限;Ⅱ级:心脏病患者日常活动轻度受限,休息时无自觉症状;一般体力活动时出现呼吸困难、心悸等心衰症状;Ⅲ级:心脏病患者体力活动明显受限,低于日常活动量即出现心衰症状;Ⅳ级:心脏病患者丧失体力活动能力,休息时出现心衰症状。2005年,美国心脏协会/美国心脏病学会根据心衰发展的过程,将心衰分为四个阶段。阶段A(前心衰阶段),包括心衰的高危人群(如高血压病、冠心病等),目前尚无心脏功能异常,也无心衰症状和体征。阶段B(前临床心衰阶段),已发展成结构性心脏病(如左室肥厚等),但无心衰症状,相当于NYHA心功能Ⅰ级。阶段C(临床心衰阶段),患者已有结构性心脏病,以往或目前有心衰症状和(或)体征,包括NYHA心功能Ⅱ级、Ⅲ级和部分Ⅳ级。阶段D(难治性终末期心衰),患者有进行性结构性心脏病,虽经积极治疗,休息时仍有症状,包括部分NYHA心功能Ⅳ级患者。

(姚　伟)

 思考题

　　1. β肾上腺素受体阻断药对心肌有抑制作用,为什么还用于慢性心力衰竭的治疗?
　　2. 地高辛的护理要点有哪些?

笔记

# 第十九章 | 抗动脉粥样硬化药

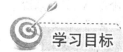 学习目标

1. 掌握他汀类调血脂药的作用特点、用途及主要不良反应；熟悉苯氧酸类调血脂药的作用特点及用途，了解其他调血脂药的调血脂作用。

2. 初步具有观察本类药物疗效及不良反应的能力，并具有对患者及其家属进行相关护理宣教的能力。

## 第一节 调 血 脂 药

血脂是血浆中所含脂类的总称，包括胆固醇(Ch)、甘油三酯(TG)、磷脂(PL)及游离脂肪酸(FFA)等。血脂在血浆中分别与载脂蛋白(apo)结合，形成血浆脂蛋白(LP)，溶于血浆进行转运与代谢。人体血浆中的脂蛋白可分为乳糜微粒(CM)、极低密度脂蛋白(VLDL)、中间密度脂蛋白(IDL)、低密度脂蛋白(LDL)和高密度脂蛋白(HDL)等。

一种或多种血脂高于正常值称为高脂血症。由于血脂以 LP 形式进行转运，故高脂血症常是高脂蛋白血症的反映，一般将高脂蛋白血症分为 6 型(表 19-1)。脂代谢失常是动脉粥样硬化(atherosclerosis,AS)的危险因素。

表 19-1  高脂蛋白血症的分型

| 分型 | 脂蛋白变化 | | 血脂变化 | |
| --- | --- | --- | --- | --- |
| I | CM | ↑ | TG ↑↑↑ | TC ↑ |
| IIa | LDL | ↑ | | TC ↑↑ |
| IIb | VLD 及 LDL | ↑ | TG ↑↑ | TC ↑↑ |
| III | IDL | ↑ | TG ↑↑ | TC ↑↑ |
| IV | VLDL | ↑ | TG ↑↑ | |
| V | CM 及 VLDL | ↑ | TG ↑↑ | TC ↑ |

调血脂药是指能改善脂蛋白代谢异常，对动脉粥样硬化具有防治作用的药物。

### 一、羟甲基戊二酰辅酶 A 还原酶抑制药

羟甲基戊二酰辅酶 A(3-羟基-3-甲基戊二酰辅酶 A,HMG-CoA)还原酶抑制是目前最强的降低血浆胆固醇的药物,因此类药物的音译结尾为他汀,也称为他汀类药物。

## 辛伐他汀（simvastatin）

**【药动学特点】**

口服吸收较好，生物利用度 60%~85%，半衰期较短，主要在肝内代谢，大部分经消化道排泄，少量由肾排出。

**【药理作用】**

治疗剂量的他汀类药物有明显的调血脂作用，能明显降低 LDL-C，降 TC 次之，对 TG 的作用较弱，可使 HDL-C 轻度升高。调脂作用呈剂量依赖性。用药 2 周后出现明显疗效，4~6 周达最大效应。其作用机制是竞争性抑制肝细胞合成胆固醇过程中的限速酶——HMG-CoA 还原酶，减少内源性胆固醇合成，代偿性地增加肝细胞膜 LDL 受体数量并提高其活性，使血浆 LDL 的清除增加。

**【用途】**

用于治疗以胆固醇升高为主的高脂蛋白血症，特别是伴有 LDL-C 升高者可作为首选药，对杂合子家族性或非家族性Ⅱa 型高脂蛋白血症疗效最好。也可用于Ⅱb 型和Ⅲ型高脂蛋白血症以及 2 型糖尿病、肾病综合征引起的高胆固醇血症。对病情严重者可与胆汁酸结合树脂合用。对显著的高甘油三酯血症和乳糜微粒血症效果差。

**【不良反应及注意事项】**

他汀类药物不良反应较少。约 10% 患者有轻度胃肠症状、头痛或皮疹。偶见肝毒性，少数患者出现无症状性转氨酶升高，停药后可恢复。也有少数患者发生肌痛、无力、肌酸磷酸激酶（CPK）升高等肌病表现，多见于大剂量用药者。用药期间应定期检查肝功能，有肌痛者应检测 CPK，必要时停药。孕妇、哺乳期妇女及转氨酶持续升高者禁用。

护理警示

　　肝脏疾病者应注意肝功能变化！

临床常用本类药物还有：洛伐他汀（lovastatin）、普伐他汀（pravastatin）、氟伐他汀（fluvastatin）等。

# 二、胆汁酸结合树脂

## 考来烯胺（cholestyramine）和考来替泊（colestipol）

**【药理作用】**

是一类碱性阴离子交换树脂，不溶于水，口服不吸收，也不易被消化酶破坏，能与胆汁酸结合形成络合物，阻断胆汁酸的肝肠循环，促其从肠道排泄。由于胆汁酸减少，促使肝中胆固醇转化为胆汁酸，使胆固醇含量降低，导致肝细胞表面 LDL 受体数量增加，促进血浆中 LDL 向肝中转移，导致血浆 TC 和 LDL-C 浓度下降。由于肠腔中胆汁酸减少，使食物中的胆固醇吸收减少，这也是此类药物降低胆固醇的原因之一。

**【用途】**

用于治疗高胆固醇血症为主的高脂蛋白血症，主要用于Ⅱa 型高脂蛋白血症，对Ⅱb 型高脂蛋白血症，应与降 TG、VLDL 的药物合用。

**【不良反应及注意事项】**

常见腹胀、嗳气、便秘等消化道症状。长期应用，可引起脂溶性维生素缺乏，应注意补充。

# 三、烟　酸　类

## 烟酸（nicotinic acid）

烟酸属 B 族维生素，药理剂量具有调血脂作用。烟酸为广谱调血脂药，大剂量用量能迅速降低血浆 VLDL 和 TG 浓度，用药后 1~4 天生效，作用强度与 VLDL 水平有关；用药 5~7 天

笔记

后,LDL-C 也下降。烟酸还可使 HDL-C 浓度增高。烟酸还具有抑制血小板聚集和扩张血管作用。对 Ⅱ、Ⅲ、Ⅳ、Ⅴ型高脂血症均有效,其中对 Ⅱ b、Ⅳ型者最佳。与他汀类或贝特类合用,可提高疗效。治疗初期常见皮肤潮红、瘙痒、头痛等皮肤血管扩张现象。还可出现胃肠刺激症状如恶心、呕吐、腹泻等,可诱发溃疡病。大剂量可引起血糖升高、尿酸增加、肝功能异常。故长期使用应定期检查血糖、肝功、肾功。痛风、消化性溃疡、糖尿病患者禁用。

## 四、苯氧酸类

此类药物又称贝特类(fibrates)。最早应用的药物为氯贝特(clofibrate,氯贝丁酯,安妥明),降脂作用明显,但不良反应多而严重,现已少用。目前应用的新型贝特类药,药效强、毒性低,包括吉非贝齐(gemfibrozil)、苯扎贝特(bezafibrate)、非诺贝特(fenofibrate)和环丙贝特(ciprofibrate)等。

### 【药动学特点】

口服吸收快而完全,在血液中与血浆蛋白结合,不易分布到外周组织。大部分在肝脏与葡萄糖醛酸结合,少量以原形经肾排出。

### 【药理作用】

本类药物能明显降低患者血浆 TG、VLDL-C、IDL 含量,可使 HDL 升高。对 LDL 作用与患者血浆中 TG 水平有关。对单纯高三酰甘油血症患者 LDL 无影响,但对单纯高胆固醇血症患者 LDL 可下降 15%。此外,本类药物也有降低血小板黏附性和聚集性、抗凝血和降低血浆黏滞度、增加纤溶酶活性等作用。

### 【用途】

主要用于以甘油三酯增高为主的高脂血症,即 TG 或 VLDL 升高为主,如 Ⅱ b、Ⅲ、Ⅳ型高脂血症,尤以 Ⅲ型效果更高,也用于 2 型糖尿病的高脂血症。

### 【不良反应及注意事项】

有轻度腹痛、腹泻、恶心等胃肠道反应,饭后服用可减轻。偶有皮疹、脱发、视物模糊、血常规异常、血清谷丙转氨酶增高等,故用药期间嘱病人定期检查肝功能和血常规。肝、肾功能不全,孕妇及哺乳期妇女慎用。

# 第二节　抗氧化药

过度氧化和氧自由基(oxygen free radical)在动脉粥样硬化的发生发展过程中发挥着重要作用,防止氧自由基脂蛋白的氧化修饰,已成为阻止动脉粥样硬化发生和发展的重要措施。

## 普罗布考(probucol)

### 【药动学特点】

口服吸收不完全,餐后服可增加吸收。本品为亲脂性抗氧化剂,主要分布于脂肪组织,半衰期较长,达 23~47 天。90% 经粪便排泄,2% 经尿液排出。

### 【药理作用】

1. 调血脂　通过抑制胆固醇的早期合成、抑制食物中胆固醇的吸收、促进胆汁酸排泄等,降低 TC、LDL 和 HDL 水平。

2. 抗氧化及抗动脉粥样硬化　本药分布于脂蛋白后本身被氧化为普罗布考自由基,阻断脂质过氧化,减少过氧化物的产生,减缓动脉粥样硬化,降低冠心病的发病率。

### 【用途】

用于治疗各型高胆固醇血症及预防动脉粥样硬化的形成。与羟甲戊二酰辅酶 A(HMG-

CoA)还原酶抑制剂、考来烯胺、烟酸合用作用增强。

**【不良反应及注意事项】**

不良反应较轻,常见恶心、腹胀、腹泻、腹痛等胃肠道反应,偶见嗜酸性粒细胞增多,肝功能异常等,个别患者 Q-T 间期延长,用药期间应定期监测心电图,心肌损害者禁用。孕妇及小儿禁用。

# 第三节　多烯脂肪酸类

多烯脂肪酸(ployenoic fatty acids)又称多不饱和脂肪酸类(polyunsaturated fatty acids,PUFAs),根据其不饱和键在脂肪酸链中开始出现的位置,分为 n-3(ω-3)型及 n-6(ω-6)型两大类,前者调血脂作用较可靠。

### n-3 型多烯脂肪酸(n-3ployenoic fatty acids)

n-3 型多烯脂肪酸包括二十碳五烯酸(EPA)、二十二碳六烯酸(DHA),主要来自于海洋生物如海藻、鱼及贝壳类中。EPA 和 DHA 可明显降低 TG 及 VLDL,升高 HDL,从而起到防止动脉粥样硬化的作用。可用于治疗高甘油三酯性高脂血症,对心肌梗死患者的预后有明显改善。不良反应较少,长期或大剂量服用可出现消化道不适,出血时间延长,免疫反应降低等,故有出血性疾病患者禁用。

# 第四节　保护动脉内皮药

多种因素(机械、化学、细菌毒素)可损伤血管内皮,改变其通透性,引起白细胞和血小板黏附,并释放各种活性因子,导致内皮进一步损伤,最终导致动脉粥样硬化斑块形成。所以保护血管内皮免受各种因子的损伤,是抗动脉粥样硬化的重要措施。

目前临床应用的保护动脉内皮的药物主要是硫酸多糖(polysaccharide sulfate),是一类含有硫酸基的多糖,从动物脏器或藻类中提取或半合成,如肝素(heparin)、硫酸类肝素(heparan sulfate)、硫酸软骨素 A(chondroitin sulfate A)、硫酸葡聚糖(dextran sulfate)等,它们带有大量负电荷,能结合在血管内皮表面,防止白细胞、血小板以及有害因子的黏附,保护血管内皮细胞免受损伤,同时,能抑制血管平滑肌细胞增生。都有抗多种化学物质致动脉内皮损伤的作用。主要用于缺血性心脑血管疾病及预防经皮冠脉成形术(PTCA)后再狭窄。

（吴　艳）

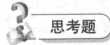

## 思考题

1. 以胆固醇升高为主的高脂血症,应选用哪类药物治疗?用药期间应注意哪些问题?

2. 苯氧酸类药物主要适合于哪种类型的高脂血症?

# 第二十章 肾上腺皮质激素类药物

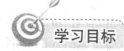 学习目标

1. 掌握糖皮质激素类药物的药理作用、用途、不良反应及注意事项；了解盐皮质激素类药物、促皮质素及皮质激素抑制药的用途。

2. 初步具有根据糖皮质激素类药物的药理作用、用途、不良反应及注意事项制定护理措施及对患者、家属进行相关护理宣教的能力。

肾上腺皮质激素（adrenocortical hormones）是肾上腺皮质分泌的各种激素的总称，属甾体类化合物，包括盐皮质激素、糖皮质激素及少量的性激素。肾上腺皮质激素类药物是指与肾上腺皮质激素生物活性相似的一类药物，临床应用的主要是糖皮质激素类药物。

## 第一节 糖皮质激素类药物

内源性糖皮质激素（glucocorticoids）主要是可的松和氢化可的松，目前临床应用的多为人工合成的糖皮质激素类衍生物，常用药物有：①短效类，如可的松（cortisone）和氢化可的松（hydrocortisone）；②中效类，如泼尼松（prednisone）、泼尼松龙（prednisolone）、甲泼尼龙（methylprednisolone）和曲安西龙（triamcinolone）；③长效类，如地塞米松（dexamethasone）和倍他米松（betamethasone）；④外用类，如氟氢可的松（fludrocortisone）和氟轻松（fluocinolone acetonide）（表 20-1）。

表 20-1 常用糖皮质激素类药物分类及作用比较

|  | 药物 | 水盐代谢（比值） | 抗炎作用（比值） | 等效剂量（mg） |
|---|---|---|---|---|
| 短效 | 氢化可的松 | 1.0 | 1.0 | 20 |
|  | 可的松 | 0.8 | 0.8 | 25 |
| 中效 | 泼尼松 | 0.3 | 4.0 | 5 |
|  | 泼尼松龙 | 0.3 | 4.0 | 5 |
|  | 甲泼尼龙 | 0 | 5.0 | 4 |
|  | 曲安西龙 | 0 | 5.0 | 4 |
| 长效 | 地塞米松 | 0 | 30 | 0.75 |
|  | 倍他米松 | 0 | 25~35 | 0.6 |
| 外用 | 氟氢可的松 | 125 | 12 | — |

 笔记

120

**【药动学特点】**

口服、注射均可吸收。氢化可的松吸收入血后约90%与血浆蛋白结合,其中约80%与皮质激素转运蛋白(CBG)结合,CBG在肝脏内合成,有肝、肾疾病者血中CBG含量减少,游离型药物增多,故作用增强。糖皮质激素类药物主要在肝代谢,可的松和泼尼松必须在肝脏分别转化为氢化可的松和泼尼松龙后才具有生物活性,故严重肝功能不全者不宜应用可的松和泼尼松。

**【药理作用】**

糖皮质激素类药大于生理剂量时,除其生理作用进一步加强外,还具有多项药理作用。

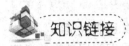 **知识链接**

**糖皮质激素的生理作用**

1. 糖代谢　促进糖原异生,减少机体组织对葡萄糖的利用,升高血糖。

2. 蛋白质代谢　促进蛋白质分解,抑制蛋白质合成,造成负氮平衡,大剂量长期应用可致生长缓慢、肌肉萎缩、骨质疏松、皮肤变薄、创伤愈合迟缓等。

3. 脂肪代谢　大剂量长期应用可激活四肢皮下酯酶,使脂肪重新分布,形成向心性肥胖。

4. 水和电解质代谢　有较弱的盐皮质激素样作用,长期使用可致水钠潴留、低血钾,还可减少小肠对钙的吸收,促进尿钙排泄,长期应用可引起骨质脱钙。

1. 抗炎作用　糖皮质激素具有强大的非特异性抗炎作用,对各种原因引起的炎症都有明显的抑制作用。在炎症早期可抑制毛细血管扩张,降低血管壁通透性,减轻充血、渗出以及白细胞的浸润和吞噬反应,从而缓解红、肿、热、痛等炎症局部症状;在炎症后期能抑制毛细血管、成纤维细胞的增生和肉芽组织的形成,防止粘连和瘢痕形成。炎症反应是机体的一种防御功能,糖皮质激素在抗炎的同时也会降低机体的防御能力,可能引起感染扩散或伤口愈合延缓。

2. 免疫抑制作用　大剂量糖皮质激素对免疫过程的许多环节都有抑制作用,小剂量主要抑制细胞免疫,大剂量也能干扰体液免疫。其作用机制可能与抑制巨噬细胞对抗原的吞噬和处理、减少外周淋巴细胞数目、抑制B细胞向浆细胞的转化、抑制许多免疫因子和过敏介质的生成和释放有关,另外其抗炎作用可减轻免疫性炎症反应。但糖皮质激素只能抑制免疫反应的过程,不能增强机体的防御能力,也不能消除抗原物质。

3. 抗内毒素作用　糖皮质激素能提高机体对内毒素的耐受力,减轻内毒素对机体的损害,还具有迅速良好的解热作用。但糖皮质激素并不能中和、破坏内毒素,且对细菌外毒素无效。

4. 抗休克作用　大剂量糖皮质激素具有抗休克作用,一方面是其抗炎、免疫抑制和抗内毒素作用的综合效应外,另一方面还可能与以下因素有关:稳定溶酶体膜,减少心肌抑制因子(MDF)的形成,从而抑制由MDF所致的心肌收缩力减弱与内脏血管收缩;降低血管对某些缩血管物质的敏感性,解除小血管痉挛,改善微循环,从而改善休克症状。

5. 对血液和造血系统的影响　刺激骨髓造血功能,使血红蛋白和红细胞含量增加,血小板和纤维蛋白原增加,能促使骨髓中的中性粒细胞进入血液,但降低其游走、吞噬等功能。还可使血液中淋巴细胞、嗜酸性和嗜碱性粒细胞减少。

6. 其他　提高中枢神经系统兴奋性,偶可诱发精神失常,大剂量可能导致儿童惊厥;增加胃酸和胃蛋白酶的分泌,降低胃黏膜的防御能力。

**【用途】**

1. 替代疗法　用于急慢性肾上腺皮质功能减退症、腺垂体功能减退症及肾上腺次全切除术后的补充治疗。

2. 治疗严重感染　主要用于中毒性感染或伴有休克者,如中毒性菌痢、暴发型流脑、中毒性肺炎、重症伤寒及败血症等的治疗,利用其抗炎、抗内毒素,抗休克等作用迅速缓解症状,帮助患者度过危险期。但糖皮质激素并无抗菌或抗病毒作用,在抗炎同时也降低了机体的防御能力,有可能引起感染加重或扩散,所以必须在合用足量有效的抗菌药物的前提下才能应用。病毒和真菌感染一般不宜选用糖皮质激素,但对于严重传染性肝炎、流行性乙型脑炎等危及生命的病毒感染也可酌情应用以缓解症状。

3. 防止某些炎症后遗症　对于某些重要器官或关键部位的炎症,如脑膜炎、胸膜炎、心包炎、风湿性心瓣膜炎、损伤性关节炎、睾丸炎、烧伤以及眼部感染等,早期应用糖皮质激素可防止或减轻炎症损害,避免粘连、瘢痕等后遗症的产生。

4. 治疗自身免疫性疾病、过敏性疾病和器官移植排斥反应

(1)治疗自身免疫性疾病:如严重风湿热、类风湿性关节炎、自身免疫性贫血、肾病综合征和系统性红斑狼疮等疾病应用糖皮质激素后可缓解症状,但不能根治,一般采用综合疗法,不宜单用。

(2)治疗过敏性疾病:如荨麻疹、花粉症、血清病、血管神经性水肿、过敏性鼻炎、支气管哮喘等,可利用糖皮质激素的抗炎、免疫抑制等作用缓解症状。

(3)用于器官移植排斥反应:糖皮质激素可抑制异体器官移植术后的排斥反应,与环孢素等免疫抑制剂合用疗效更佳。

5. 治疗各种休克　糖皮质激素可以用于各种原因引起的休克。对感染性休克,在合用足量有效的抗菌药物的同时,可及早、短时间内突击使用大剂量糖皮质激素;对过敏性休克,首选肾上腺素,严重者可合用糖皮质激素;对心源性休克和低血容量性休克,需结合病因治疗。

6. 治疗血液系统疾病　可用于急性淋巴细胞性白血病、血小板减少症、过敏性紫癜及再生障碍性贫血等,但停药后易复发。

7. 其他　对接触性皮炎、湿疹、肛门瘙痒、银屑病等皮肤病局部应用可缓解症状,但严重病例仍需配合全身用药。还可用于某些恶性肿瘤、发热等的治疗。

**【不良反应及注意事项】**

1. 长期大量应用引起的不良反应

(1)类肾上腺皮质功能亢进综合征:大剂量外源性糖皮质激素可引起糖、脂肪、蛋白质和水盐代谢紊乱,表现为满月脸、水牛背、向心性肥胖、皮肤变薄、肌肉萎缩、痤疮、多毛、水肿、高血压、低血钾、高血糖等。停药后一般可自行消退,必要时采取对症治疗。用药期间应采用低盐、低糖、高蛋白饮食,必要时可加用氯化钾以及应用抗高血压药、降血糖药等。

(2)诱发或加重感染:糖皮质激素可降低机体防御能力,长期应用可诱发感染或使体内潜在感染病灶扩散,特别是在原有疾病已使抵抗力降低的患者更易产生,还可使原来静止的结核病灶扩散、恶化。必要时可合用抗菌药物。

(3)诱发或加重消化性溃疡:糖皮质激素能刺激胃酸、胃蛋白酶分泌,同时抑制胃黏液分泌,降低胃黏膜的抵抗力,故可诱发或加重胃、十二指肠溃疡,甚至造成消化道出血或穿孔。

(4)心血管系统并发症:长期应用可引起高血压和动脉粥样硬化。

(5)骨质疏松:糖皮质激素抑制骨蛋白质合成,增加钙、磷排泄引起骨质疏松,严重者可出现自发性骨折,股骨头坏死。

(6)其他:还能诱发糖尿病;诱发精神失常和癫痫发作;引起肌肉萎缩、伤口愈合迟缓;

影响儿童生长发育;升高眼压。对孕妇偶可引起畸胎。

2. 停药反应

（1）医源性肾上腺皮质功能不全:长期应用时,大量外源性糖皮质激素会反馈性抑制垂体 ACTH 的分泌,使肾上腺皮质失用性萎缩,内源性激素分泌减少,当突然停药或减量过快时,可能出现恶心、呕吐、肌无力、低血糖、低血压等肾上腺皮质功能不全症状,在合并感染、手术、创伤等应激情况时甚至可出现肾上腺危象。故长期应用糖皮质激素应逐渐减量,缓慢停药;停药前后可应用 ACTH 促进肾上腺功能的恢复;停药后一年内如遇应激情况应给予糖皮质激素。

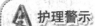

护理警示

长期应用不能突然停药,应逐渐减量,缓慢停药!

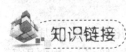知识链接

**肾上腺素皮质激素的分泌与调节**

糖皮质激素的分泌受下丘脑 - 腺垂体 - 肾上腺皮质轴的调控,由下丘脑分泌的促肾上腺皮质激素释放激素（CRH）进入腺垂体,促进促肾上腺皮质激素（ACTH）的分泌,ACTH 可促进肾上腺皮质分泌糖皮质激素。同时糖皮质激素对下丘脑和腺垂体也有负反馈作用,保证体内糖皮质激素含量的平衡。内源性糖皮质激素的分泌具有昼夜节律性,每日上午 8~10 时为分泌高峰,随后逐渐下降,午夜 12 时为最低,这是由 ACTH 分泌的昼夜节律所引起。此外机体在应激情况下,内源性糖皮质激素的分泌量会激增到平时的 10 倍左右。

（2）反跳现象:突然停药或减量过快时可出现原有症状的复发或加重,其产生原因可能与患者对激素产生了依赖或病情尚未完全控制有关,可加大剂量再行治疗,待症状缓解后再逐渐减量、停药。

糖皮质激素类药物禁用于抗菌药物不能控制的病毒或真菌感染、活动性结核病、严重高血压、充血性心力衰竭、糖尿病、骨折或创伤修复期、新近胃肠吻合术、角膜溃疡、精神病或癫痫病史、消化性溃疡、肾上腺皮质功能亢进症、孕妇等。当禁忌证和适应证同时存在时,若适应证病情危急,可慎重应用,但危急情况过后应尽早停药或减量。

【用法和疗程】

1. 大剂量突击疗法　用于严重感染及各种休克,短期内给予大剂量糖皮质激素,常选用氢化可的松、地塞米松,疗程不超过 3 天。

2. 一般剂量长程疗法　用于结缔组织病、肾病综合征、顽固性支气管哮喘、淋巴细胞性白血病等慢性病,常选用泼尼松口服,产生疗效后,逐渐减量至最小维持量,持续数月。

3. 小剂量替代疗法　用于慢性肾上腺皮质功能不全、腺垂体功能减退及肾上腺皮质次全切除术后,宜应用氢化可的松或可的松,每日给予生理需要量。

4. 隔日疗法　根据糖皮质激素分泌的昼夜节律性,可将两日总药量隔日早晨 7:00~8:00 一次顿服,称为隔日疗法。在体内内源性糖皮质激素分泌高峰时给药,可最大限度地降低对肾上腺皮质功能的抑制,减轻长期用药引起的不良反应。常选用泼尼松、泼尼松龙等中效制剂。

## 第二节　盐皮质激素类药物

盐皮质激素主要包括醛固酮（aldosterone）和去氧皮质酮（desoxycortone）,可调节机体水

笔记

盐代谢,促进肾远曲小管和集合管对钠、水的重吸收和钾的排出,即潴钠排钾作用,对糖代谢影响较小,在维持机体的电解质平衡方面有重要作用。其分泌主要受肾素-血管紧张素系统、血 $K^+$ 及血 $Na^+$ 水平的调节。

去氧皮质酮具有类似醛固酮的作用,可用于原发性肾上腺皮质功能减退症的替代治疗,补充机体盐皮质激素分泌的不足,维持正常水和电解质平衡。

# 第三节　促皮质素及皮质激素抑制药

## 一、促 皮 质 素

**促皮质素**（corticotrophin,ACTH）

促皮质素由腺垂体合成和分泌,能促进肾上腺皮质合成和分泌氢化可的松、皮质酮等肾上腺皮质激素。药用品由动物垂体提取,口服易被消化酶破坏,需注射给药。主要用于 ACTH 兴奋试验以及长期应用糖皮质激素者在停药前兴奋肾上腺皮质功能,但对肾上腺皮质功能完全丧失者无效。

## 二、皮质激素抑制药

**美替拉酮**（metyrapone）

美替拉酮为 11β- 羟化酶抑制剂,能抑制皮质醇的生物合成,导致体内内源性糖皮质激素减少,并能反馈性促进 ACTH 分泌。可用于库欣综合征的鉴别诊断（美替拉酮试验）以及库欣综合征的治疗。

**米托坦**（mitotane）

米托坦可选择性作用于肾上腺皮质束状带和网状带细胞,使其萎缩、坏死,使血液中氢化可的松及其代谢产物迅速减少,但不影响球状带细胞,醛固酮分泌不受影响。用于不能手术切除的肾上腺皮质恶性肿瘤及皮质恶性肿瘤术后的辅助治疗。

**（王　梅）**

思考题

1. 糖皮质激素类药物用于严重感染时为什么必须合用足量有效的抗菌药物?
2. 糖皮质激素类药物长期应用为什么不能突然停药?

# 第二十一章 | 甲状腺激素类药和抗甲状腺药

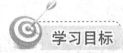

**学习目标**

1. 掌握硫脲类抗甲状腺药的药理作用、用途、不良反应及用药注意事项;熟悉碘和碘化物的作用特点、用途及不良反应;了解甲状腺激素类药的药理作用与用途。

2. 初步具有根据抗甲状腺药的药理作用、用途、不良反应及注意事项制定护理措施及对患者、家属进行相关护理宣教的能力。

## 第一节 甲状腺激素

甲状腺激素是由甲状腺合成和分泌的激素,包括甲状腺素(thyroxine,$T_4$)和三碘甲状腺原氨酸(triiodothyronine,$T_3$)。$T_3$的生物活性高于$T_4$,外周组织中的$T_4$可转化为$T_3$起作用。甲状腺激素类药主要包括由动物甲状腺脱脂、干燥、研碎制得的甲状腺片(thyroid tables),以及人工合成的左甲状腺素和碘塞罗宁(liothyronine)。

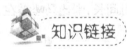

**甲状腺激素的合成、贮存、释放和调节**

1. **合成** 甲状腺腺泡上皮细胞通过碘泵主动摄取血液的$I^-$,在过氧化酶的作用下被活化成为活性碘($I^0$);活性碘可使甲状腺球蛋白(TG)的酪氨酸残基碘化,生成一碘酪氨酸(MIT)和二碘酪氨酸(DIT);再在过氧化酶作用下两分子DIT缩合生成$T_4$,或一分子MIT和一分子DIT缩合生成$T_3$。

2. **贮存与释放** 合成好的甲状腺激素贮存在甲状腺腺泡腔内,在蛋白水解酶的作用下释放进入血液。

3. **调节** 受下丘脑-垂体-甲状腺轴的调节。腺垂体分泌的促甲状腺激素(TSH)可促进甲状腺细胞增生,促进甲状腺激素的合成与释放,而血中$T_4$与$T_3$浓度增高时,可反馈性抑制TSH释放。

【药理作用】

1. **维持生长发育** 促进蛋白质合成和骨骼、中枢神经系统的生长发育,特别是对长骨和大脑的发育尤为重要。胎儿或新生儿甲状腺功能低下,可表现为以智力低下和身材矮小为特征的呆小病;成人则引起以中枢神经兴奋性降低、记忆力减退为主要表现的黏液性水肿。

2. **促进代谢** 促进物质氧化,增加组织耗氧量,使产热量增加,基础代谢率提高。

3. **提高交感神经系统的敏感性** 使机体对儿茶酚胺的敏感性增强。甲亢时可出现神经过敏、易激动、心率加快、血压升高等症状。

125

**【用途】**

1. 治疗甲状腺功能减退症 用于呆小病和黏液性水肿。治疗呆小病时必须尽早给药，应在出生后三个月以内补给甲状腺激素，过迟则智力低下难以恢复。

2. 治疗单纯性甲状腺肿 甲状腺激素可抑制 TSH 分泌，缓解甲状腺肿症状，用于无明显原因的单纯性甲状腺肿。

**【不良反应】**

过量可出现甲状腺功能亢进表现，如心悸、多汗、多食、消瘦、失眠、震颤等，严重者可出现心绞痛甚至心肌梗死。一旦出现应立即停药并对症治疗。

#### 左甲状腺素（levothyroxine）

左甲状腺素为人工合成的四碘甲状腺原氨酸，口服起效缓慢、作用温和、半衰期长，适用于甲状腺激素的替代治疗。黏液性水肿昏迷患者可静脉注射，待清醒后改为口服。

# 第二节 抗甲状腺药

甲状腺功能亢进症（甲亢）指多种病因导致甲状腺激素分泌过多而引起的临床综合征。抗甲状腺药是指能消除甲状腺功能亢进症状的药物，主要包括硫脲类、碘和碘化物、放射性碘和 β 受体阻断药。

## 一、硫 脲 类

硫脲类是最常用的抗甲状腺药，可分为：①硫氧嘧啶类，包括甲硫氧嘧啶（methylthiouracil）和丙硫氧嘧啶（propylthiouracil）；②咪唑类，包括甲巯咪唑（thiamazole）和卡比马唑（carbimazole）。硫脲类药物口服吸收迅速，分布广泛，能通过胎盘和进入乳汁，主要在肝脏代谢。丙硫氧嘧啶 $t_{1/2}$ 约为 2 小时，甲巯咪唑 $t_{1/2}$ 为 6~13 小时。甲巯咪唑起效快，作用时间长，卡比马唑需在体内转化为甲巯咪唑后发挥作用，故起效慢。

**【药理作用】**

1. 抑制甲状腺激素的合成 硫脲类通过抑制过氧化酶的活性，可抑制酪氨酸的碘化以及碘化酪氨酸的缩合，使甲状腺激素的合成受阻。对已合成的甲状腺激素无作用，需待甲状腺腺泡内贮存的甲状腺激素耗竭后才能生效，故起效缓慢，一般服药 2~3 周后甲亢症状减轻，1~3 个月后基础代谢率恢复正常。

2. 抑制外周组织 $T_4$ 转化为 $T_3$ 丙硫氧嘧啶还可以抑制外周组织的 $T_4$ 向 $T_3$ 转化，故首选用于严重病例或甲状腺危象。

3. 抑制甲状腺免疫球蛋白生成。

**【用途】**

1. 用于甲状腺功能亢进症的内科治疗 适用于轻症、不宜手术者、术后复发及不宜用放射性碘治疗者。开始治疗时应用大剂量，待症状缓解后改为维持量，疗程 1~2 年，疗程过短易复发。

2. 用于甲状腺功能亢进症的手术前准备 为了减少麻醉和术后并发症，防止术后发生甲状腺危象，术前应先用硫脲类控制甲状腺功能至接近正常。但应用硫脲类后可致腺体增生充血，故须在术前两周左右加用大剂量碘，使腺体缩小变硬，以利于手术顺利进行。

3. 用于甲状腺危象的辅助治疗 甲状腺危象除应用大剂量碘剂和采取其他综合措施外，可辅助应用大剂量硫脲类药物以阻断甲状腺激素的合成。

**【不良反应】**

1. 粒细胞缺乏症 为最严重的不良反应，在用药期间需定期检查血象，一旦出现白细

笔记

胞减少或出现发热、咽痛、感染等前驱症状时应立即停药并应用升白细胞药。

2. 甲状腺肿　长期应用硫脲类后,体内甲状腺激素水平降低,通过负反馈作用促进 TSH 分泌而导致腺体代偿性增生、充血,严重者可出现压迫症状。

3. 过敏反应　如皮疹、药热等。

4. 其他　消化系统反应厌食、呕吐、腹痛等。可引起胎儿或乳儿甲状腺功能减退,故孕妇慎用,哺乳期妇女禁用。

## 二、碘和碘化物

【药理作用】

不同剂量的碘和碘化物可对甲状腺功能产生不同的影响。

1. 小剂量碘参与甲状腺激素的合成　碘为合成甲状腺激素的必须原料,当人体缺碘时甲状腺激素合成减少可导致单纯性甲状腺肿。

2. 大剂量碘具有抗甲状腺作用　大剂量碘可抑制蛋白水解酶,抑制甲状腺激素的释放,使甲状腺腺体缩小变韧。大剂量碘缓解甲亢症状起效迅速但疗效不能维持,用药后 24 小时见效,10~15 天达到最大效果,继续应用会引起甲亢症状复发,因而不能用于甲亢的内科治疗。

【用途】

1. 防治单纯性甲状腺肿　应用小剂量碘可治疗单纯性甲状腺肿,食用碘盐或其他含碘食物可有效预防单纯性甲状腺肿等碘缺乏性疾病。

2. 用于甲状腺功能亢进症的术前准备　大剂量碘能抑制甲状腺腺体增生和血管增生,使腺体缩小变韧,利于手术进行,一般于术前二周左右在用硫脲类药物控制症状的基础上给予复方碘溶液口服。

3. 治疗甲状腺危象　应用大剂量碘抑制甲状腺激素释放,缓解甲状腺危象症状。可将碘化物加到 10% 葡萄糖溶液中静脉滴注,也可服用复方碘溶液,一般使用 3~7 天,需同时配合其他治疗。

【不良反应】

1. 过敏反应　一般表现为皮疹、药热,少数可出现血管神经性水肿,甚至喉头水肿引起窒息。

2. 诱发甲状腺功能紊乱　长期服用大剂量碘剂可诱发甲状腺功能亢进,并能通过胎盘和进入乳汁,致新生儿甲状腺肿,故孕妇和哺乳妇慎用。

3. 慢性碘中毒　长期应用可出现口腔及咽喉烧灼感、眼刺激症状等,停药后可消退。

本类药物有碘化钾(potassium iodide)和复方碘溶液(compound iodine solution)等。

## 三、放 射 性 碘

临床常用的放射性碘为 $^{131}I$。$^{131}I$ 口服后即被甲状腺摄取、浓集。$^{131}I$ 可产生两种射线,其中 β 射线约占 99%,射程较短,在 2mm 以内,因此辐射损伤只限于甲状腺腺体内,可破坏甲状腺腺泡组织,起到类似手术切除的作用,适用于不宜手术或手术后复发及硫脲类无效或过敏的甲亢患者,一般用药后一个月见效,3~4 个月后甲状腺功能恢复正常。此外,$^{131}I$ 还可产生 γ 射线,约占 1%,射程较长,可于体外测得,用于甲状腺功能的测定。$^{131}I$ 剂量过大易导致甲状腺功能减退,孕妇及哺乳期妇女、年龄在 20 岁以下者、有严重肝肾功能不良者禁用。

## 四、β 受体阻断药

β 受体阻断药如普萘洛尔等,除阻断 β 受体外,还可抑制 $T_4$ 转换为 $T_3$,可改善甲亢症状,尤其是对甲亢所致的心率加快、血压升高等交感神经活性增强症状疗效显著,是治疗甲亢、甲状腺危象及甲亢术前准备的辅助治疗药物。

**(王 梅)**

**思考题**

1. 为什么甲状腺激素用于呆小病必须及早用药?
2. 试述甲状腺功能亢进症内科治疗、术前准备及甲状腺危象的临床用药。

# 第二十二章 | 降血糖药

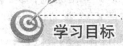
1. 掌握胰岛素的常用制剂、药理作用、用途、不良反应及其防治；熟悉磺酰脲类、双胍类降血糖药的药理作用、用途及不良反应；了解其他口服降血糖药的作用特点和应用。

2. 初步具有根据降血糖药的药理作用、用途、不良反应及注意事项制定护理措施及对患者、家属进行相关护理宣教的能力。

糖尿病是由于胰岛素绝对或相对缺乏引起的以血糖水平升高为特征的代谢性疾病群。糖尿病主要分为 1 型和 2 型，1 型糖尿病患者胰岛 B 细胞破坏，引起胰岛素绝对缺乏，需依赖胰岛素治疗；2 型糖尿病患者往往具有胰岛素抵抗或胰岛素分泌缺陷，以应用口服降血糖药治疗为主。

## 第一节 胰 岛 素

### 胰岛素（insulin）

胰岛素是由胰岛 B 细胞分泌的小分子蛋白质激素。药用品包括动物胰岛素和人胰岛素，动物胰岛素多由猪、牛等动物胰腺中提取，抗原性较强，可引起过敏反应；人胰岛素可通过基因重组技术或半合成法获得。

胰岛素制剂根据起效快慢和作用维持时间可分为短（速）效、中效和长效三类（表 22-1）。①短效：正规胰岛素（regular insulin）；②中效：低精蛋白锌胰岛素（isophane insulin）和珠蛋白锌胰岛素（globin zinc insulin）；③长效：精蛋白锌胰岛素（protamine zinc insulin）。正规胰岛素起效快，但作用维持时间短，在正规胰岛素中加入碱性蛋白或锌制成结晶制剂，可延缓吸收而延长作用时间。胰岛素口服易被消化酶破坏，必须注射给药，多采用皮下注射，如需静脉给药应给予正规胰岛素。

表 22-1 常用胰岛素制剂分类及作用特点

| 分类 | 药物 | 给药途径 | 给药时间 | 作用时间（小时） | | |
|---|---|---|---|---|---|---|
| | | | | 起效 | 高峰 | 维持 |
| 短效 | 正规胰岛素 | 静脉 | 急救 | 立即 | 0.5 | 2 |
| | | 皮下 | 餐前 0.5 小时，3~4 次/日 | 0.5~1 | 2~3 | 6~8 |
| 中效 | 低精蛋白锌胰岛素 | 皮下 | 早餐或晚餐前 1 小时，1~2 次/日 | 2~4 | 8~12 | 18~24 |
| | 珠蛋白锌胰岛素 | 皮下 | | 2~4 | 6~10 | 12~18 |
| 长效 | 精蛋白锌胰岛素 | 皮下 | 早餐或晚餐前 1 小时，1 次/日 | 4~6 | 16~18 | 24~36 |

**【药理作用】**

1. 降低血糖 胰岛素可促进机体各组织摄取和利用葡萄糖,增加葡萄糖的酵解和氧化,促进糖原合成,抑制糖原分解和糖异生而降低血糖。

2. 影响脂肪代谢 促进脂肪合成,抑制脂肪分解,减少游离脂肪酸和酮体的生成。

3. 影响蛋白质代谢 促进氨基酸的转运和核酸、蛋白质的合成,抑制蛋白质分解。

4. 促进 $K^+$ 进入细胞内 与葡萄糖合用时可促使 $K^+$ 内流,增加细胞内 $K^+$ 浓度。

**【用途】**

1. 治疗糖尿病 胰岛素对各型糖尿病均有效,主要用于以下情况:①1型糖尿病;②2型糖尿病经饮食和应用口服降血糖药治疗不能控制者;③糖尿病合并有严重感染、创伤、烧伤、高热、手术、妊娠、分娩等疾病者;④糖尿病酮症酸中毒或高渗性非酮症性糖尿病昏迷。

2. 纠正细胞内缺钾 葡萄糖、胰岛素和氯化钾组成极化液(GIK)可促使 $K^+$ 内流,纠正细胞内缺钾。用于心肌梗死早期防止心律失常。

3. 其他用途 胰岛素可与ATP、辅酶A等组成能量合剂,能提供能量,促进糖代谢,有助于病变器官功能的改善,用于肾炎、肝炎、肝硬化及心衰等的辅助治疗。

 **知识链接**

### 胰 岛 素 泵

胰岛素泵是一种由计算机控制的胰岛素输入装置,通过持续皮下输注胰岛素模拟人体胰岛素生理分泌模式给患者补充胰岛素,同时根据患者的血糖控制情况来调节胰岛素的输注量,最大可能减少血糖的波动。胰岛素泵体积小,携带方便,可提高生活质量并减少并发症的发生。

**【不良反应】**

1. 低血糖反应 是胰岛素最常见的副作用。药物过量或用药后未及时进食可引起饥饿感、出汗、心悸、震颤等低血糖反应,严重者可出现低血糖休克、惊厥甚至死亡。轻者可口服糖水,重者应立即静脉注射50%葡萄糖注射液。

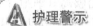 护理警示

　　用药时应警惕低血糖反应!

2. 过敏反应 多见皮疹、血管神经性水肿,偶见过敏性休克。出现过敏反应时可更换胰岛素制剂,必要时使用抗组胺药和糖皮质激素类药。

3. 胰岛素抵抗 也称为胰岛素耐受性,指各种原因引起的胰岛素敏感性降低。急性胰岛素抵抗多因并发严重感染、创伤、手术、妊娠等应激情况所致,只需短期内加大胰岛素剂量,正确处理诱因,诱因消除后胰岛素抵抗即可消失。慢性胰岛素抵抗指每日胰岛素需要量高于200U,且无并发症者。其形成原因复杂,可能与体内存在有胰岛素抗体,靶细胞膜上胰岛素受体数目减少或靶细胞膜上葡萄糖转运系统失常等因素有关。此时可更换胰岛素制剂、调整剂量或加用口服降血糖药。

4. 局部反应 在多次注射部位可出现皮下脂肪萎缩或皮下硬结。经常更换注射部位可防止其出现,换用高纯度胰岛素或人胰岛素制剂可减少此反应。

**【护理要点提示】**

1. 用药前 ①应清楚用药目的;②应清楚患者是否患有低血糖、肝硬化、急性肝炎、溶血性黄疸、胰腺炎、肾炎等病症,如有,应提醒医生慎用本药;③应询问患者是否对动物胰岛素有过敏史,如有,应提醒医生应用人胰岛素;④应清楚患者是否正在应用口服降血糖药、糖皮质激素类药、氢氯噻嗪、苯妥英钠、β受体阻断药等药物;⑤应清楚低血糖早期临床症状并

 笔记

教会患者及家属,提醒患者随身携带糖类食品,以备用药后一旦发生低血糖能及时发现、及时补充;⑥合理确定给药时间,如用餐时间改变,用药时间也应相应改变;⑦教会患者及家属正确贮存及注射胰岛素的方法和尿糖监护方法,提醒患者经常更换注射部位;⑧提醒患者及家属严格控制饮食。

2. 用药期间　①遵医嘱用药;②应严密监测患者的血糖、尿糖、尿量及酮体,能及时发现患者低血糖或高血糖的早期症状,并及时采取纠正措施;③对药效做出评价。

## 第二节　口服降血糖药

### 一、磺酰脲类

第一代磺酰脲类药物有甲苯磺丁脲(tolbutamide)和氯磺丙脲(chlorpropamide);第二代有格列本脲(glibenclamide)、格列吡嗪(glipizide)、格列喹酮(gliquidone)等;第三代有格列齐特(gliclazide),常用药物特点见表22-2。

表22-2　常用磺酰脲类药物特点比较

| 药物 | 半衰期(小时) | 血药达峰时间(小时) | 作用持续时间(小时) | 每日服药次数(次/日) |
|---|---|---|---|---|
| 甲苯磺丁脲 | 5 | 2~4 | 6~12 | 2~3 |
| 氯磺丙脲 | 32 | 10 | 30~60 | 1 |
| 格列本脲 | 10~16 | 2~6 | 16~24 | 1~2 |
| 格列吡嗪 | 2~4 | 1~2 | 6~10 | 1~2 |
| 格列齐特 | 12 | 2~6 | 10~12 | 1~2 |
| 格列喹酮 | 1~2 | 2~3 | 8 | 1~2 |

【药理作用】

1. 降低血糖　对糖尿病患者和正常人都能降低血糖,但对胰岛功能完全丧失者无效。其降糖作用机制主要是刺激胰岛 B 细胞释放胰岛素,故其降糖作用只对胰岛功能尚存的糖尿病患者有效。另外,磺酰脲类也可提高靶细胞对胰岛素的敏感性,长期应用还可诱导胰岛素受体数目增多、亲和力增强。

2. 抗利尿作用　氯磺丙脲可通过促进加压素的分泌并增强其作用而产生抗利尿作用。

3. 影响凝血功能　格列齐特能降低血小板黏附力,有助于防治糖尿病患者微血管并发症。

【用途】

1. 治疗糖尿病　主要用于胰岛功能尚存的轻中度 2 型糖尿病,或与胰岛素合用减少胰岛素抵抗患者胰岛素的用量。

2. 治疗尿崩症　氯磺丙脲可明显减少尿崩症患者尿量。

【不良反应】

1. 胃肠反应　恶心、呕吐、腹痛、厌食和腹泻等,减量后可减轻。

2. 低血糖　较严重不良反应为持续性低血糖,老年人及肝肾功能不良者较易发生,持续时间较长,需反复静脉注射葡萄糖解救。

3. 其他　偶见肝损害,过敏反应,也可引起粒细胞减少、血小板减少等,长期应用需定

131

期检查血象、肝功能。

## 二、胰岛素增敏药

噻唑烷酮类药物能提高机体对胰岛素的敏感性,改善胰岛素抵抗,降低血糖;改善脂肪代谢紊乱;防治糖尿病血管并发症;改善胰岛 B 细胞功能。临床主要用于其他降血糖药疗效不佳的 2 型糖尿病,尤其伴有胰岛素抵抗者,可单独应用也可与其他降血糖药合用。不良反应较少,常见胃肠道反应、头痛、肌肉痛和骨骼痛等。本类药物有罗格列酮(rosiglitazone)、吡格列酮(pioglitazone)等。

## 三、双 胍 类

国内常用药物有二甲双胍(metformin)和苯乙双胍(phenformin)。

### 【药理作用和用途】

双胍类可明显降低糖尿病患者血糖,但对正常人血糖无明显影响。其作用机制可能是增加机体对胰岛素的敏感性,促进外周组织摄取、利用葡萄糖,减少肠道葡萄糖的吸收,抑制糖异生,抑制胰高血糖素释放等。主要用于轻中度 2 型糖尿病,尤其适用于饮食控制无效的肥胖型患者。

### 【不良反应】

主要是食欲下降、恶心、腹痛等胃肠道反应,严重不良反应为乳酸性酸中毒,尤以苯乙双胍发生率高,故目前已少用。肝肾功能不全、尿酮体阳性者禁用。

## 四、其 他 类

### 阿卡波糖(acarbose)

阿卡波糖为 α- 葡萄糖苷酶抑制药,通过抑制小肠黏膜上皮细胞表面的 α- 葡萄糖苷酶,抑制淀粉等碳水化合物水解产生葡萄糖,延缓葡萄糖的吸收,明显降低餐后血糖。可单独应用,也可与其他降糖药合用于 2 型糖尿病,尤其适用于空腹血糖正常而餐后血糖明显升高者。常见副作用为胃肠反应,如腹胀、腹泻、肠鸣音亢进等。服药期间应增加饮食中碳水化合物的比例并限制单糖摄入。本药单用不易出现低血糖,但与其他降血糖药合用时可出现,此时应直接给予葡萄糖,给予双糖或淀粉类无效。不宜用于孕妇、哺乳妇及儿童。同类药物还有伏格列波糖等。

### 瑞格列奈(repaglinide)

瑞格列奈亦称餐时血糖调节药,是新型的促胰岛素分泌药物,通过刺激胰岛 B 细胞释放胰岛素使血糖快速降低,起效快,维持时间短,其最大的优点是可以模仿胰岛素的生理性分泌,低血糖反应发生率低,适用于 2 型糖尿病患者,老年患者也可应用。

(王 梅)

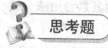

**思考题**

1. 应用胰岛素治疗糖尿病时应如何进行用药护理?
2. 试比较各类口服降血糖药的降糖作用。

笔记

# 第二十三章 性激素类药与避孕药

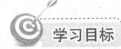

## 学习目标

1. 熟悉常用雌激素类药、孕激素类药、雄激素类药和同化激素类药的药理作用、用途和不良反应；了解抗雌激素类药的药理作用和用途；了解常用避孕药的分类、特点及用法。

2. 能初步指导患者正确使用避孕药。

性激素（sex hormones）是性腺分泌的甾体类激素的总称，包括雌激素、孕激素和雄激素，性激素类药包括天然性激素和人工合成性激素化合物，临床多用人工合成品及其衍生物。

## 第一节 雌激素类药和雌激素拮抗药

### 一、雌激素类药

天然雌激素主要是卵巢分泌的雌二醇（estradiol），临床多用其人工合成衍生物，如甾体化合物炔雌醇（ethinyl estradiol）、炔雌醚（quinestrol）、尼尔雌醇（nilestriol），以及非甾体化合物己烯雌酚（diethylstilbestrol）等。雌二醇口服易在肝脏破坏，需注射给药；人工合成品在肝脏代谢慢，口服有效，且作用持久。

【药理作用】

1. 对生殖系统的作用　促进女性第二性征和生殖器官的发育成熟；促进子宫内膜发生增生期变化，与孕激素一起参与形成月经周期。

2. 抑制排卵　大剂量雌激素可通过负反馈抑制下丘脑-腺垂体系统而抑制排卵。

3. 对乳腺的作用　小剂量雌激素可刺激乳腺导管及腺泡的生长发育，大剂量则干扰催乳素对乳腺的刺激作用而抑制泌乳。

4. 对代谢的影响　雌激素可促进骨骼的钙盐沉积，加速骨骺闭合；有轻度水、钠潴留作用；大剂量能升高血清三酰甘油，降低血清总胆固醇。

5. 其他　雌激素可影响多种凝血因子而促进凝血过程。雌激素还有抗雄激素作用。

【用途】

1. 治疗绝经期综合征　女性绝经期卵巢功能降低，雌激素分泌减少而垂体促性腺激素分泌增加，内分泌平衡失调而出现一系列自主神经系统功能失调的症状，应用雌激素补充治疗，抑制垂体促性腺激素分泌可改善症状。

2. 治疗卵巢功能不全和闭经　原发性或继发性卵巢功能低下者应用雌激素类药替代治疗，促进和维持性器官功能。与孕激素类药合用，可产生人工月经周期。

3. 治疗功能性子宫出血　用于因雌激素水平较低，子宫内膜创面修复不良引起的不规则出血，可与孕激素制剂合用调整月经周期。

4. 治疗某些恶性肿瘤　用于已绝经五年以上的晚期乳腺癌患者，可缓解症状。但对绝

133

经期前的乳腺癌患者有可能促进肿瘤的生长。大剂量雌激素能抑制垂体促性腺激素的分泌，使雄激素分泌减少，也能对抗雄激素的作用，可用于前列腺癌的治疗。

5. 其他　还可用于痤疮、老年性阴道炎、骨质疏松症、乳房胀痛及避孕等。

**【不良反应】**

常见恶心、呕吐、厌食、头晕等，适当减小剂量或注射给药可减轻症状。长期大量应用可使子宫内膜过度增生而发生出血。绝经期妇女应用雌激素有可能增加子宫内膜癌的发生率，有子宫内膜炎者慎用。长期大量应用可致水钠潴留，引起高血压、水肿，加重心力衰竭。

## 二、雌激素拮抗药

### 氯米芬（clomifene）

氯米芬具有较强的抗雌激素作用和较弱的雌激素活性，可与雌二醇竞争雌激素受体而阻断雌激素对下丘脑的负反馈作用，促进促性腺激素分泌，诱发排卵。用于治疗不孕症、功能性子宫出血、避孕药引起的闭经及月经不调等。长期大剂量应用可致卵巢肿大，卵巢囊肿患者禁用。

### 他莫昔芬（tamoxifen）

他莫昔芬具有较强的抗雌激素作用，能与乳腺癌细胞的雌激素受体特异性结合，抑制肿瘤细胞生长，主要用于晚期乳腺癌的治疗。

# 第二节　孕激素类药

天然孕激素（progestogens）主要是卵巢黄体分泌的黄体酮（progesterone），临床多用人工合成品及衍生物，如17α-羟孕酮类的甲羟孕酮（medroxyprogesterone）、甲地孕酮（megestrol）等；19-去甲睾酮类的炔诺酮（norethisterone）、炔诺孕酮（norgestrel）、左炔诺孕酮（levonorgestrel）等。黄体酮口服无效，需注射给药；合成孕激素类药可口服，油溶液肌内注射能发挥长效作用。

**【药理作用】**

1. 对生殖系统的作用　在月经周期后期可使子宫内膜进一步增厚，由增殖期转为分泌期，有利于孕卵着床和胚胎发育；降低子宫平滑肌对缩宫素的敏感性，抑制子宫收缩；与雌激素一起促进乳腺腺泡发育，为哺乳作准备；大剂量孕激素能抑制 LH 分泌从而抑制排卵。

2. 对代谢的影响　竞争性对抗醛固酮作用，促进 $Na^+$、$Cl^-$ 排泄而产生利尿作用。

3. 升高体温　能轻度升高体温，使月经周期的黄体相基础体温升高。

**【用途】**

1. 治疗功能性子宫出血　用于因黄体功能不足而致的子宫内膜不规则脱落或由于雌激素的持续刺激，子宫内膜过度增生所引起的出血。

2. 治疗痛经和子宫内膜异位症　孕激素抑制排卵可减轻子宫平滑肌痉挛性收缩而引起的疼痛。大剂量孕激素可使异位的子宫内膜萎缩，缓解症状。

3. 治疗先兆流产或习惯性流产　黄体酮主要用于黄体功能不足而致的先兆流产。

4. 其他　还可用于子宫内膜癌、前列腺肥大、前列腺癌、避孕等。

**【不良反应】**

偶见恶心、呕吐、头痛，有时可见乳房胀痛。炔诺酮等可致女性胎儿男性化，孕妇禁用。黄体酮也可能引起胎儿生殖器畸形。

## 第三节　雄激素类药和同化激素类药

### 一、雄激素类药

天然雄激素（androgens）主要是睾丸合成和分泌的睾酮（testosterone），临床多用人工合成的睾酮衍生物，如甲睾酮（methyltestosterone）、丙酸睾酮（testosterone propionate）和苯乙酸睾酮（testosterone phenylacetate）等。

【药理作用】

1. 对生殖系统的作用　促进男性生殖器官发育和第二性征的出现，维持男性生殖器官的功能，促进精子的生成及成熟；大剂量可反馈性抑制腺垂体功能，并具有抗雌激素作用。

2. 同化作用　明显促进蛋白质的合成代谢，使肌肉发达、体重增加。

3. 刺激骨髓造血　雄激素可使红细胞生成素合成和分泌增加，也可直接刺激骨髓造血功能，特别是促进红细胞的生成。

【用途】

1. 治疗睾丸功能不全　替代治疗用于无睾症、类无睾症等。

2. 治疗功能性子宫出血　抗雌激素作用可使子宫平滑肌和血管收缩，子宫内膜萎缩而止血，与雌激素合用于绝经前功能性子宫出血。

3. 治疗乳腺癌和卵巢癌　利用其抗雌激素作用可暂时缓解症状。

4. 治疗再生障碍性贫血　大剂量雄激素能改善骨髓造血功能，可用于再生障碍性贫血及一些慢性疾病伴发的贫血。

【不良反应】

女性患者长期应用可致痤疮、多毛、声音变粗、闭经等男性化现象。多数雄激素具有一定的肝脏毒性，可引起黄疸，一旦出现应立即停药，肝功能不良者慎用。雄激素有一定的水钠潴留作用，长期应用可致水肿。孕妇及前列腺癌患者禁用，肾炎、肾病综合征、高血压及心力衰竭患者慎用。

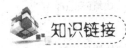
知识链接

#### 兴　奋　剂

兴奋剂是指违反医学和体育道德，用来提高运动成绩的物质和方法。使用兴奋剂不仅违背体育道德，而且会损害运动员的身体和心理健康，许多危害甚至是终身的，不可恢复的，对兴奋剂的检查力度也在不断加大。兴奋剂种类很多，常见的有蛋白同化制剂、激素和相关物质、$\beta_2$受体激动剂、激素拮抗剂与调节剂、利尿剂和其他掩蔽剂等。蛋白同化激素类药物是目前使用范围最广，使用频度最高的一类兴奋剂，也是药检中的重要对象。

### 二、同化激素类药

同化激素（anabolic hormone）指一些雄激素活性减弱，而同化作用增强的睾酮衍生物。如苯丙酸诺龙（nandrolone phenylpropionate）、司坦唑醇（stanozolol）、达那唑（danazol）等。同化激素主要用于蛋白质吸收和合成不足、蛋白质分解亢进或损失过多的患者，如营养不良、严重烧伤、手术恢复期、骨折不易愈合、老年骨质疏松、恶性肿瘤晚期等，在用药同时应注意增加饮食中蛋白质成分。长期应用可产生女性男性化、水钠潴留等，肾炎、肾病及心力衰竭患者应慎用。

笔记

# 第四节 避 孕 药

生殖过程包括精子和卵子的形成和成熟、排卵、受精、着床以及胚胎发育等多个环节,阻断其中任何一个环节,都可达到避孕或终止妊娠的目的。目前临床应用的避孕药以女用口服避孕药为主。

## 一、主要抑制排卵的避孕药

本类药物多为由雌激素类药和孕激素类药配伍制成的复方,是目前临床上最常用的口服避孕药。

【药理作用】

1. 抑制排卵  大剂量雌激素可抑制排卵,但停药后排卵功能可很快恢复。

2. 影响受精  使宫颈黏液黏稠度增加,不利于精子进入宫腔。

3. 抗着床  抑制子宫内膜的正常增殖,阻碍受精卵着床;影响输卵管平滑肌正常活动,使孕卵不能适时到达子宫而干扰着床。

【分类及用法】

常用制剂组成成分见表23-1。

表 23-1  避孕药分类及常用制剂成分

| 制剂名称 | | 成分 | |
| --- | --- | --- | --- |
| | | 孕激素(mg) | 雌激素(mg) |
| 短效口服避孕药 | | | |
| 复方炔诺酮片 | | 炔诺酮 0.6 | 炔雌醇 0.035 |
| 复方左炔诺孕酮片 | | 左炔诺孕酮 0.15 | 炔雌醇 0.03 |
| 复方去氧孕烯片 | | 去氧孕烯 0.15 | 炔雌醇 0.03 或 0.02 |
| 去氧孕烯双相片 | 第一相(1~7 片) | 去氧孕烯 0.25 | 炔雌醇 0.04 |
| | 第二相(8~21 片) | 去氧孕烯 0.125 | 炔雌醇 0.03 |
| 左炔诺孕酮三相片 | 第一相(1~6 片) | 左炔诺孕酮 0.05 | 炔雌醇 0.03 |
| | 第二相(7~11 片) | 左炔诺孕酮 0.075 | 炔雌醇 0.04 |
| | 第三相(12~21 片) | 左炔诺孕酮 0.125 | 炔雌醇 0.03 |
| 长效口服避孕药 | | | |
| 复方炔诺孕酮乙片 | | 炔诺孕酮 12 | 炔雌醚 3 |
| 复方氯地孕酮片 | | 氯地孕酮 12 | 炔雌醚 3 |
| 长效注射避孕药 | | | |
| 复方甲地孕酮注射液 | | 甲地孕酮 25 | 雌二醇 3.5 |
| 探亲避孕药 | | | |
| 甲地孕酮片 | | 甲地孕酮 2 | |
| 炔诺酮片 | | 炔诺酮 5 | |
| 双炔失碳酯片 | | 双炔失碳酯 7.5 | |
| 紧急避孕药 | | | |
| 左炔诺孕酮 | | 左炔诺孕酮 0.75 | |

1. **短效口服避孕药** 由孕激素和雌激素配伍而成，包括单相型和多相型两种，多相型模仿正常月经周期中内源性雌、孕激素水平变化，各阶段药物中雌、孕激素含量均不相同，顺序服用，符合人体内源性激素的变化规律，临床效果好，不良反应少。一般从月经周期第 5 天开始服用，1 片 / 天，连服 22 天，不能间断，如漏服应于 24 小时内补服一片，停药后 2~4 天可发生撤退性出血，形成人工月经周期，仍于月经周期第 5 天开始服用下一周期的药物。如停药 7 天仍未来月经应立即开始服下一周期的药物。

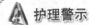
⚠ **护理警示**

短效类必须每天定时服药，漏服或迟服会导致避孕失败！

2. **长效口服避孕药** 由长效雌激素炔雌醚配伍多种孕激素类药而成，炔雌醚吸收后储存于脂肪组织内缓慢释放起长效避孕作用。于月经周期第五天口服 1 片，最初两次间隔 20 天，以后每月服 1 片。

3. **长效注射避孕药** 有单一孕激素类和雌、孕激素混合类，肌内注射一次可避孕一月，有效率达 98%。如复方甲地孕酮避孕针，第一次于月经周期的第 5 天深部肌内注射 2 支，以后每隔 28 天或于每次月经周期第 11~12 天注射一次，每次 1 支。

4. **缓释系统避孕药** 将避孕药与具备缓慢释放性能的高分子化合物制成多种剂型，在体内持续恒定微量释放药物，起长效避孕作用。有皮下埋植剂、缓释阴道避孕环、微球和微囊避孕针及透皮贴剂等。

【不良反应】

1. **类早孕反应** 在用药初期，少数人可出现头晕、恶心、呕吐等类早孕反应，连续用药后可减弱或消失。

2. **闭经** 可出现经期缩短、经量减少甚至闭经，如连续两个月闭经应停药并查找原因。

3. **突破性出血** 漏服或体内雌激素不足时可出现突破性出血，轻者表现为点、滴出血，可每晚加服炔雌醇，重者表现为月经样出血，应停药作为月经处理，于第 5 天再开始服药。

4. **其他** 可能出现乳汁减少，痤疮，色素沉着，体重增加等。

## 二、抗着床避孕药

探亲避孕药可阻碍孕卵着床，且服药时间不受月经周期的限制，起效迅速，效果较好，我国多采用大剂量孕激素制剂，常用的药物有炔诺酮、甲地孕酮、炔诺孕酮及双炔失碳酯等，一般于同居当晚或事后服用，14 日以内必须连服 14 片，如超过 14 日，应接服短效口服避孕药。紧急避孕药亦称事后避孕药，用于无防护的性生活或避孕措施失败后，如左炔诺孕酮，于无保护的性生活后 72 小时内服用 0.75mg，12 小时后再服用 0.75mg 可发挥紧急避孕效果。

## 三、男用避孕药

### 棉酚（gossypol）

棉酚是由棉花根茎、种子中提取的一种黄色酚类物质，作用于睾丸曲细精管的生精上皮，使精子数量减少，也能直接抑制精子活动，作为男用避孕药应用，但可引起低血钾，长期服用可能导致永久性不育，使其应用受限。

## 四、外用避孕药

外用避孕药多具有较强的杀精作用，由阴道给药，可杀死精子或使精子灭活达到避孕目的。本类药物有壬苯醇醚（nonoxinol）、孟苯醇醚（menfegol）、烷苯醇醚（alfenoxynol）等。

笔记

## 五、抗早孕药

抗早孕药是在妊娠早期的前 12 周内能产生完全流产而终止妊娠的药物。米非司酮（mifepristone）和米索前列醇（misoprostol）的序贯给药方案是目前药物终止早期妊娠的最佳方案,成功率 90% 以上,适用于 49 天内的宫内孕。米非司酮可与黄体酮竞争孕激素受体从而对抗黄体酮的作用而终止妊娠,妊娠早期应用可使子宫收缩加强,并软化、扩张子宫颈,米索前列醇对妊娠子宫平滑肌有显著的兴奋作用,两药合用明显可提高完全流产率。

（王　梅）

**思考题**

1. 可用于治疗功能性子宫出血的药物有哪些? 分别起什么作用?
2. 试述常用口服避孕药的用药注意事项。

138

# 第二十四章 | 抗变态反应药物

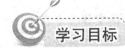

1. 熟悉常用 $H_1$ 受体阻断药的药理作用、用途及不良反应；熟悉钙盐的用途及注意事项。

2. 初步具有观察本类药物的疗效及不良反应的能力，并具有对患者及其家属进行相关护理宣教的能力。

## 第一节 组胺 $H_1$ 受体阻断药

目前，临床使用的 $H_1$ 受体阻断药有两代。第一代作用时间 4~6 小时，中枢抑制作用强，产生明显的镇静和嗜睡，多数药物还具有抗胆碱作用及局部麻醉作用，引起口干等不良反应。常用的药物有：苯海拉明（diphenhydramine）、异丙嗪（promethazine）、氯苯那敏（chlorpheniramine）、赛庚啶（cyprohetadine）。第二代作用时间一般在 12 小时以上，不易通过血 - 脑脊液屏障，既无中枢抑制作用，也无抗胆碱作用，故无嗜睡、口干等不良反应。常用的药物有：西替利嗪（cetirizine）、氯雷他定（loratadine）、阿伐斯汀（acrivastine）、咪唑斯汀（mizolastine）等。

【药理作用】

1. 阻断 $H_1$ 受体作用 $H_1$ 受体阻断药可完全对抗组胺收缩支气管、胃肠道平滑肌作用。能大部分对抗组胺引起血管扩张和毛细血管通透性增加，但对组胺引起的降压作用和对心脏的作用仅能部分对抗，需同时应用 $H_2$ 受体阻断药才能完全对抗。本类药物不能阻止肥大细胞释放组胺，也不能阻断组胺刺激胃酸分泌。

2. 中枢抑制作用 第一代 $H_1$ 受体阻断药易进入中枢，产生不同程度的中枢抑制作用，表现为镇静、嗜睡，以苯海拉明、异丙嗪最强，氯苯那敏最弱。第二代 $H_1$ 受体阻断药不能通过血 - 脑脊液屏障，几无镇静作用。

3. 抗胆碱作用 第一代 $H_1$ 受体阻断药大多具有抗胆碱作用。中枢抗胆碱作用可产生防晕、止吐作用，外周抗胆碱作用可引起口干、便秘、尿潴留、视力模糊、眼压增高等阿托品样副作用。第二代 $H_1$ 受体阻断药无明显抗胆碱作用。

4. 其他作用 较大剂量的苯海拉明、异丙嗪可产生局部麻醉作用和奎尼丁样作用。

【用途】

1. 治疗皮肤黏膜变态反应性疾病 $H_1$ 受体阻断药对皮肤黏膜变态反应性疾病（以释放组胺为主）效果好，如荨麻疹、过敏性鼻炎、花粉症、花粉病等，可作为首选药；对昆虫咬伤引起的皮肤瘙痒和水肿有良好效果；对药疹、接触性皮炎、血清病等有一定疗效；对支气管哮喘疗效差，对过敏性休克无效。

2. 治疗晕动病及呕吐 苯海拉明、异丙嗪用于晕车、晕船等引起恶心、呕吐，需在乘车前 15~30 分钟服用。

3. 治疗失眠症　苯海拉明、异丙嗪对中枢抑制作用较强，可用于失眠症，尤适用于变态反应性疾病引起的焦虑失眠。也可与氨茶碱合用，对抗氨茶碱引起的中枢兴奋、失眠的副作用。

4. 其他　异丙嗪常与哌替啶、氯丙嗪组成冬眠合剂用于人工冬眠，也用于镇咳祛痰药复方制剂中，发挥中枢镇静、抗组胺的作用。

【不良反应及注意事项】

1. 中枢抑制现象　第一代 $H_1$ 受体阻断药常引起镇静、嗜睡、乏力、反应迟钝等，故驾驶员、高空作业者在工作期间不宜使用，以免发生事故。

2. 消化道反应　可引起食欲下降、恶心、呕吐、口干、便秘等，饭后服药可减轻。

3. 其他　偶见兴奋、烦躁失眠。第一代 $H_1$ 受体阻断药多具有抗胆碱作用，引起眼压升高、视力模糊、尿潴留等。偶见粒细胞减少及溶血性贫血。第二代 $H_1$ 受体阻断药阿司咪唑、特非那定对心肌有毒性作用，可引起心律失常。

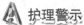

**护理警示**

驾驶员、高空作业者在工作期间不宜使用，尤其要注意抗感冒药的复方制剂中常含有抗组胺药，也不宜使用！

# 第二节　钙　盐

常用钙盐包括葡萄糖酸钙、氯化钙和乳酸钙。

【药理作用和用途】

1. 抗过敏作用　钙盐能增加毛细血管的致密度，降低通透性，从而减少渗出，减轻过敏症状。常用于过敏性疾病如皮肤瘙痒、湿疹、麻疹、荨麻疹、血清病、血管神经性水肿及渗出性红斑等的辅助治疗。

2. 促进骨骼的生长，维持骨骼的硬度　用于防治佝偻病、软骨病，也可用于孕妇、哺乳期妇女、儿童和老年人补钙。

3. 维持神经肌肉组织的正常兴奋性　用于手足抽搐症的治疗。

4. 对抗镁离子的作用　是解救镁盐中毒的特效药。

【不良反应及注意事项】

1. 钙盐有强烈刺激性，不能皮下注射或肌内注射。若注射液漏出血管外可致剧痛及组织坏死，应立即用 0.5% 普鲁卡因局部封闭。

2. 钙盐静注时有全身发热感、皮肤发红；因钙盐兴奋心脏，静注过快或过量可引起心律失常甚至心搏骤停。一般稀释后缓慢静脉注射。

3. 钙盐能增加强心苷对心脏的毒性，故在应用强心苷期间禁用钙盐。

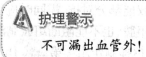

**护理警示**

不可漏出血管外！

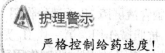

**护理警示**

严格控制给药速度！

（吴　艳）

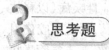

**思考题**

1. 应用第一代 $H_1$ 受体阻断药时是否应该了解患者的工作性质？为什么？

2. $H_1$ 受体阻断药主要用于哪些变态反应性疾病？

# 第二十五章 治疗呼吸系统疾病药物

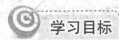**学习目标**

1. 掌握选择性 $\beta_2$ 受体激动药、氨茶碱、糖皮质激素的平喘作用、用途、主要不良反应及注意事项；熟悉异丙托溴铵、色甘酸钠的平喘作用特点及用途；熟悉可待因的镇咳作用特点及用途；了解祛痰药及其他镇咳药的作用及应用。

2. 初步具有观察本类药物疗效及不良反应的能力，并具有对患者及其家属进行相关护理宣教的能力。

上呼吸道感染、支气管炎、肺炎、支气管哮喘等呼吸系统疾病是临床常见病和多发病，咳嗽、咳痰、喘息为常见症状。镇咳药、祛痰药、平喘药是呼吸系统疾病对症治疗的常用药物。

## 第一节 镇 咳 药

咳嗽是一种保护性反射，能将呼吸道内的积痰和异物排出，保持呼吸道通畅。长时间剧烈咳嗽不仅影响病人休息，还可引起并发症，应及时使用镇咳药。根据作用部位不同，镇咳药可分为中枢性镇咳药和外周性镇咳药两大类。有些药物兼有中枢和外周两方面作用。

### 可待因（codeine）

【药动学特点】

口服吸收完全，约 20 分钟起效。$t_{1/2}$ 为 3~4 小时，作用持续 4~7 小时。药物吸收后约 10% 去甲基成为吗啡发挥作用，大部分在肝脏代谢，由肾脏排出。

【药理作用】

可待因是阿片中所含的生物碱之一，能直接抑制延髓咳嗽中枢。镇咳作用迅速强大，作用强度约为吗啡的 1/4，治疗量不抑制呼吸，是目前最有效的镇咳药；也有镇痛作用，镇痛强度为吗啡的 1/10~1/7。

【用途】

用于治疗各种原因引起的剧烈干咳，尤适用于胸膜炎干咳伴胸痛者。

【不良反应及注意事项】

治疗量不良反应较少，偶有恶心、呕吐、便秘及眩晕等。过量（单次剂量大于 60mg）可明显抑制呼吸中枢，也可引起中枢兴奋、烦躁不安，小儿可致惊厥。连续应用可产生耐受性及依赖性，应控制使用。能抑制支气管腺体分泌，使痰液黏稠、不易咳出，痰多患者禁用。呼吸不通畅、孕妇、哺乳期妇女慎用。

### 右美沙芬（dextromethorphan）

右美沙芬为人工合成的吗啡衍生物，镇咳作用与可待因相似或较强，无镇痛作用，亦无依赖性，用于各种原因引起的干咳，常作为抗感冒复方制剂中的成分。偶有头晕、轻度嗜睡、口干、便秘等不良反应。大剂量可引起呼吸抑制。痰多病人慎用，妊娠 3 个月内禁用。

### 喷托维林（pentoxyverine）

喷托维林能直接抑制咳嗽中枢，兼有较强局部麻醉作用和弱的阿托品样作用，因而兼具外周性镇咳作用。镇咳作用约为可待因的 1/3。用于各种原因引起的干咳。偶有轻度头痛、头晕、口干、恶心、腹泻等不良反应。青光眼、前列腺肥大、心功能不全者慎用，痰多者禁用。

### 苯佐那酯（benzonatate）

苯佐那酯为丁卡因的衍生物，具有较强的局部麻醉作用，能选择性抑制肺牵张感受器及感觉神经末梢，阻断咳嗽反射传入冲动而产生镇咳作用，作用弱于可待因。临床用于治疗急性上呼吸道感染引起的干咳、阵咳，也可用于预防支气管镜、喉镜检查或支气管造影引起的咳嗽。不良反应有轻度嗜睡、头晕、恶心、鼻塞等，偶致过敏性皮疹。服药时勿将药丸咬碎，以免出现口腔麻木感。痰多者禁用。

# 第二节　祛痰药

痰是呼吸道炎症的结果，黏痰在气道堆积或形成黏液栓，引起气道狭窄甚至阻塞，导致喘息。祛痰药能增加呼吸道腺体分泌，稀释痰液或降低其黏稠度，使痰易于咯出，从而改善咳嗽和喘息症状。按作用机制不同分为痰液稀释药和黏痰溶解药两类。

### 氯化铵（ammonium chloride）

氯化铵口服后刺激胃黏膜引起恶心，反射性促进支气管腺体分泌增加，使痰液变稀；部分药物从呼吸道排出，因渗透压作用使呼吸道水分增加，也有利于痰液的稀释。此药很少单独使用，多配成复方制剂，用于呼吸道多痰、黏稠不易咯出者，也可用于酸化体液及尿液，促进碱性药物的排泄或纠正代谢性碱中毒。服用后可有恶心、呕吐、腹痛等，宜餐后服用。过量或长期服用可产生酸中毒。消化性溃疡及肝、肾功能不良者慎用。

### 乙酰半胱氨酸（acetylcysteine）

乙酰半胱氨酸能使黏痰中黏蛋白的二硫键断裂，使黏蛋白分子裂解，从而降低痰液黏稠度，使之易于咯出。用于黏痰阻塞气道、咳痰困难者。紧急时可气管内滴入给药，但需使用吸痰器排痰；一般情况采用雾化吸入给药。因有特殊臭味，并对呼吸道有刺激性，可能引起恶心、呕吐、呛咳或气道痉挛，与异丙肾上腺素合用可预防并提高疗效。支气管哮喘患者禁用。

### 溴己新（bromhexine）

溴己新为黏痰溶解药，可裂解痰液中的酸性黏多糖纤维，从而降低痰液黏稠度；口服刺激胃黏膜反射性增加呼吸道腺体分泌，使痰液变稀易于咯出。适用于慢性支气管炎、支气管扩张症痰液黏稠不易咳出者。少数患者可出现恶心、胃部不适，偶见血清氨基转移酶升高。消化性溃疡、肝功能不良者慎用。

### 氨溴索（ambroxol）

氨溴索为溴己新的活性代谢物，能增加呼吸道黏膜浆液腺的分泌，减少黏液腺分泌，从而降低痰液黏度，促进肺表面活性物质的分泌，增加支气管纤毛运动，使痰液易于咳出。适用于伴有痰液黏稠的急、慢性肺部疾病。可引起轻度的胃肠道反应，过敏反应极少出现，主要为皮疹。

# 第三节　平喘药

平喘药是用于缓解、消除或预防支气管哮喘发作的药物。根据作用不同，分为支气管扩张药、抗炎平喘药和抗过敏平喘药三类；按作用机制不同，分为 $\beta_2$ 受体激动药、茶碱类、糖皮质激素类药、M 胆碱受体阻断药和过敏介质阻释药五类。

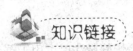

# 一、β₂ 受体激动药

本类药物通过选择性激动支气管平滑肌上的肾上腺素 $\beta_2$ 受体,松弛支气管平滑肌,扩张气道。还可抑制肥大细胞、中性粒细胞释放炎症介质和过敏介质,减轻黏膜水肿,增强气道纤毛运动,有利于预防和控制支气管哮喘发作。传统的 β 受体激动药包括肾上腺素、异丙肾上腺素等,对 $\beta_1$、$\beta_2$ 受体均有激动作用,不良反应较多,主要用于控制支气管哮喘急性发作,见第五章。

### 沙丁胺醇(salbutamol)

沙丁胺醇能选择性激动支气管平滑肌 $\beta_2$ 受体,松弛支气管平滑肌,使气道扩张。气雾吸入可迅速控制哮喘急性发作,口服给药可用于预防哮喘发作及控制症状。本药安全性大于异丙肾上腺素,可出现恶心、头痛、肌肉和手指震颤、心悸等副作用,大剂量可致心动过速,心脏病、高血压、甲状腺功能亢进、糖尿病、咯血患者及孕妇慎用。

### 特布他林(terbutaline)

特布他林能选择性激动支气管平滑肌 $\beta_2$ 受体,松弛支气管平滑肌,但作用较沙丁胺醇弱。气雾吸入可迅速控制哮喘急性发作,口服可预防哮喘发作。还可用于喘息型支气管炎、慢性阻塞性肺病等引起的喘息。不良反应同沙丁胺醇。

### 克仑特罗(clenbuterol)

克仑特罗能选择性激动支气管平滑肌 $\beta_2$ 受体,松弛支气管平滑肌作用较沙丁胺醇强,可以增强呼吸道纤毛运动、促进痰液排出,还可阻断组胺、5- 羟色胺等介质的释放。气雾吸入可用于哮喘急性发作,口服、直肠给药可预防或控制哮喘发作。还可用于治疗喘息型支气管炎、肺气肿等。不良反应与沙丁胺醇相似。

# 二、茶 碱 类

茶碱(theophylline)为甲基黄嘌呤类衍生物,主要有氨茶碱、胆茶碱及二羟丙茶碱。具有松弛气道平滑肌的作用,为临床常用的支气管扩张药。

### 氨茶碱(aminophylline)

氨茶碱为茶碱与二乙胺形成的复盐。

**【药动学特点】**

口服易吸收,作用 2~3 小时达高峰,维持 5~6 小时。其体内消除率个体差异较大,老年人及肝硬化者的半衰期明显延长。静脉注射起效快。10~15 分钟可达最大疗效。

**【药理作用】**

1. 扩张支气管  氨茶碱具有较强的直接松弛支气管平滑肌作用,从而降低气道阻力,达到平喘作用。

2. 改善心功能　氨茶碱可加强心肌收缩力,增加心排血量;可使肾血流量和肾小球率过滤增加,产生较弱的利尿作用。

【用途】

1. 治疗支气管哮喘　口服给药可用于预防哮喘发作,静脉滴注、缓慢静脉注射可用于重症哮喘或哮喘持续状态,口服茶碱缓释制剂可预防夜间发作。还可用于心源性哮喘的治疗。

2. 治疗慢性阻塞性肺病(COPD)　氨茶碱具有扩张支气管、抗炎、增加纤毛运动、增强膈肌收缩力等作用,可改善病人的气促、喘息症状。

【不良反应及注意事项】

氨茶碱的安全范围窄,不良反应多,须监测血药浓度。

1. 胃肠道反应　氨茶碱碱性较强,口服刺激胃黏膜可引起恶心、呕吐、胃痛等。餐后服用可减轻。

2. 中枢兴奋作用　治疗量氨茶碱可引起失眠、不安等,过量或静注过快可出现头痛、头晕、震颤、激动,严重时可致惊厥。必要时可用镇静催眠药对抗。

3. 心血管系统反应　过量或静注过快可引起心悸、心率加快、血压降低甚至心跳停止。心肌梗死、低血压禁用。

【护理要点提示】

1. 用药前　①应清楚用药目的,注意个体差异;②应清楚患者是否有肝、肾功能低下、酒精中毒、溃疡病、严重心脏病、甲亢等,如有,应提醒医生慎用本药;③应清楚患者是否怀孕或正在哺乳,因茶碱能透过胎盘、进入乳汁,对于孕期及哺乳期妇女,应提醒医生慎用本药;④应询问患者是否为过敏体质,尤其是对其他茶碱类药物过敏的病人,应提醒医生慎用或禁用本药;⑤氨茶碱的注射液呈碱性,不宜与酸性药物混合注射,否则可因酸碱中和反应而使药效降低;⑥小儿哮喘要慎用氨茶碱,因易引起中毒惊厥。

2. 用药期间　①遵医嘱用药,应严格掌握药量,静脉注射须缓慢;②应监测氨茶碱的血药浓度,无条件监测茶碱血药浓度时,应根据临床经验充分考虑到各种可能的影响因素调整茶碱的剂量;③正在应用茶碱的患者,如果静脉注射氢化可的松,可能使茶碱的血药浓度迅速升高,导致毒性反应;④应密切观察患者的用药反应,及时发现中毒症状;⑤对药效做出评价。

### 胆茶碱(cholinophylline)

胆茶碱为茶碱与胆碱形成的复盐,水溶性更大,口服易吸收。用途同氨茶碱。对胃肠道刺激性小,病人易于耐受。对心脏和中枢神经系统作用不明显。

### 二羟丙茶碱(diprophylline)

二羟丙茶碱又名甘油茶碱,是茶碱与二羟丙基的复盐,易溶于水。生物利用度较低,$t_{1/2}$较短,临床疗效不及氨茶碱。但对胃肠道刺激较小,口服耐受性较好,临床主要用于不能耐受氨茶碱的哮喘患者。

## 三、糖皮质激素类药

糖皮质激素具有强大的非特异性抗炎作用,能降低气道反应性,改善临床症状,是治疗哮喘的重要药物。全身用药不良反应多,主要用于治疗重症哮喘和哮喘持续状态。采用气雾吸入的方式局部给药,对哮喘有良好的疗效,且几无全身不良反应,临床常用。

### 倍氯米松(beclomethasone)

倍氯米松为地塞米松的衍生物,局部抗炎作用是地塞米松的600倍。气雾吸入直接作用于气道,产生强大的抗炎平喘作用,且无吸收作用,几无全身不良反应。每日吸入0.4mg与每日口服波尼松龙7.5mg的疗效相当。药效高峰一般在用药10天后出现,故常需预先用药。气雾吸入可减少口服激素用量,也可逐步代替口服激素用于慢性哮喘病人。对多数反复发作的哮喘患者采用吸入给药,能控制病情,但不能缓解哮喘急性发作;也不适于哮喘持续状态,因患者不能吸入足够的药量,而不能发挥作用。常见不良反应有鹅口疮、声音嘶哑等,与应用剂量较大有关,每次用药后漱口,可明显减少口腔不良反应发生率。

## 四、M 胆碱受体阻断药

### 异丙托溴铵(ipratropium bromide)

异丙托溴铵为阿托品的异丙基衍生物。气雾吸入时,不易从气道吸收,咽下后也不易从消化道吸收。通过阻断 M 胆碱受体可在气道局部产生较强的松弛支气管平滑肌作用,对腺体、心血管作用较弱,无明显的全身性不良反应。适应于老年性哮喘以及不能耐受 $\beta_2$ 受体激动药或使用 $\beta_2$ 受体激动药效果不佳者。少数病人有口干、口苦或咽部痒感。

其他吸入性抗胆碱药还有氧托溴铵(oxitropium)、噻托溴铵(tiotropium bromide),平喘作用较强,作用时间较长,不良反应较少。

## 五、过敏介质阻释药

通过抑制过敏介质释放,产生抗过敏作用和一定的抗炎作用,包括肥大细胞膜稳定药、$H_1$ 受体阻断药和抗白三烯药三类。

### 色甘酸钠(sodium cromoglycate)

色甘酸钠既无松弛支气管平滑肌作用,也无抗炎作用。它能稳定肥大细胞膜,阻止肥大细胞脱颗粒,抑制过敏介质释放,并降低气道内感受器的兴奋性,从而预防哮喘发作。临床用于预防各型哮喘的发作,对过敏性哮喘疗效最佳,对运动性哮喘的疗效较满意,对已发作的哮喘无效。须在发作前 7~10 天开始预防用药。本药还可用于过敏性鼻炎、溃疡性结肠炎的治疗。不良反应少,少数患者吸入后咽喉部及气管有刺痛感,引起呛咳、气急,甚至诱发哮喘。

### 奈多罗米钠(nedocromil sodium)

奈多罗米钠作用与色甘酸钠相似,能够稳定肥大细胞膜,阻止其释放炎性介质,作用较色甘酸钠强;还有明显的抗炎作用,但较糖皮质激素弱。用于预防各种原因引起的哮喘、喘息型支气管炎等。不良反应为头痛、恶心。儿童、妊娠期妇女慎用。

### 酮替酚(ketotifen)

酮替酚是新型的抗组胺药,能够阻断支气管平滑肌组胺 $H_1$ 型受体,阻止过敏介质释放;还能抑制肥大细胞、嗜酸性粒细胞释放过敏介质。口服用于预防过敏性、运动性哮喘发作;也可与茶碱类、$\beta_2$ 受体激动药、糖皮质激素等合用,防治轻、中度哮喘发作。不良反应有轻度嗜睡、疲倦、头晕、恶心、口干等,偶见皮疹。驾驶员、精密仪器操作者慎用。

### 扎鲁司特(zafirlukast)

扎鲁司特为白三烯受体拮抗药,竞争性抑制白三烯活性,有效预防白三烯所致的气道水肿,减轻气道收缩和炎症。本药用于预防哮喘发作,适用于成人及 12 岁以上哮喘病人。不适用于缓解哮喘急性发作。

### 孟鲁司特(montelukaast)

孟鲁司特为白三烯受体拮抗药,拮抗白三烯引起的气道病理改变。适用于哮喘病人的预防和长期治疗,不适于治疗哮喘急性发作,也用于季节性过敏性鼻炎的治疗。本品为咀嚼片,应睡前服。

(吴 艳)

**思考题**

1. 某支气管哮喘病人,近日感觉心悸,医生为其开写了以下处方,请分析是否合理,为什么?

　　Rp:(1)氨茶碱　100mg×21

　　　　　用法:一次 100mg,一日 3 次

　　　　(2)普萘洛尔　10mg×21

　　　　　用法:一次 10mg,一日 3 次

2. 应用氨茶碱治疗哮喘应注意哪些问题?

3. 为什么可待因适用于剧烈的无痰干咳,应用时应注意哪些问题?

4. 糖皮质激素治疗哮喘常用何种给药途径,为什么?

# 第二十六章 | 治疗消化系统疾病药物

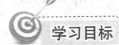
## 第一节 助消化药

助消化药多为消化液中的成分,能补充消化液的分泌不足,或减少肠道内产气,促进食物的消化,达到治疗消化不良的效果。常用助消化药见表 26-1。

表 26-1 常用助消化药

| 药物 | 药理作用 | 用途 | 注意事项 |
|---|---|---|---|
| 乳酶生(lactasin) | 为活乳酸杆菌干燥制剂。在肠内分解糖类产生乳酸,抑制肠内腐败菌繁殖,减少肠内发酵和产气 | 用于消化不良、腹胀及小儿消化不良性腹泻 | 不宜与抗菌药或吸附剂同时服用,以免降低疗效。禁用于乳酸中毒患者 |
| 胃蛋白酶(pepsin) | 在胃酸环境中能分解蛋白质和多肽,酸性环境中活性强 | 用于胃蛋白酶缺乏症、消化不良 | 遇碱破坏失效。常与稀盐酸配成胃酶合剂应用 |
| 稀盐酸(dilute hydrochloric acid) | 常用 10% 的盐酸溶液,口服后可增加胃液酸度和增强胃蛋白酶活性;进入十二指肠可促进胰液与胆汁分泌 | 用于各种原因引起的胃酸缺乏 | 宜于饭前或餐中用水稀释后服用。常与胃蛋白酶合用 |
| 胰酶(pancreatin) | 含胰蛋白酶、胰脂肪酶和胰淀粉酶。可消化蛋白质、脂肪和淀粉 | 用于消化不良、食欲不振、胰液分泌不足及肝、胆、胰腺疾病所致消化不良 | 遇酸易破坏,可消化口腔黏膜引起溃疡,故用其肠溶片需完整吞服,不宜咀嚼 |

## 第二节 抗消化性溃疡病药

消化性溃疡(peptic ulcer)是指发生在胃和十二指肠的慢性溃疡,是一种常见病。常用抗消化性溃疡药物主要有抗酸药、抑制胃酸分泌药、胃黏膜保护药、抗幽门螺杆菌药等。

 笔记

147

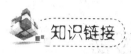

# 一、抗 酸 药

抗酸药(antacids)是一类弱碱性化合物,口服后直接中和胃酸,减弱胃酸对溃疡面的刺激和腐蚀作用,能减轻疼痛,促进溃疡的愈合。常用抗酸药特点见表 26-2。

表 26-2 常用抗酸药作用特点比较

| 药物 | 作用特点 |
| --- | --- |
| 氢氧化铝(aluminium hydroxide) | 抗酸作用较强、缓慢而持久。具有收敛、止血作用和溃疡面保护作用。可引起便秘,常与含镁离子抗酸药合用。 |
| 碳酸钙(calcium carbonate) | 抗酸作用强、快而持久,产生 $CO_2$,致腹胀、嗳气,可引起便秘,与氧化镁、三硅酸镁合用或交替使用可减轻。 |
| 三硅酸镁(magnesium trisilicate) | 抗酸作用较弱、缓慢而持久,产生的二氧化硅与水形成的胶状物对溃疡起保护作用。可引起轻泻,与氢氧化铝合用可减轻。 |
| 氧化镁(magnesium oxide) | 抗酸作用强、缓慢而持久,可引起轻泻,与碳酸钙配伍使用可减轻。 |

抗酸药较少单独应用,大多组成复方制剂,如复方氢氧化铝、复方铝酸铋、胃得乐等。复方制剂可增强抗酸作用,减少不良反应。抗酸药片剂嚼碎后空腹服用效果更好。

# 二、胃酸分泌抑制药

## (一)$H_2$ 受体拮抗药

$H_2$ 受体拮抗药通过阻断胃壁细胞 $H_2$ 受体,抑制胃酸分泌作用较强而持久,治疗消化性溃疡疗程短,溃疡愈合率高,不良反应少。

### 雷尼替丁(ranitidine)

**【药动学特点】**

口服后易吸收,1~2 小时达高峰,作用持续 8~12 小时,$t_{1/2}$ 为 1.6~3.1 小时,主要经肾排泄,部分从乳汁排泄。可透过血脑屏障,还可经透过胎盘进入胎儿循环。

**【药理作用】**

雷尼替丁为 $H_2$ 受体拮抗药,抑制胃酸分泌和保护胃黏膜,抗酸作用强(是西咪替丁的4~10 倍),对肝药酶的抑制作用较西咪替丁轻,治疗量不改变血催乳素和雄激素浓度。

**【用途】**

抑制胃酸分泌,对胃黏膜有保护作用,用于治疗十二指肠溃疡、良性溃疡病、反流性食管炎、手术后溃疡等。可缓解溃疡病症状,促进溃疡愈合,减少溃疡复发。

**【不良反应及注意事项】**

不良反应较少,常见的不良反应有头痛、头晕、幻觉、狂躁等;静脉注射可致心动过缓;偶见白细胞、血小板减少、血清转氨酶升高、男性乳房发育等,停药后恢复。妊娠期妇女和婴幼儿禁用。

### 法莫替丁(famotidine)

**【药动学特点】**

口服易吸收,约1小时起效,2~3小时达高峰,作用持续12小时以上,$t_{1/2}$约为3小时,吸收后广泛分布于胃肠道及肝、肾等组织,多以原形经肾排泄。

**【药理作用】**

法莫替丁是继西咪替丁和雷尼替丁后的一种长效、强效$H_2$受体拮抗药,对胃酸分泌的抑制作用为雷尼替丁的7~10倍,不抑制肝药酶,无抗雄激素作用,也不影响血催乳素浓度。

**【用途】**

口服用于治疗胃和十二指肠溃疡、应激性溃疡以及反流性食管炎。对溃疡活动期患者,每天晚饭后服40mg/次,连用8周,可促进溃疡愈合;已治愈患者可减至每天20mg;对严重胃酸分泌亢进的卓-艾综合征以及上消化道出血病人可采用静脉给药。

**【不良反应及注意事项】**

不良反应较少,偶见口干、恶心、食欲缺乏、腹泻及血清转氨酶异常;极少数病人可见头痛、心率加快、血压升高和月经不调等,减量或停药后可恢复正常。对$H_2$受体拮抗药过敏者、肝或肾功能不良、孕妇、哺乳期妇女以及8岁以下小儿慎用。

本类药物还有西咪替丁(cimetidine)、尼扎替丁(nizatidine)和罗沙替丁(roxatidine)等。

### (二)$H^+$-$K^+$-ATP酶抑制药(质子泵抑制药)

$H^+$-$K^+$-ATP酶抑制药本身无抑制胃酸分泌作用,但当它们进入壁细胞分泌小管并在酸性($pH \leqslant 4$)环境中生成活性体亚磺酰胺类化合物,与$H^+$-$K^+$-ATP酶上的巯基不可逆地结合,使酶失活,产生明显抑制胃酸分泌作用。

### 奥美拉唑(omeprazole)

**【药动学特点】**

口服后吸收迅速,生物利用度为35%。重复给药时,生物利用度可达60%,1~3小时达血药浓度高峰,$t_{1/2}$为30~60小时,85%代谢物由尿排出,其余随粪便排出。

**【药理作用】**

奥美拉唑能特异性地作用于胃黏膜细胞,可逆性地抑制胃壁细胞$H^+$-$K^+$-ATP酶的作用,使胃壁细胞$H^+$分泌减少,具有强大而持久的抑制胃酸分泌作用。对胃蛋白酶的分泌也有抑制作用,能迅速缓解疼痛。本药还具有抗幽门螺杆菌的作用。

**【用途】**

用于治疗胃、十二指肠溃疡,治愈率高于$H_2$受体阻断药,而且复发率低。也可用于反流性食管炎和卓-艾综合征。

**【不良反应及注意事项】**

不良反应发生率约为1.1%~2.8%,主要有头痛、头昏、口干、恶心、腹胀、失眠。偶有皮疹、外周神经炎、男性乳房女性化。妊娠期妇女和小儿禁用。肝功能减退患者用量酌减,长期服用者应定期检查胃黏膜有无肿瘤样增生。

本类药物还有兰索拉唑(lansoprazole)、泮托拉唑(pantoprazole)和雷贝拉唑(rabeprazole)等。

### （三）M₁ 受体拮抗药

#### 哌仑西平（pirenzepine）

哌仑西平能阻断胃壁细胞的 $M_1$ 受体，使胃酸和胃蛋白酶分泌减少，兼有解除胃肠平滑肌痉挛的作用。可用于胃、十二指肠溃疡，与西咪替丁合用可提高疗效。因抑制胃酸作用较弱，现已较少用于溃疡的治疗。

### （四）促胃液素受体阻断药

#### 丙谷胺（proglumide）

丙谷胺能竞争性阻断促胃液素受体，抑制胃酸的分泌；同时对胃黏膜有保护作用，有利于溃疡的愈合。主要用于胃、十二指肠溃疡和胃炎的治疗。不良反应轻，偶见口干、失眠、腹胀、食欲缺乏等。

## 三、胃黏膜保护药

胃黏膜屏障包括细胞屏障和黏液 -$HCO_3^-$ 盐屏障。细胞屏障由胃黏膜细胞顶部的细胞膜和细胞间隙紧密连接组成，有抵抗胃酸、胃蛋白酶的作用。在胃黏膜表面形成具有保护作用的黏液不动层，防止胃酸、胃蛋白酶损伤胃黏膜。当胃黏膜屏障功能受损时，可导致溃疡发作。胃黏膜保护药能增强胃黏膜的屏障功能，主要用于消化性溃疡的治疗。

#### 胶体次枸橼酸铋（colloidal bismuth subcitrate）

胶体次枸橼酸铋又名枸橼酸铋钾，在胃液呈酸性的条件下，能形成氧化铋胶体附着于溃疡表面，形成保护膜而抵御胃酸、胃蛋白酶及酸性食物对溃疡面的侵蚀。能抑制胃蛋白酶活性，改善胃黏膜血液循环，增加黏液分泌，增强胃黏膜屏障能力。此外，还具有抗幽门螺杆菌作用。用于治疗胃、十二指肠溃疡和慢性胃炎。服药期间可使舌、粪染黑，应事先向患者说明。偶见恶心等消化道反应。肾功能不全者禁用，以免引起血钾过高。抗酸药及牛奶可影响其作用，不宜同服。

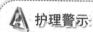

> ⚠ 护理警示
>
> 服药期间可使舌、粪染黑，提前告知患者！

#### 硫糖铝（sucralfate）

硫糖铝口服后在酸性环境下水解成硫酸蔗糖和氢氧化铝，呈胶状，与溃疡面的黏蛋白结合形成保护膜。硫糖铝还具有抑制幽门螺杆菌繁殖和抑制胃蛋白酶活性，促进溃疡面的愈合的作用。用于治疗胃、十二指肠溃疡。不良反应轻，久用易致便秘。偶有胃肠道反应、皮疹、头晕等。忌与抗酸药、抑制胃酸分泌药、多酶片及碱性药合用。

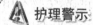

> ⚠ 护理警示
>
> 硫糖铝在酸性环境中才发挥作用！

## 四、抗幽门螺杆菌药

幽门螺杆菌感染是引发溃疡发病的一个重要因素，可明显增加消化性溃疡的复发率。使用抗幽门螺杆菌药物是十分必要的。临床常用的抗幽门螺杆菌药分为两类，一类为抗溃疡病药，如胶体次枸橼酸铋、奥美拉唑、硫糖铝等，抗幽门螺杆菌作用较弱，单用疗效差。第二类为抗菌药，如阿莫西林、甲硝唑、替硝唑、庆大霉素、克拉霉素、呋喃唑酮等。由于单用一种药物疗效差，常 2~3 种药物合用，以提高疗效。

笔记

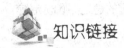

### 根除 Hp 三联疗法方案

| H⁺ 泵抑制药或胶体铋剂 | | 抗菌药物 |
| --- | --- | --- |
| 奥美拉唑 40mg/d | | 克拉霉素 500~1000mg/d |
| 兰索拉唑 60mg/d | | 阿莫西林 1000~2000mg/d |
| 枸橼酸铋钾 480mg/d | | 甲硝唑 800mg/d 或呋喃唑酮 200mg/d |
| 任选一种 | + | 任选两种 |
| 上述剂量分 2 次服，疗程为 7 天 | | |

### 消化性溃疡病的综合治疗

消化性溃疡病是一种常见的心身疾病，与患者的饮食、行为、精神、用药等因素有关，除了药物治疗外，促进治疗效果的措施还有戒烟，避免饮烈性酒，少量多餐，避免大剂量或长期使用阿司匹林或糖皮质激素类药，避免过劳、精神紧张、生活不规律等。护理人员应指导患者合理安排工作和生活，注意劳逸结合，保持乐观的情绪，戒烟，少饮酒，正确使用药物。

# 第三节　止吐药与胃肠促动药

恶心、呕吐是胃肠道疾病等很多疾病的症状。呕吐与延脑呕吐中枢、催吐化学感受区、孤束核、前庭及内脏的调节过程有关，止吐药通过影响呕吐反射的不同环节产生止吐作用。胃肠促动药是一类能促进胃肠乙酰胆碱释放或抑制多巴胺、5-羟色胺释放，增强并协调胃肠节律性运动的药物。$H_1$ 受体阻断药、M 受体阻断药、氯丙嗪等有止吐作用的药物已在有关章节介绍，本章不再介绍。

## 甲氧氯普胺（metoclopramide）

甲氧氯普胺对多巴胺 $D_2$ 受体有阻断作用。阻断 CTZ 的 $D_2$ 受体，发挥止吐作用，高浓度也阻断 5-$HT_3$ 受体，较氯丙嗪强。甲氧氯普胺，加强胃肠蠕动，促进胃的排空和调节胃肠运动，防止食物反流，发挥胃肠促动作用。常用于肿瘤化疗、放疗引起的各种呕吐。可治疗慢性功能性消化不良引起的胃肠运动障碍，包括恶心、呕吐等。大剂量长期应用，可引起锥体外系反应，如肌震颤、帕金森病等。

## 多潘立酮（domperidone）

**【药动学特点】**
本药口服后吸收迅速，但生物利用度较低，约 15%，$t_{1/2}$ 为 7~8 小时，主要经肝脏代谢。

**【药理作用】**
多潘立酮是较强的多巴胺受体阻滞药，具有外周阻滞作用，不易通过血脑屏障。具有胃肠推动和止吐作用，防止食物反流，发挥胃肠促动作用。

**【用途】**
用于治疗各种原因引起的恶心、呕吐、腹胀；也用于慢性萎缩性胃炎、慢性胃炎、胆汁反流性胃炎、反流性食管炎等消化不良症;对偏头疼、颅外伤、放射治疗引起的恶心、呕吐治疗也有效。

**【不良反应及注意事项】**

不良反应轻,可见头痛,促进催乳素释放及胃酸分泌,中枢作用较小,偶见锥体外系反应。

### 西沙必利(cisapride)

西沙必利是新型的胃肠动力药,除阻断多巴胺受体外,还具有阻断 5-HT 受体的作用,增强胃的排空,防止食物反流,具有强大的镇吐作用。用于胃肠运动障碍性疾病,如肠蠕动减弱引起的消化不良、反流性食管炎、术后胃肠麻痹、便秘等。可引起短暂性的腹痛、腹泻等。过量可引起心律失常。妊娠期妇女及过敏者禁用。

### 昂丹司琼(ondansetron)

昂丹司琼阻断外周及中枢神经元 $5-HT_3$ 受体,产生明显的止吐作用。用于化疗和放疗引起的恶心、呕吐,也可防治手术后的恶心、呕吐。但对晕动病呕吐无效。不良反应较轻,有头痛、腹泻或便秘等。孕妇及哺乳期妇女慎用。

# 第四节　泻药与止泻药

## 一、泻　药

泻药是能增加肠内水分,促进蠕动,软化粪便或润滑肠道促进排便的药物,临床主要用于功能性便秘。

### 硫酸镁(magnesium sulfate)

**【药理作用和用途】**

1. 导泻作用　硫酸镁口服,由于镁离子和硫酸根离子难以被肠壁吸收,使肠内渗透压升高而阻止肠内水分的吸收,使肠腔容积增大,刺激肠壁,反射性地引起肠蠕动增强而产生泻下作用。主要用于排出肠内毒物或驱虫后虫体的排出。

2. 利胆作用　硫酸镁口服可刺激十二指肠黏膜,反射性地引起胆总管括约肌松弛、胆囊收缩,促进胆囊排空,呈现利胆作用。主要用于治疗阻塞性黄疸、慢性胆囊炎和胆石症。

> ⚠ 护理警示
>
> 用途不同,给药途径不同!

3. 抗惊厥　注射硫酸镁可抑制中枢和松弛骨骼肌,从而呈现抗惊厥作用。适用于各种原因所致的惊厥,尤其是子痫。

4. 降低血压　注射给药 $Mg^{2+}$ 可直接松弛血管平滑肌,并能引起交感神经冲动传导障碍,从而使血压下降。可用于治疗高血压危象、高血压脑病,特别适用于妊娠期高血压。

5. 消炎去肿　硫酸镁 50% 溶液外用热敷患处,有消炎去肿的功效。

**【不良反应及注意事项】**

硫酸镁用于导泻时,可刺激肠壁,导致盆腔充血,妊娠期、月经期妇女、急腹症禁用;服用大量浓度过高的硫酸镁溶液,可因排出大量水分而导致脱水,应告知患者空腹服药,并大量饮水。静注过量或过速易引起中毒,表现为血压急剧下降、肌腱反射消失、呼吸抑制等症状。一旦发生,立即静注氯化钙或葡萄糖酸钙注射液解救。肾功能不全者和老年人禁用。

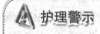

> ⚠ 护理警示
>
> 静脉给药速度要慢,并密切观察!

**【护理要点提示】**

1. 用药前　①应清楚用药目的；②应清楚病人是否患有严重肾功能不全、心肌损害、心脏传导阻滞等病症，应提醒医生慎用本药；③应清楚病人是否经期或怀孕，孕妇及经期妇女禁用口服硫酸镁；④合理确定给时间，应告诉患者空腹服药，并大量饮水，防止导泻过度，产生脱水和其他不良反应；⑤应清楚高镁血症的早期临床症状，一旦发生，能及时发现。

2. 用药期间　①遵医嘱用药；②应严密监测病人的呼吸、尿量、膝腱反射情况，能及时发现病人镁中毒的早期症状，并及时采取纠正措施；③对于同时应用保胎药物（如利托君）的病人，更应严密监测心血管系统的不良反应；④对药效及时做出评价。

**开塞露**（Enema Glycerini）

开塞露是一种含有甘油或山梨醇的制剂，由直肠给药，可润滑肠壁并刺激肠蠕动，软化粪便，促进排出。用于急性便秘，尤其适用于小儿和老年人。

硫酸钠（sodium sulfate）、酚酞（phenolphthalein）、液状石蜡（liquid paraffin）等药物也常用于导泻或治疗便秘。

## 二、止　泻　药

腹泻可由多种原因引起，以对因治疗为主。由于剧烈或持久的腹泻可引起脱水和电解质紊乱，适当地给予止泻药对症治疗是必要的。

**蒙脱石**（dioctahedral smectite）

蒙脱石口服后可均匀地覆盖于整个肠腔表面，并能吸附、固定多种病原体，而后随肠蠕动排出体外。适用于急慢性腹泻，对小儿急性腹泻疗效尤佳。因可影响其他药吸收，必须合用时应提前 1 小时服用其他药。对本品过敏者禁用，过敏体质者慎用。

**盐酸小檗碱**（berberine hydrochloride）

盐酸小檗碱对痢疾杆菌、大肠杆菌引起的肠道感染有效。用于治疗肠道感染和腹泻。口服不良反应较少，偶有恶心，呕吐，皮疹和药热，停药后消失。妊娠期 3 个月内慎用，过敏体质者慎用，对本品过敏者禁用。

**地芬诺酯**（diphenoxylate）

地芬诺酯为人工合成品，是哌替啶的衍生物，能使肠道的推进性蠕动减弱达到止泻的效果。用于急性腹泻。不良反应轻，偶有腹部不适、恶心、呕吐、失眠等，减量或停药后即消失。肝病患者慎用。大剂量长期服用可产生依赖性。

# 第五节　利　胆　药

利胆药具有促进胆汁分泌，增加排出量，促进胆囊排空的作用。常用药物有硫酸镁、鹅去氧胆酸和熊去氧胆酸等。

**熊去氧胆酸**（ursodeoxycholic acid）

熊去氧胆酸可减少胆酸和胆固醇的吸收，抑制胆固醇的合成和分泌，降低胆汁中胆固醇含量，降低胆固醇在胆汁中的相对浓度，阻止胆石形成或使结石溶解。用于胆固醇性胆石症、胆囊炎、胆道炎等，预防药物性结石形成。不良反应较少，偶见血清转氨酶和碱性磷酸酶升高，少于 5% 的病人可发生难忍的腹泻等。

（周艳红）

**思考题**

1. 能否将胰酶肠溶片掰开或嚼碎口服？为什么？
2. 硫酸镁治疗高血压应采取什么给药途径？给药时应注意什么？

# 第二十七章 治疗血液和造血系统疾病药物

## 学习目标

1. 掌握维生素 K、肝素、铁制剂、右旋糖酐的药理作用、用途、不良反应及注意事项；熟悉其他治疗血液和造血系统疾病药物的特点。

2. 初步具有根据维生素 K、肝素、铁制剂、右旋糖酐的药理作用、用途、不良反应及注意事项制定护理措施及对患者、家属进行相关护理宣教的能力。

## 第一节 促凝血药

促凝血药是指能增加凝血因子而加速血液凝固、抑制纤维蛋白溶解或降低毛细血管通透性而止血的药物。

### 维生素 K(vitamin K)

维生素 K 分为两类：①脂溶性维生素 K，包括从植物中提取的维生素 $K_1$ 和微生物产生的维生素 $K_2$；②水溶性维生素 K，包括人工合成的维生素 $K_3$、$K_4$。

【药动学特点】

口服维生素 $K_1$ 经近端小肠吸收，肌注和静脉注射的维生素 $K_1$ 大部分经肝脏代谢后从胆汁排泄。一般给药后 12~24 小时可改善凝血酶原时间。维生素 $K_3$、$K_4$ 口服吸收不依赖于胆汁，直接吸收入血，在肝脏被利用。

【药理作用】

维生素 K 作为 γ-羧化酶的辅酶，在肝内参与凝血因子 Ⅱ、Ⅶ、Ⅸ、Ⅹ 前体中谷氨酸残基的 γ 羧化，合成有活性的 Ⅱ、Ⅶ、Ⅸ、Ⅹ 等凝血因子的前体物质。当维生素 K 缺乏时，肝脏仅能合成无凝血活性的凝血因子前体物质，从而导致凝血障碍。及时补充维生素 K 即可达到止血目的。

【用途】

主要用于治疗维生素 K 缺乏引起的出血，如阻塞性黄疸、胆瘘、慢性腹泻引起的肠道维生素 K 吸收障碍；早产儿、新生儿出血或长期口服广谱抗菌药引起的出血；香豆素类、水杨酸类过量引起的出血。

【不良反应及注意事项】

1. 维生素 $K_1$ 在静脉注射时出现面部潮红、出汗、血压突然降低或引起休克。故常采用肌内注射。$K_1$ 见光易分解，应注意避光操作。

2. 维生素 $K_3$、$K_4$ 的刺激性强，口服后可有恶心、呕吐，宜饭后服用。

3. 较大剂量(每次 30mg)维生素 $K_3$、$K_4$，可引起早产儿、新生儿溶血性贫血，血胆红素升高、黄疸等。对 G-6-PD 缺乏的患者可诱发急性溶血性贫血。

4. 用药期间应定期测定凝血酶原时间以确定疗效。

### 凝血酶（thrombin）

凝血酶是从猪、牛血提取精制而成的白色或微黄冻干粉末，易溶于生理盐水。能直接作用于血液中纤维蛋白原，使其转变为纤维蛋白而止血。用于小血管、毛细血管以及实质性脏器出血的止血，也用于创面、口腔、泌尿道及消化道等部位的出血。局部止血时，用无菌生理盐水溶解成 50~1000U/ml 溶液喷雾或敷于创面。

凝血酶严禁静脉注射、肌内注射或皮下注射，否则可导致血栓、局部组织坏死。偶尔可出现过敏反应，此时应立即停药，给予抗过敏治疗。溶解状态的药物很快失活，故应临时配制。遇热、酸、碱或重金属盐可使本药失活。

### 氨甲苯酸（aminomethylbenzoic acid，PAMBA）

氨甲苯酸通过竞争性抑制纤溶酶原激活因子，使纤溶酶原不能转化为纤溶酶，从而抑制纤维蛋白溶解，产生止血作用。主要用于纤维蛋白溶解亢进所致的出血，如前列腺、肝、胰、肺、甲状腺、肾上腺等部位的手术出血、产后出血等。也可用于链激酶、尿激酶过量引起的出血。

氨甲苯酸过量可致血栓或诱发心肌梗死，使用时剂量不可过大，有血栓形成倾向者禁用。静脉注射或静脉滴注，速度不能快，以免发生低血压或心动过缓。肾功能不全者慎用。用药期间应定期测定凝血酶原时间以确定疗效。

### 氨甲环酸（tranexamic acid，AMCHA）

氨甲环酸作用类似氨甲苯酸，用于各种出血性疾病及手术前用药。用后可出现恶心、呕吐、头痛、胸闷等副作用，过量也可致血栓形成。氨甲环酸不宜与苯唑西林合用，也不宜与口服避孕药合用，肾功能不全者慎用。本药可致血栓形成，DIC 早期和血栓形成者禁用。

# 第二节　抗凝血药及抗血栓药

## 一、抗凝血药

抗凝血药是指通过影响凝血因子、降低机体凝血功能的药物，临床用于预防血栓形成和防治血栓扩大。

### 肝素（heparin）

【药动学特点】

肝素是大分子物质，口服不易吸收，临床多采用静脉给药，静脉注射后抗凝作用立即发生，10 分钟内即可出现抗凝作用，作用维持 3~4 小时，80% 与血浆蛋白结合，大部分经单核-巨噬细胞系统破坏，极少数以原形经尿排泄。$t_{1/2}$ 为 1~2 小时，但可随剂量增加而延长。

【药理作用】

1. 抗凝作用　肝素在体内和体外均有迅速和强大的抗凝作用。静脉给药后血液凝固时间、凝血酶时间、凝血酶原时间均明显延长。其抗凝机制主要是通过增强抗凝血酶Ⅲ（AT-Ⅲ）活性而发挥作用。

2. 降血脂作用　肝素使血管内皮释放脂蛋白脂酶入血，加速血中乳糜微粒和极低密度脂蛋白的分解，减低血脂。

3. 抗炎作用　肝素可抑制炎症介质和炎症细胞活动发挥抗炎作用。

【用途】

1. 防治血栓栓塞性疾病　主要用于防治血栓的形成和栓塞，如脑栓塞、肺栓塞以及急性心肌梗死性栓塞、深静脉血栓等。

2. 用于弥散性血管内凝血（DIC）早期　DIC 早期应用肝素，可防止纤维蛋白原和凝血因子的消耗而引起的继发性出血。

3. 用于体外抗凝　用于血液透析、体外循环、微血管手术、心导管检查等。

**【不良反应及注意事项】**

1. 过量易引起黏膜、硬脑膜、伤口等自发性出血。可缓慢静脉注射硫酸鱼精蛋白对抗。

2. 用药前应测定凝血酶原时间。用药期间要定期测凝血时间、凝血酶原时间、血小板，并观察皮肤及黏膜有无出血及尿、便颜色。

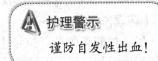
**⚠ 护理警示**

谨防自发性出血！

3. 偶有过敏反应如发热、寒战、荨麻疹、哮喘等，发生后立即停药，并进行抗过敏治疗。

4. 对肝素过敏、出血性疾病（血小板减少症、血友病）、有出血倾向者、肝、肾功能不全、消化性溃疡、严重高血压、孕妇等禁用。

**【护理要点提示】**

1. 用药前　①应清楚用药目的和用药后可能发生的不良反应；②应清楚患者是否患有严重肝、肾功能不全、出血性疾病、有出血倾向、消化性溃疡、严重高血压等病症，应提醒医生慎用本药；③应询问患者是否对本药有过敏史；④应清楚患者是否怀孕，妊娠前 3 个月应提醒医生尽量避免应用；⑤给患者传授观察出血的症状和防治措施。如有无牙龈出血、有无皮下出血点及瘀斑等。

2. 用药期间　①遵医嘱用药；②用药期间严密观察生命体征，如有血压下降、脉搏增快、发热、出血等情况，应及时处理；要定时检查血象、凝血时间。③肝素因刺激性较大，一般不宜肌内注射。静脉注射或滴注肝素时，确定针头在血管内方可给药，要注意经常更换注射部位。④应用肝素后，不能突然停药，以免出现暂时性高凝状态而导致血栓形成。肝肾功能不全、有出血素质、消化性溃疡、严重高血压患者及妊娠期妇女禁用。⑤肝素过量易引起自发性出血，应备好解毒药鱼精蛋白，一旦发生，立即停药处理。注意鱼精蛋白是弱抗凝剂，若用量过多，又可加重出血；⑥对药效做出评价。

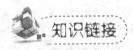
**知识链接**

**肝素抗凝血作用机制**

肝素主要是通过增强抗凝血酶Ⅲ（AT-Ⅲ）活性而发挥抗凝血作用。血浆中的 AT-Ⅲ 是一种生理性抗凝物质，能与Ⅱa、Ⅸa、Ⅹa、Ⅺa、Ⅻa 等多种凝血因子缓慢结合形成复合物并使其失去活性。肝素与 AT-Ⅲ 的赖氨酸残基形成可逆性复合物，使 AT-Ⅲ 构象发生变化，暴露出精氨酸活性位点，此位点与Ⅱa、Ⅸa、Ⅹa、Ⅺa、Ⅻa 等多种凝血因子丝氨酸活性中心结合，构成肝素-ATⅢ-凝血因子的三元复合物，使Ⅱa、Ⅸa、Ⅹa、Ⅺa、Ⅻa 等多种凝血因子失去活性，肝素使 AT-Ⅲ 这一反应加速达千倍以上。此外，肝素还能抑制血小板的功能，抑制纤维蛋白原转变成纤维蛋白，阻止血栓形成，对凝血过程的多个环节均有抑制作用。

**低分子量肝素**（low molecular weight heparin，LMWH）

低分子量肝素是普通肝素经化学分离方法制备的一种短链制剂，平均分子量为 4~5kDa。与普通肝素相比，具有以下特点：①抗因子 Xa 选择性强，对血小板影响较小；②抗凝血作用强；③生物利用度高、$t_{1/2}$ 长，LMWH 皮下注射的 $t_{1/2}$ 200~300 分钟，是普通肝素的 2~4 倍；④引起出血并发症少，一般不需检测抗凝活性等。

低分子量肝素的不良反应有出血、血小板减少、低醛固酮血症伴高血钾症、过敏反应和暂时性转氨酶升高等。目前临床常用的 LMWH 制剂有依诺肝素、替地肝素、那曲肝素等。

### 华法林（warfarin）

华法林是常用的香豆素类抗凝血药,为口服抗凝药。

【药动学特点】

华法林口服吸收迅速而完全,吸收易受食物的影响,血浆蛋白结合率高,经肾脏排泄。$t_{1/2}$ 为 10~60 小时。能透过胎盘屏障,还可见于母乳中。

【药理作用】

华法林能竞争性对抗维生素 K 的作用,抑制有活性的凝血因子 Ⅱ、Ⅶ、Ⅸ、Ⅹ 的生成,从而使凝血时间延长。对已合成的凝血因子无效,需等待原有凝血因子耗竭后才有抗凝作用,故起效缓慢,维持时间长。此外,还具有抑制凝血酶诱导的血小板聚集作用。华法林体外无抗凝作用。

【用途】

用于防治血栓栓塞性疾病,防止血栓形成或发展。因作用慢而持久,故轻症血栓性疾病或长期需要预防血栓形成的疾病可以单独应用,对急性血栓一般采用先用肝素,后用香豆素类维持治疗的序贯疗法。

【不良反应及注意事项】

1. 过量可致自发性出血,如消化道出血、尿道、口鼻腔、宫腔、皮下出血等,严重者可致脑出血,应密切观察,故给药 2 天后开始每天测凝血酶原时间。如发生出血,应立即停药并缓慢静脉注射大量维生素 K 对抗或输入新鲜血液。

2. 少数患者可出现荨麻疹、脱发、恶心、呕吐、粒细胞减少、皮肤和软组织坏死等,较严重者应立即停药,并对症处理。

3. 阿司匹林、保泰松等可使血浆中游离香豆素类浓度增高,使香豆素类抗凝作用增强;肝药酶诱导剂巴比妥类、苯妥英钠、利福平等能加速香豆素类的代谢,降低其抗凝作用。

4. 妊娠期妇女、肝、肾功能不全、严重高血压及有自发性出血倾向者禁用。

## 二、抗 血 栓 药

抗血栓药属外源性纤溶酶原激活剂,能激活纤溶酶原,使其转化为纤溶酶。纤溶酶则能降解纤维蛋白,从而溶解血栓。应用溶血栓药物治疗血栓栓塞性疾病的方法称溶栓疗法,已广泛应用于心脑血管栓塞性疾病。

### 链激酶（streptokinase,SK）

链激酶为第一代溶栓药,是从丙组 β- 溶血性链球菌培养液中提取的一种蛋白质。也可用基因重组技术合成重组链激酶。

【药理作用和用途】

链激酶可促使纤溶酶原转变为纤溶酶,水解血栓中的纤维蛋白,导致血栓溶解,但选择性差,呈现全身纤溶状态。用于治疗血栓栓塞性疾病。静脉给药治疗动静脉内新鲜血栓形成和栓塞,如肺栓塞和深部静脉血栓。也可用于心肌梗死早期治疗。在血栓形成不超过 6 小时内用药,效果更佳。

【不良反应及注意事项】

主要不良反应为皮肤黏膜出血、血尿、咯血,注射部位可发生血肿。严重出血可用氨甲苯酸对抗。少数患者可发生过敏反应。不能用酸性液体稀释,药液宜现用现配,否则分解失效。不作肌内注射,以免发生血肿,静脉注射后穿刺部位要加压。

### 尿激酶（urokinase,UK）

尿激酶是从人尿分离而来的一种蛋白质,尿激酶能直接激活纤溶酶原转变为纤溶酶,发挥溶血栓作用。尿激酶无抗原性,故不会产生抗体和过敏反应。临床应用、不良反应和护理用药须知同链激酶。

### 组织型纤溶酶原激活剂（tissues plasminogen activator，t-PA）

组织型纤溶酶原激活剂是第二代溶栓药，是用 DNA 重组技术合成，含 527 个氨基酸，对纤维蛋白有很强的亲和力。t-PA 选择性激活结合在纤维蛋白表面的纤溶酶原，使之活化成纤溶酶，发挥选择性溶栓作用，因此不产生链激酶常见的出血并发症。用于治疗肺栓塞和急性心肌梗死，使阻塞血管再通率比链激酶高，不良反应较少。禁用于出血性疾病。

第二代溶栓药还有阿尼普酶（anistreplase）、重组葡激酶（staphylokinase）、阿替普酶（alteplase）、西替普酶（silteplase）、那替普酶（nateplase）等。

## 第三节　抗贫血药和造血细胞生长因子

### 一、抗贫血药

循环血液中红细胞数量或血红蛋白量低于正常称为贫血。常见缺铁性贫血、巨幼红细胞性贫血和再生障碍性贫血三种类型。对缺铁性贫血选用铁制剂补充治疗，对巨幼红细胞性贫血选用叶酸、维生素 $B_{12}$ 补充治疗，再生障碍性贫血是骨髓造血功能降低所致，难于治疗。

### 铁 制 剂

常用的口服制剂有硫酸亚铁（ferrous sulfate）、枸橼酸铁胺（ferrac am-monium citrate）、富马酸亚铁（ferrous fumarate）等，注射制剂有右旋糖酐铁（iron dextran）。

**【药动学特点】**

口服铁制剂或食物中的铁是以 $Fe^{2+}$ 形式在十二指肠及空肠近段吸收。胃酸、果糖、半胱氨酸及维生素 C 有助于 $Fe^{3+}$ 还原为 $Fe^{2+}$ 促进铁的吸收。胃酸缺乏、磷酸盐、钙剂、草酸盐、四环素类药物、鞣酸制剂及同服抗酸药等可减少铁的吸收。吸收入肠黏膜的铁，根据机体需要或直接进入骨髓供造血使用或与肠黏膜去铁蛋白结合以铁蛋白形式储存。

**【药理作用】**

铁是红细胞成熟阶段合成血红素必不可少的物质。吸收到骨髓的铁，吸附在有核红细胞膜表面并进入细胞内的线粒体，与原卟啉结合，形成血红素，后者再与珠蛋白结合成为血红蛋白，当机体铁缺乏时可影响血红蛋白的合成而引起缺铁性贫血。

**【用途】**

铁剂治疗各种原因所致的缺铁性贫血疗效极佳。主要用于慢性失血（如钩虫病、月经过多、消化道溃疡、痔疮出血）、机体需铁增加而补充不足（如妇女妊娠期、儿童生长发育期）、胃肠吸收减少（如萎缩性胃炎、胃癌）和红细胞大量破坏（如疟疾、溶血）等引起的缺铁性贫血。

铁剂治疗后一般症状及食欲迅速改善，4~5 天血液中网织红细胞即可上升，10~14 天达高峰；2~4 周后血红蛋白明显增加，但达到正常值常需 4~8 周。为使体内铁贮存恢复正常，待血红蛋白正常后尚需减半量继续服药 2~3 月。

**【不良反应及注意事项】**

1. 口服铁剂可见恶心、呕吐、上腹不适及腹泻等刺激反应症状，$Fe^{3+}$ 比 $Fe^{2+}$ 明显，临床多选硫酸亚铁饭后半小时服用。

2. 服铁剂后可引起黑便，应向患者说明，这不是消化道出血；液体铁剂要用无毒塑料管吸服，以免染蚀牙齿，服药后应立即漱口。

3. 铁剂有时引起便秘，食用蜂蜜可缓解。

4. 小儿误服硫酸亚铁 1g 以上即引起中毒，表现为坏死性肠炎，可有恶心、呕吐、血性腹泻、头痛、头晕、呼吸困难、惊厥、甚至休克，严重者可致死亡。注意妥善保管铁剂，以免小儿误服。急救措施:用磷酸盐或碳酸盐溶液洗胃,并胃内注入特殊解毒剂去铁胺。

5. 宜同服稀盐酸或维生素 C、果糖以促进铁的吸收,不能用茶叶水送服;不能同服牛奶、多钙食物、四环素类药物、抗酸药等以免妨碍铁剂吸收。

6. 少数患者使用注射铁剂可发生局部肿痛,注射前要检查肌肉局部有无结节、硬块、压痛,若存在要及时理疗、热敷以促进吸收。注射后 0.5~1 小时内要注意观察患者有无不适症状。

> ⚠ 护理警示
> 　　注意饮食对铁吸收的影响!

## 叶酸(folic acid)

叶酸属于 B 族维生素的一种,广泛存在于动、植物性食品中。尤以绿叶蔬菜、动物肝、肾、酵母含量丰富。

**【药动学特点】**

口服叶酸制剂经肠黏膜主动转运吸收后,部分被还原和甲基化成甲基四氢叶酸,甲基四氢叶酸与未还原的叶酸经血循环进入肝脏代谢,经肾脏排泄,也可由胆汁和肠道排出。

**【药理作用】**

食物中的叶酸及叶酸制剂进入体内经二氢叶酸还原酶还原成四氢叶酸,四氢叶酸作为一碳单位的传递体,参与体内多种生化代谢,当叶酸缺乏时,生化代谢障碍,使 DNA 合成受阻,细胞有丝分裂减少,因为对 RNA 和蛋白质合成影响小,所以表现为巨幼红细胞性贫血。同时消化道上皮增殖也受抑制,出现舌炎、腹泻等。

**【用途】**

主要用于治疗各种原因引起的巨幼红细胞性贫血。由于营养不良或婴儿期、妊娠期对叶酸需要量增加所致的营养性巨幼红细胞性贫血,以叶酸为主,辅以维生素 $B_{12}$ 治疗;而叶酸对抗药甲氨蝶呤、乙胺嘧啶等所致的巨幼红细胞性贫血,需用亚叶酸钙治疗;对于维生素 $B_{12}$ 缺乏所致的恶性贫血,叶酸只能纠正异常血象,不能改善神经损害症状,所以治疗以维生素 $B_{12}$ 为主,叶酸为辅。

**【不良反应及注意事项】**

不良反应较少,罕见过敏反应。长期用药可以出现畏食、恶心、腹胀等症状。

## 维生素 $B_{12}$(vitamin $B_{12}$)

维生素 $B_{12}$ 为含钴维生素的总称,有氰钴胺、羟钴胺和甲基钴胺等。动物内脏、牛奶、蛋黄含维生素 $B_{12}$ 较多。

**【药动学特点】**

口服维生素 $B_{12}$ 必须与胃黏膜细胞分泌的内因子结合,才能避免被胃液消化,通过主动转运吸收入血。经肝脏代谢,可形成肝肠循环,口服主要从肠道排泄,注射大部分自肾脏排泄。

**【药理作用】**

1. 促进叶酸的循环再利用　当维生素 $B_{12}$ 缺乏时,叶酸代谢发生障碍,导致叶酸缺乏,出现与叶酸缺乏相似的巨幼红细胞性贫血。

2. 维持神经髓鞘完整　当维生素 $B_{12}$ 缺乏时,影响神经髓鞘的磷脂合成,导致大脑、脊髓及外周神经发生病变。

**【用途】**

主要用于治疗恶性贫血和巨幼红细胞性贫血,还可辅助治疗神经炎、神经萎缩、肝脏疾病、粒细胞减少、再生障碍性贫血等。

**【不良反应及注意事项】**

1. 偶发过敏反应,甚至过敏性休克。出现过敏症状,应立即停药。

2. 患者要合理调整饮食结构、不偏食。要按照医嘱用药,不能任意加大剂量。

### 腺苷钴胺（cobamamide）

腺苷钴胺是氰钴型维生素 $B_{12}$ 的同类物，为细胞合成核苷酸的重要辅酶，参与三羧酸循环，促进红细胞的发育与成熟，为完整形成神经鞘脊髓纤维和保持消化系统上皮细胞功能所必须。主要用于治疗巨幼红细胞贫血，营养不良性贫血，妊娠期贫血，多发性神经炎，神经根炎，三叉神经痛，坐骨神经痛，神经麻痹，也可用于营养不良以及放射线与药物引起的白细胞减少症。不良反应少见，偶发过敏反应，注射剂遇光易分解，避光保存。

## 二、造血细胞生长因子

### 促红细胞生成素（erythropoietin，EPO）

红细胞生成素是由肾脏近曲小管管周间质细胞产生，分子量约 34kDa。EPO 与红系干细胞的表面 EPO 受体结合，刺激红系干细胞生成，促成红细胞成熟，使网织细胞从骨髓中释出，增加红细胞和血红蛋白。目前临床应用的是重组人红细胞生成素（rhEPO），主要用于治疗肾性贫血、肾衰血液透析的贫血、恶性肿瘤、化疗及艾滋病药物治疗等引起的贫血。不良反应有流感样症状，慢性肾功能不全患者的红细胞上升过快可致的血压升高和癫痫发作，某些患者有血栓形成，少数患者可有皮肤反应和关节疼痛。

# 第四节　抗血小板药

抗血小板药是指能抑制血小板黏附、聚集和释放，抑制血栓形成的药物。常用药物有阿司匹林、双嘧达莫、氯吡格雷等。

### 阿司匹林（aspirin）

阿司匹林具有解热、镇痛、抗炎、抗风湿和影响血栓形成等药理作用（见第十二章）。阿司匹林不可逆的抑制血小板的环氧化酶活性，使 $PGI_2$ 生成减少。$PGI_2$ 是 $TXA_2$ 生理对抗剂，具有舒张血管和抑制血小板聚集而阻止血栓形成的作用。小剂量阿司匹林主要抑制血小板中的 COX 而使 $TXA_2$ 合成减少，大剂量则抑制 $TXA_2$ 和 $PGI_2$ 合成。临床上可用小剂量预防和治疗血栓栓塞性疾病。

### 双嘧达莫（dipyridamole）

双嘧达莫具有抗血小板聚集作用。通过抑制能降解血小板 cAMP 的磷酸二酯酶，减少血小板内的 cAMP 降解，降低血小板的黏滞度和聚合力等。用于心脏手术或瓣膜置换术，可减少血栓栓塞的形成。有头痛、眩晕、胃肠道反应，偶尔发生皮疹。与肝素合用可引起出血倾向。

### 氯吡格雷（clopidogrel）

氯吡格雷能选择性地抑制血小板的聚集，同时影响血小板的寿命，为新一代血小板高聚集抑制剂。临床用于治疗和预防因血小板高聚集状态引起的血管粥样硬化意外、血管性死亡、心肌梗死、脑卒中。不良反应少，偶见轻微胃肠道反应；罕见皮疹、瘀斑、齿龈出血、白细胞减少、胆汁淤积、轻度氨基转氨酶增高，停药后消失。术前患者、肝脏损伤、有出血倾向患者慎用；对氯吡格雷过敏及近期有活动性出血者（如消化性溃疡或颅内出血）禁用。

# 第五节　血容量扩充剂

血容量扩充剂是指能够提高血液胶体渗透压，扩充血容量的药物。主要用于治疗大量出血及大面积烧伤后因血容量不足所致的休克。常用的药物有右旋糖酐、706 代血浆、人血白蛋白、水解蛋白及冻干血浆等。

### 右旋糖酐（dextran）

右旋糖酐是高分子葡萄糖聚合物，包括右旋糖酐 10、右旋糖酐 40 和右旋糖酐 70，其平

161

均分子量分别为 10 000、40 000 和 70 000。本药静脉注射后不能透过血管,可提高血浆胶体渗透压,扩充血容量,作用强度和维持时间随分子量降低而下降和缩短;还可通过稀释血液等机制降低血液的黏滞度,减少血小板的黏附和聚集,小分子量作用较中、高分子量强;也有渗透性利尿作用。主要用于抢救休克和预防手术后血栓形成及治疗某些血栓栓塞性疾病。不良反应表现有皮肤过敏,个别可出现过敏性休克;输注量过大,则可由于血液过度稀释,携氧功能降低而导致组织供氧不足,凝血障碍和低蛋白血症。充血性心衰和血容量过多者禁用,严重血小板减少、凝血障碍者慎用。

### 羟乙基淀粉(hetastarch)

羟乙基淀粉原料来自玉米,主要有低分子量羟乙基淀粉(Mw 40 000~70 000D)、中分子量羟乙基淀粉(Mw 130 000~200 000D)和高分子量羟乙基淀粉(Mw 450 000~480 000D)。静脉注射后,较长时间停留于血液中,提高血浆胶体渗透压,血容量迅速增加,还可通过降低血液黏滞度,延缓血栓的形成和发展。临床用于治疗各种原因引起的血容量不足。低分子羟乙基淀粉改善微循环的作用较好,还可预防和治疗麻醉引起的低血压。高分子羟乙基淀粉尚可用于白细胞分离。

不良反应表现偶见过敏反应(如荨麻疹、瘙痒等),亦可出现发热、寒战、呕吐、流感样症状等,应立即终止给药;大量输入后可出现自发性出血。有出血倾向的患者慎用,孕妇、严重心肾功能不全、脑出血、对淀粉过敏者禁用。

## 第六节　酸碱平衡调节药

人体内环境恒定是保证细胞进行正常代谢和维持各脏器正常生理功能所必需。平衡失调时,如果机体缺乏调节能力或超过了机体代偿能力,就会造成水、电解质和酸碱平衡紊乱。应予以及时纠正,否则严重者甚至危及生命。

### 乳酸钠林格(sodium lactate ringer's)

乳酸钠林格为含有乳酸钠、氯化钠、氯化钾、氯化钙的复方制剂。临床用于补充体液(尤其是细胞外液丢失)、调节电解质和酸碱平衡。不良反应少见,急速大量给药时,有可能出现脑水肿;肺水肿,末梢水肿。肾功能不全、心功能不全、重症肝功能障碍、高渗性脱水症及因阻塞性尿路疾患而引起尿量减少的患者慎用;乳酸血症患者禁用。

### 碳酸氢钠(sodium bicarbonate)

碳酸氢钠口服可中和胃酸,用于胃酸过多症和轻、中度代谢性酸中毒;静滴用于重度代谢性酸中毒。还可以碱化尿液,加快某些弱酸性药物的排泄及防止磺胺结晶对泌尿系统的损害。不良反应少见,口服可在胃内产生大量二氧化碳气体,严重胃溃疡患者应慎用;静滴过量可致碱中毒,应控制剂量不宜过大。

## 第七节　水电解质平衡调节药

正常人体通过神经、内分泌等调节作用,维持体液容量、渗透压、各种电解质浓度和酸碱度处于正常范围。当某种疾病发生,或因创伤、物理化学因素及不恰当的治疗而出现水电解质平衡失调。常用的水、电解质平衡调节药主要有葡萄糖、矿物质盐类等,对维持体液容量、渗透压、各种电解质浓度及酸碱度平衡有重要作用。

### 氯化钠(sodium chloride)

临床上常用的制剂有 0.9% 氯化钠注射液和 10% 氯化钠注射液等。所采用的制剂和给药剂量应视病情而定。

**【药理作用】**

钠是保持细胞外液渗透压和容量的重要成分,并以碳酸氢盐形式构成缓冲系统,对调节体液的酸碱平衡具有重要作用,血清中的钠离子还可维持细胞兴奋性和神经肌肉应激性。

**【用途】**

1. 治疗各种原因引起的低钠综合征 如大面积烧伤、严重吐泻、大量发汗、强利尿剂、出血等,表现为全身虚弱、表情淡漠、精神倦怠、甚至肌肉痉挛,以至昏迷、死亡。

2. 生理盐水可用于洗眼、洗鼻及冲洗伤口。另外,还可用作许多注射用粉针剂的溶媒。

**【不良反应及注意事项】**

1. 口服或输注过多过快可致血容量增加,故肺水肿患者禁用,心、肾功能不全患者慎用。

2. 使用过量可致高血钠、低血钾甚至高氯性酸中毒。应注意剂量不宜过大。

3. 输入高渗氯化钠溶液时,速度宜缓慢以减轻对静脉的刺激。同时,还应注意不要漏出血管外,以免疼痛甚至局部坏死。

### 葡萄糖氯化钠(glucose and sodium chloride)

葡萄糖是人体主要的热量来源之一。钠和氯是机体重要的电解质,对维持人体正常的血液和细胞外液的容量及渗透压起着非常重要的作用。临床用于治疗体液丢失及术前、术中、术后的水、电解及能量的补充。一般无不良反应。急速、大量给药时,有可能引起血清电解质异常。心、肾功能不全患者,高氯、高钠血症患者,糖尿病患者,高渗脱水性患者慎用;一般高龄患者生理机能低下,注意减量。

### 氯化钾(potassium chloride)

**【药理作用】**

钾离子是维持细胞内渗透压的重要成分,并参与酸碱平衡的调节。缺钾时心肌兴奋性提高,钾过高时则抑制心肌的兴奋性,因而钾离子浓度的变化可影响强心苷对心脏的作用。

**【用途】**

1. 主要用于各种原因引起的低钾血症 如严重吐泻、不能进食、长期使用排钾利尿药或肾上腺皮质激素等。

2. 用于强心苷中毒引起的阵发性心律失常。

**【不良反应及注意事项】**

1. 口服制剂对胃肠有较强刺激性,可引起恶心、呕吐、上腹部不适,甚至胃、十二指肠溃疡。消化性溃疡患者慎用。

2. 严禁静脉注射。静脉滴注亦须稀释后缓慢滴注。如果静滴过量或滴注速度过快,可引起高钾血症,表现为乏力、手足口唇麻木、意识模糊、呼吸困难、心律失常甚至心脏停搏。高钾血症禁用,老年人、肾功能不全患者慎用。

(周艳红)

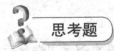

**思考题**

1. 肝素为什么可用于体内及体外抗凝血?而华法林则仅用于体内抗凝血?

2. 对胃溃疡伴有的贫血,应用什么抗贫血药治疗?

3. 从护士的角度分析,静脉应用肝素时应注意什么?

# 第二十八章　子宫平滑肌兴奋药与抑制药

**学习目标**

1. 掌握缩宫素、麦角生物碱的药理作用特点、用途、不良反应及注意事项；了解其他子宫平滑肌兴奋药和子宫平滑肌抑制药的药理特点。

2. 充分认识缩宫素给药剂量和速度对其作用性质的影响。

## 第一节　子宫平滑肌兴奋药

子宫平滑肌兴奋药是一类选择性兴奋子宫平滑肌，促进子宫收缩的药物。包括缩宫素、麦角生物碱和前列腺素。

### 缩宫素（oxytocin）

【药动学特点】

口服无效。肌内注射吸收良好，3~5 分钟显效，维持 20~30 分钟。静脉注射起效快，作用维持时间短。大部分经肝脏及肾脏代谢，少部分原形由尿排出。$t_{1/2}$ 约 5~12 分钟。

【药理作用】

1. 兴奋子宫作用　缩宫素能选择性直接兴奋子宫平滑肌，使子宫收缩加强，频率加快。强度与子宫的生理状态和剂量密切相关。小剂量（2~5U）呈节律性收缩（尤其对妊娠末期子宫），收缩从底部开始，对宫底、宫体产生节律性收缩，对宫颈产生松弛作用，性质同正常分娩，有利于胎儿顺利娩出，达催引产作用；大剂量（5~10U）对宫底、宫颈产生同等强度持续强直性收缩，不利于胎儿娩出。雌激素能增加子宫平滑肌对缩宫素的敏感性，孕激素则降低子宫平滑肌对缩宫素的敏感性。妊娠早期孕激素水平高，子宫对缩宫素的敏感性低，有利于保护胎儿。妊娠后期，体内雌激素水平增高，子宫对缩宫素敏感性增高，临产时敏感性最高，有利于足月时发动宫缩促进分娩。分娩后子宫对缩宫素敏感性逐渐下降。

2. 促进排乳作用　缩宫素刺激乳腺的平滑肌收缩，有助于乳汁自乳房排出，但并不增加乳腺的乳汁分泌量。

3. 其他作用　大剂量缩宫素可产生舒张血管和抗利尿作用。

【用途】

1. 催产、引产　小剂量缩宫素用于胎位正常，无产道障碍的协调性宫缩乏力性难产的催产，以促进分娩。也可用于过期妊娠、因母体的严重感染或肾功能不全、子宫出血、子痫或先兆子痫、慢性高血压、糖尿病、先天性肥胖性巨体、羊水早破、羊水过多或不足、胎盘功能不足、死胎等原因必须终止妊娠的引产。用法：静脉滴注，一次 2.5~5U，用氯化钠注射液稀释至每 1ml 中含有 0.01U。静滴开始时每分钟不超过 0.001~0.002U，每 15~30 分钟增加 0.001~0.002U，至达到宫缩与正常分娩期相似，最快每分钟不超过 0.02U，通常为每分钟 0.002~0.005U。

2. 产后止血　产后出血时,皮下或肌注 5~10U 的缩宫素,能迅速引起子宫强直性收缩,压迫子宫肌层内血管而止血。但缩宫素作用短暂,须加用麦角制剂来维持子宫的收缩状态。

**【不良反应及注意事项】**

缩宫素偶有恶心、呕吐、心律失常及过敏反应,过量可引起子宫强直性收缩,导致胎儿窒息或子宫破裂,故在催产和引产时应注意:①严格掌握剂量和滴注速度,根据宫缩及胎心情况及时调整静脉滴注速度,避免子宫强直性收缩。②严格掌握禁忌证,凡产道异常、胎位不正、头盆不称、前置胎盘、三次以上妊娠和有剖宫产史者禁用。③用药前及用药时需检查及监护:子宫收缩的频率、持续时间及强度;孕妇脉搏及血压;胎儿心率;静止期间子宫肌张力;胎儿成熟度;骨盆大小及胎先露下降情况;出入液量的平衡(尤其是长时间使用者)。

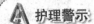

**护理警示**

用于催产、引产必须严格掌握剂量和滴注速度!

### 麦角新碱(ergometrine)

**【药动学特点】**

口服或肌注后吸收而完全。口服约 6~15 分钟,肌注 2~3 分钟,宫缩开始生效,作用持续 3 小时。静注立即见效。本品在肝内代谢,经肾脏随尿排出。

**【药理作用与用途】**

麦角新碱可选择性地兴奋子宫平滑肌,使子宫收缩。其特点是:①作用强、快而持久;②对妊娠子宫比未孕子宫敏感,尤以临产或新产后的子宫最敏感;③剂量稍大即可引起子宫强直性收缩,压迫血管而有止血作用;④对子宫颈和子宫体的兴奋作用无明显差别,故不宜用于催产、引产。

主要用在产后或流产后预防和治疗由于子宫收缩无力或缩复不良所致子宫出血。也可用于产后子宫复原不全,加速子宫复原。

**【不良反应及注意事项】**

部分患者可出现恶心、呕吐、眩晕、血压升高,偶有过敏反应,严重者可致呼吸困难、血压下降。动脉硬化、冠心病者禁用,妊娠高血压者慎用。

### 前列腺素(prostaglandins,PGs)

前列腺素是广泛分布在体内的一类自体活性物质,有多种生理活性。目前产科常用的有地诺前列酮(dinoprostone,$PGE_2$)、地诺前列素(dinoprost,$PGF_{2\alpha}$)等。

**【药理作用与用途】**

本类药物对妊娠各期子宫都有明显的兴奋作用,尤其对临产前子宫更敏感,在增强子宫体收缩的同时,明显松弛子宫颈,可引起近似正常分娩的子宫收缩。可用于催产、引产、药物流产及抗早孕等。

**【不良反应及注意事项】**

主要有恶心、呕吐、腹痛、腹泻等胃肠反应。少数人有头晕、头痛、胸闷、心率加快、血压下降等。用于催产、引产时的禁忌证及注意事项同缩宫素。

### 米非司酮(mifepristone)

米非司酮为孕酮受体抑制药,对子宫有兴奋作用,可干扰孕卵的着床、软化宫颈、诱导月经,与前列腺素合用可提高疗效。用于抗早孕、死胎引产,亦可用于紧急避孕。不良反应有恶心、呕吐、腹痛、腹泻;可引起子宫大出血,有出血史者慎用。

## 第二节　子宫平滑肌抑制药

子宫平滑肌抑制药是一类能抑制子宫平滑肌收缩,使子宫收缩力减弱的药物,临床上主要用于防治早产。目前常用的药物有 $\beta_2$ 肾上腺素受体激动药(利托君、沙丁胺醇、特布他林等)、硫酸镁、钙通道阻滞剂、缩宫素受体拮抗剂、前列腺素合成酶抑制药等。

## 利托君(ritodrine)

利托君为选择性 $\beta_2$ 肾上腺素受体激动药,能兴奋子宫平滑肌的 $\beta_2$ 受体,抑制子宫平滑肌收缩,减少子宫活动而延长妊娠期,对妊娠和非妊娠子宫都有抑制作用,用于防治早产。一般先采用静脉滴注,取得疗效后口服维持疗效。其不良反应多与激动 $\beta$ 受体有关,可发生心悸、胸闷、心律失常等,静脉注射可出现震颤、恶心、呕吐、头痛、神经过敏等,还可出现血糖升高、血钾降低。

(贾胜梅)

**思考题**

1. 为什么缩宫素用于催产、引产时,要严格控制给药剂量和给药速度?
2. 为什么麦角新碱不用于催产、引产?

# 第二十九章 维生素类药物

## 学习目标

1. 掌握维生素A、维生素D、维生素C的药理作用、用途、不良反应及注意事项；熟悉维生素B₁、维生素B₂、维生素B₆、维生素E药理作用、用途、不良反应及注意事项。

2. 对维生素类药物过量的危害性要有充分的认识。

维生素（vitamin）是一类维持机体正常代谢和生理功能所必需的低分子有机化合物，除少数可在人体内合成外，主要从食物中获得，包括水溶性维生素和脂溶性维生素两大类。维生素主要用于防治各种维生素缺乏症及某些疾病的辅助治疗。大剂量滥用维生素对身体不但无益反而有害，应注意对其合理的应用。

## 第一节 水溶性维生素

### 维生素B₁（vitamin B₁）

维生素B₁在米糠、麦麸、黄豆、瘦肉、酵母和花生米中含量丰富，药用者为人工合成品。维生素B₁在酸性溶液中稳定，在中性及碱性溶液中易被破坏，故不宜与碱性药物配伍。

【药理作用】

维生素B₁在体内形成焦磷酸硫胺素，参与糖代谢中α-酮酸的氧化脱羧反应。同时，维生素B₁还能抑制胆碱酯酶活性，维持胆碱能神经系统、消化系统、心血管系统功能。

【用途】

1. 用于预防和治疗维生素B₁缺乏症 如脚气病、神经炎、消化不良等。

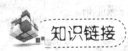

#### 脚 气 病

当维生素B₁缺乏时，α-酮酸的氧化受阻，糖代谢障碍，组织能量供应减少，造成神经系统、消化系统和心血管系统功能障碍，感觉神经和运动神经均受影响，表现为多发性周围神经炎，心肌代谢障碍所致的心脏功能不全症状，胃肠功能障碍所致的消化不良、食欲缺乏、机体衰弱和体重下降等，称为脚气病。现在典型的脚气病已很少见。

2. 辅助治疗多种疾病 维生素B₁可作为多种疾病的辅助治疗用药，如感染、高热、甲状腺功能亢进、心肌炎、神经炎，营养不良等。长期服用磺胺类药物和氟尿嘧啶等抗恶性肿瘤药物的患者，也应适当补充维生素B₁。

【不良反应及注意事项】

口服治疗剂量几乎无毒性，过量使用可出现头痛、疲倦、烦躁、食欲缺乏、腹泻、水肿。注射给药偶见过敏反应。静脉注射可发生过敏性休克，故一般不采用静脉注射。本品不宜与

笔记

167

碳酸氢钠、氨茶碱、阿司匹林以及含鞣质的中药和食物合用。

### 维生素 $B_2$（vitamin $B_2$）

维生素 $B_2$ 广泛存在于绿叶蔬菜、肝、蛋、肉类、酵母、黄豆中。在酸性溶液中稳定,遇碱或光易被破坏。

【药理作用与用途】

维生素 $B_2$ 为黄素酶类的辅酶,参与细胞的氧化还原反应。黄素酶在氧化还原反应中起递氢的作用,参与糖代谢、脂肪代谢和蛋白质代谢;维持正常视觉功能;维生素 $B_2$ 还参与血红蛋白的合成。

主要用于预防和治疗维生素 $B_2$ 缺乏症,如口角炎、舌炎、角膜炎、结膜炎、视网膜炎、视神经炎、阴囊炎、脂溢性皮炎及四肢躯干的皮炎等。全胃肠道外营养及因摄入不足所致营养不良、进行性体重下降时应补充维生素 $B_2$。

【不良反应及注意事项】

维生素 $B_2$ 在正常肾功能状况下几乎不产生毒性。使用本品后,尿呈黄绿色,可使荧光法测定尿中儿茶酚胺浓度结果呈假性增高,尿胆原呈假阳性。

### 维生素 $B_6$（vitamin $B_6$）

维生素 $B_6$ 包括吡哆醇、吡哆醛、吡哆胺三类物质,广泛存在于动、植物中,且人体肠道中细菌也可合成,故维生素 $B_6$ 缺乏比较少见。

【药理作用】

维生素 $B_6$ 在体内参与多种生化代谢过程,是转氨酶、脱羧酶的辅酶,与氨基酸代谢有关,其中对谷氨酸和色氨酸的影响涉及中枢神经递质的合成和降解。

1. 参与中枢抑制性递质 γ- 氨基丁酸（GABA）的合成　缺乏时,γ- 氨基丁酸减少。异烟肼有拮抗维生素 $B_6$ 的作用,可引起中枢兴奋症状。

2. 参与 5- 羟色胺的形成　现已知 5- 羟色胺与睡眠、精神、思维等生理过程有关。维生素 $B_6$ 缺乏或异烟肼过量引起的失眠、兴奋、激动等与此有关。

3. 参与脂肪代谢　缺乏时,可发生动脉粥样硬化病变。

【用途】

1. 防治维生素 $B_6$ 缺乏症　如治疗因维生素 $B_6$ 缺乏引起的黄嘌呤酸尿、铁粒幼细胞贫血、神经系统病变、脂溢性皮炎及唇干裂。也可防治异烟肼、肼屈嗪引起的中枢症状和周围神经炎。

2. 止吐　治疗抗恶性肿瘤药、放射线、口服避孕药等引起的呕吐和妊娠呕吐。

3. 辅助治疗动脉粥样硬化、粒细胞减少和肝炎等。

【不良反应及注意事项】

服用治疗剂量,在肾功能正常时几乎不产生毒性。孕妇接受大量维生素 $B_6$,可致新生儿产生维生素 $B_6$ 依赖综合征,表现为易激惹、癫痫样痉挛。

### 维生素 C（vitamin C）

维生素 C 广泛存在于绿叶蔬菜和新鲜水果中,尤其以桃、橘、番茄、辣椒和鲜枣中含量丰富。食物中的维生素 C 在干燥、久存和磨碎过程中易被破坏。药用维生素 C 为人工合成品,因其具有强还原性,遇光、热、氧等易被氧化而失去活性。

【药理作用】

1. 参与体内氧化还原反应　维生素 C 在体内部分氧化成脱氢型维生素 C,两者形成可逆的氧化还原系统,发挥递氢作用。维生素 C 在生物氧化还原作用中及细胞呼吸中起着重要作用,如促进叶酸转变成四氢叶酸,参与核酸的合成;能使 $Fe^{3+}$ 还原成 $Fe^{2+}$,促进铁的吸收,有利于红细胞形成;能使体内氧化型的谷胱甘肽还原为还原型的谷胱甘肽,后者巯基可与重金属离子结合而排出体外,从而发挥解毒作用。

2. 参与体内羟化反应 体内羟化酶发挥作用时,需要有维生素 C 的参与,而羟化反应又是体内许多重要物质合成和分解的必经步骤。维生素 C 参与胶原蛋白和组织间质的合成,降低毛细血管的通透性;参与凝血过程,增强凝血功能,加速血液凝固;维生素 C 还参与 5-羟色胺、去甲肾上腺素的合成及类固醇激素或其他类固醇化合物的合成或分解等。

另外,维生素 C 还有促进体液免疫和细胞免疫的功能,增强巨噬细胞和白细胞的吞噬能力,增强机体对感染的抵抗力和对毒物的解毒能力。

【用途】

1. 防疗维生素 C 缺乏症 当维生素 C 缺乏时,羟化酶的活性降低,胶原蛋白合成障碍,细胞间质成分解聚,毛细血管脆性和通透性增加,伤口、溃疡不易愈合,骨骼、牙齿易折或脱落,皮下和黏膜等处出血,称为"坏血病"。可用维生素 C 防治。

2. 治疗心源性休克 大剂量治疗克山病所致的心源性休克。

3. 治疗肝损害 用于急慢性肝炎、中毒性肝损害等疾病,有解毒、改善肝功能的作用。

4. 辅助治疗 用于急慢性传染病、甲亢、癌症、病后恢复期、伤口愈合不良者、各种贫血、高铁血红蛋白血症、动脉粥样硬化等的辅助治疗。

【不良反应及注意事项】

过量可引起胃肠反应,深部静脉血栓形成,增加尿中草酸盐排泄,引起泌尿系统结石。长期大量服用不可突然停药,否则可出现坏血病表现,故易逐渐减量停药。长期应用大量维生素 C 可引起尿酸盐、半胱氨酸盐或草酸盐结石。下列情况应慎用:半胱氨酸尿症、痛风、高草酸盐尿症、草酸盐沉积症、尿酸盐性肾结石、葡萄糖 -6- 磷酸脱氢酶缺乏症、血色病、铁粒幼细胞性贫血或地中海贫血、镰形红细胞贫血、糖尿病(因维生素 C 干扰血糖定量)。

# 第二节 脂溶性维生素

## 维生素 A(vitamin A)

维生素 A 在动物肝脏、蛋黄、乳汁中含量丰富,植物中胡萝卜含有较多的 β- 胡萝卜素,为维生素 A 原,进入体内可转化成维生素 A。

【药理作用】

1. 维持上皮组织结构的完整和健全 维生素 A 参与黏多糖合成,促进基底细胞分泌黏蛋白,抑制角化,维持上皮组织如皮肤、黏膜、角膜的正常功能和结构的完整性。当维生素 A 缺乏时,可引起黏膜与表皮的角化、增生和干燥。眼上皮最易受影响,产生眼干燥症,严重时角膜角化增生、发炎甚至穿孔;皮脂腺及汗腺角化时可使皮肤干燥,发生毛囊丘疹和毛发脱落;特别是消化道、呼吸道和泌尿道上皮组织不健全,易引起感染。

2. 构成视觉细胞内感光物质 维生素 A 参与视网膜内杆状细胞中视紫红质的合成,维持暗视觉。当维生素 A 缺乏时,视紫红质合成减少,在弱光下视物不清,导致夜盲症。

3. 其他 维生素 A 参与体内许多氧化过程,尤其是不饱和脂肪酸的氧化;促进生长发育,增强机体免疫力和抵抗力;维生素 A 可对抗糖皮质激素的免疫抑制作用,大剂量可促胸腺增生,如与免疫增强剂合用,可使免疫力增强。

【用途】

1. 防疗维生素 A 缺乏症 防治夜盲症、眼干燥症、角膜炎、结膜炎、角膜软化、皮肤粗糙等维生素 A 缺乏症。

2. 补充治疗 婴儿、哺乳期妇女、孕妇需要量增加时,可适当补充维生素 A。

3. 其他用途 防治佝偻病和软骨病,也可用于恶性肿瘤的辅助治疗。外用可促进伤口愈合。

【不良反应及注意事项】

大剂量长期应用可致维生素 A 过多症,甚至发生急性或慢性中毒,6 个月至 3 岁的小儿发生率最高,表现为食欲缺乏、皮肤瘙痒、毛发干枯、脱发、骨痛、颅内压增高、口唇皲裂等,停药可自行消失。

### 维生素 D(vitamin D)

维生素 D 主要包括维生素 $D_2$ 和维生素 $D_3$。在鱼肝油、蛋黄、牛奶中含有维生素 $D_3$(胆骨化醇)。植物中含有麦角固醇,经紫外线照射转化为维生素 $D_2$(骨化醇)。人体皮肤有 7-脱氢胆固醇,经紫外线照射转化为维生素 $D_3$。故多晒太阳可预防维生素 D 缺乏。

【药理作用】

维生素 $D_2$ 和维生素 $D_3$ 均无生理活性,需经体内代谢转化后,才成为有活性的维生素 D。其主要作用是促进钙与磷酸盐在小肠的吸收,使血钙浓度增加,有利于钙磷在骨组织中沉着,促进骨组织钙化,是骨骼发育不可缺乏的营养素。当维生素 D 缺乏时,钙磷吸收减少,血中钙磷水平下降,不能沉积于骨组织,成骨作用受阻,甚至骨盐再溶解。在儿童称为佝偻病,在成年人称为骨软化症。

【用途】

防治佝偻病、骨软化症和婴儿手足搐搦症,常与钙剂合用。

【不良反应及注意事项】

长期大剂量应用,可出现高钙血症,软骨组织钙化,胃肠反应等,停药后可迅速改善。

### 维生素 E(vitamin E)

【药理作用与用途】

1. 维持正常生育功能　维生素 E 能使促性腺激素分泌增加,促进精子生成和活动,增加卵泡生长及孕酮的作用。当维生素 E 缺乏时,女性不育,孕后胎盘萎缩,胚胎死亡或流产;男性睾丸萎缩,无生育能力。临床上用于习惯性流产、先兆流产、不育症等治疗。

2. 抗氧化作用　维生素 E 的抗氧化作用可能是其在临床上发挥多种功能的理论基础。维生素 E 易被氧化,在体内有保护不饱和脂肪酸、维生素 A、维生素 C 及某些酶免受氧化,从而维持细胞膜的正常结构和功能。当维生素 E 缺乏时,生物膜中的脂质易被氧化而受损,导致红细胞破裂而溶血;血浆胆固醇、三酰甘油含量增加,导致动脉粥样硬化。临床上作为放置动脉粥样硬化、心绞痛和心功能不全的辅助治疗药。也可用于进行性肌营养不良、早产儿溶血性贫血的治疗。

【不良反应及注意事项】

长期过量服用可引起恶心、呕吐、眩晕、头痛、视力模糊、皮肤皲裂、唇炎、口角炎、腹泻、乳腺肿大、乏力。

(贾胜梅)

　　思考题

维生素作为机体必需的营养物质,是不是吃得越多越好? 为什么?

笔记

# 第三十章 特效解毒药

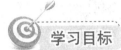 学习目标

1. 掌握有机磷酸酯类中毒的原理,阿托品和氯解磷定的解救机制及主要不良反应;了解金属及类金属中毒、氰化物中毒常用解毒药的作用及临床应用。

2. 学会观察各种常见中毒解毒药的疗效及不良反应,并能正确进行用药护理。

3. 树立时间就是生命的职业意识。

解毒药是指能直接对抗毒物或解除毒物所致毒性反应的一类药物。特效解毒药是一类具有高度专一性的药物。急性中毒的处理原则是:①清除毒物;②使用特效解毒药;③对症治疗。

## 第一节 有机磷酸酯类中毒解毒药

常用的农业杀虫药对硫磷(1605)、内吸磷(1059)、甲拌磷(3911)、马拉硫磷(4049)、乐果、敌敌畏(DDVP)、美曲膦酯等和战争神经毒剂沙林、塔崩等,都是有机磷酸酯类。有机磷酸酯类是农林业生产上使用较广的有效杀虫剂,有剧毒,生产、使用、防护管理不当都可引起中毒。

### 一、有机磷酸酯类的毒理及中毒症状

#### (一)中毒途径及机制

有机磷酸酯类可通过皮肤、呼吸道和消化道等多种途径进入体内,在体内与胆碱酯酶结合,生成难以水解的磷酰化胆碱酯酶,使胆碱酯酶失去水解乙酰胆碱的能力,导致乙酰胆碱在体内大量堆积,过度激动胆碱受体,引起一系列中毒症状。

#### (二)中毒症状

轻度中毒以 M 样症状为主,中度中毒可同时出现明显的 M 样和 N 样症状,重度中毒时除 M 样和 N 样症状加重外,还会有明显的中枢症状。死亡原因主要为呼吸肌麻痹及循环衰竭。

1. M 样症状 表现为恶心、呕吐、腹痛、腹泻、大小便失禁、瞳孔缩小、视物模糊、心动过缓、血压下降、出汗、流涕、呼吸道分泌物增加、肺部湿啰音、呼吸困难、发绀等。

2. N 样症状 激动 $N_m$ 受体出现肌肉震颤、抽搐,严重者出现肌无力、呼吸肌麻痹;激动 $N_n$ 受体引起心动过速、血压升高等。

3. 中枢症状 先兴奋后抑制,表现为躁动不安、幻觉、谵语,甚至抽搐、惊厥,进而出现昏迷、呼吸抑制、血压下降、循环衰竭等,常因抢救不及时或不当造成死亡。

### 二、有机磷酸酯类中毒解救

有机磷酸酯类药物急性中毒的解救原则是:①迅速清除体内毒物,防止继续吸收。吸入

或皮肤吸收中毒者,应迅速脱离中毒现场,立即脱去衣服、鞋帽,用生理盐水、清水或肥皂水清洗被污染的头发、皮肤、手、脚等处;经消化道中毒者,一般可用 2% 碳酸氢钠或 1% 盐水反复洗胃,直至洗出液中不含农药味,然后再用硫酸镁导泻。但应注意美曲膦酯口服中毒时,不能用碱性溶液洗胃,因在碱性环境中美曲膦酯可转变为毒性更强的敌敌畏;而对硫磷中毒时则禁用高锰酸钾溶液洗胃,否则可使其转化为毒性更强的对氧磷。②积极进行对症治疗。③尽早使用特异性解毒药解救。

有机磷酸酯类中毒的特异性解毒药主要有 M 受体阻断药和胆碱酯酶复活药两类。且二者效用互补,联用能明显提高疗效。

### (一) M 受体阻断药

#### 阿托品(atropine)

通过阻断 M 受体迅速缓解支气管痉挛和呼吸困难等 M 样症状;同时又能通过血脑屏障进入脑内消除部分中枢症状。有机磷中毒者对阿托品的用量不受药典规定的最大量限制,使用量视中毒程度而定。应用原则为:及早、足量、反复给药直至阿托品化,然后改用维持量。

但阿托品不能阻断 $N_M$ 受体,对肌束颤动无效,也不能使胆碱酯酶复活,故中度和重度有机磷酸酯类中毒时必须与胆碱酯酶复活药合用。

### (二) 胆碱酯酶复活药

#### 氯解磷定(pralidoxime chloride)

【药理作用】

氯解磷定与磷酰化胆碱酯酶中的磷酰基结合,使胆碱酯酶游离,恢复其活性。氯解磷定还直接与体内游离的有机磷酸酯类结合,形成无毒的磷酰化氯解磷定经肾排出,从而阻止有机磷酸酯类与胆碱酯酶结合。

【用途】

用于急性有机磷酸酯类中毒的解救,可静脉给药,也可肌内注射或皮下注射。能迅速解除肌束震颤等 N 样症状,但对 M 样症状疗效差,对体内堆积的乙酰胆碱无直接对抗作用,故须与阿托品合用。

本品解毒效果因有机磷酸酯种类不同而异,对内吸磷和对硫磷中毒的疗效较好,对美曲膦酯、敌敌畏、马拉硫磷中毒的疗效较差,对乐果中毒无效。抢救乐果中毒应以阿托品为主。

本品易使刚形成不久的磷酰化胆碱酯酶复活,但对中毒数小时,已经"老化"的胆碱酯酶解救效果差,甚至无效,故应及早用药。

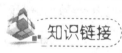 知识链接

> **胆碱酯酶的老化**
>
> 有机磷酸酯类与胆碱酯酶结合后,如不及时使用胆碱酯酶复活药,则磷酰化胆碱酯酶脱去一个烷基致使结构改变,导致胆碱酯酶难以复活,这种现象称为"酶的老化"。此时即使再用胆碱酯酶复活药亦不能恢复其活性。

【不良反应及注意事项】

肌内注射时局部有轻微疼痛;静脉注射过快可引起头痛、恶心、乏力、眩晕、复视及心动过速等。碱性条件下易水解生成氰化物,故勿与碱性药物配伍。

#### 碘解磷定(pralidoxime iodide)

 笔记

其药理作用与临床应用与氯解磷定相似,但作用弱,不良反应多。因刺激性大,必须静脉给药,并避免漏出血管。本品含碘会引起咽痛和腮腺肿大,禁用于碘过敏者。氯解磷定、碘解磷定在碱性溶液中易水解生成剧毒的氰化物,故禁与碱性药物配伍。一次剂量过大或

注射过快可引起眩晕、心动过速、头痛、抽搐、恶心、呕吐等,故应缓慢静脉注射。

# 第二节　亚硝酸盐中毒解毒药

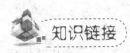 知识链接

**亚硝酸盐中毒机制及症状**

亚硝酸盐是一种氧化剂,中毒的原理是其与血红蛋白作用,使正常的二价铁被氧化成三价铁,形成高铁血红蛋白。高铁血红蛋白能抑制正常的血红蛋白携带氧和释放氧的功能,因而致使组织缺氧,特别是中枢神经系统缺氧更为敏感。临床表现为:①头痛、头晕、乏力、胸闷、气短、心悸,伴恶心、呕吐、腹痛、腹泻、腹胀等;②全身皮肤及黏膜呈现不同程度青紫色;③严重者出现烦躁不安、精神萎靡、反应迟钝、惊厥、昏迷、呼吸衰竭甚至死亡。

## 亚甲蓝(methylthioninium chloride)

**【药动学特点】**

为一种碱性染料,医用其氯化物。亚甲蓝静注后作用迅速,基本不经过代谢即随尿排出。

**【药理作用和用途】**

是氧化 - 还原剂,随剂量不同,产生不同的作用:①小剂量具有还原作用,体内与高铁血红蛋白作用,使后者还原为血红蛋白,因此小剂量对化工毒物(如亚硝酸盐等)引起的高铁血红蛋白症有效;②大剂量有氧化作用,将血红蛋白氧化成高铁血红蛋白,后者与 $CN^-$ 结合能力强,使被抑制的细胞色素氧化酶复活,可减轻 $CN^-$ 对组织中酶的毒性,但氰化高铁血红蛋白仍可部分解离出 $CN^-$,故应立即静注硫代硫酸钠,使形成无毒的硫氰酸盐从尿中排出。小剂量用于治疗高铁血红蛋白血症;大剂量与硫代硫酸钠合用解救氰化物中毒。

**【不良反应及注意事项】**

大剂量注射可引起头痛、恶心、腹痛、头晕、多汗、心前区疼痛、意识障碍等。用药后可使尿液呈蓝色,有时产生尿道灼痛。

# 第三节　氰化物中毒解毒药

工业生产使用的氰化物(如氰化钾、氰化钠、氢氰酸等)是作用最强的毒物之一,此外,桃、杏、枇杷、梅等核仁和桃叶中均含有氰苷,可水解产生氢氰酸,若大量误食会引起中毒。

氰化物中毒的解救,关键在于迅速恢复细胞色素氧化酶的活性和加速氰化物代谢,使其转化为无毒或低毒的物质,从尿中排出。常用的氰化物中毒解救药主要有二类:①高铁血红蛋白形成剂,如亚甲蓝、亚硝酸钠和亚硝酸异戊酯等。②供硫剂,主要为硫代硫酸钠。

## 一、氰化物中毒机制及中毒解毒机制

**(一)氰化物中毒机制**

$CN^-$+ 细胞色素氧化酶→氰化细胞色素氧化酶(失活),阻断氧化过程中的电子传递,使细胞组织不能利用氧,导致细胞内窒息,可迅速致死。

**(二)解毒机制**

1. 血红蛋白 + 高铁血红蛋白形成剂→高铁血红蛋白

2. 高铁血红蛋白 +$CN^-$+ 氰化细胞色素氧化酶→氰化高铁血红蛋白 + 细胞色素氧化酶

（复活），中毒症状缓解，但氰化物仍在体内。

3. 硫代硫酸钠 +CN⁻→亚硫酸钠 + 硫氰酸盐（经肾排出），彻底解毒。

## 二、氰化物中毒常用解毒药

### （一）高铁血红蛋白形成剂

#### 亚硝酸钠（sodium nitrite）

为氧化剂，在体内可使亚铁血红蛋白变成高铁血红蛋白，后者易与 CN⁻ 结合形成氰化高铁血红蛋白，可减轻 CN⁻ 的毒性。临床主要用于解救氰化物中毒，作用比亚甲蓝强，且维持时间长。

可引起恶心、呕吐、头晕、头痛、出冷汗、气急、抽搐等不良反应。本品可扩张血管，故静脉注射时不宜过快，以免引起血压骤降。孕妇禁用。

#### 亚甲蓝（methylthioninium chloride）

见本章第二节。

### （二）供硫剂

#### 硫代硫酸钠（sodium thiosulfate）

本品具有活泼的硫原子，在硫氰酸酶的参与下，与游离的 CN⁻ 或与高铁血红蛋白结合的 CN⁻ 相结合，形成无毒的硫氰酸盐，并从尿中排出。

临床上主要用于氰化物中毒，由于本品解毒作用缓慢，应与亚甲蓝或亚硝酸钠合用。此外，硫代硫酸钠还是钡盐中毒的特效解毒药。偶有头晕、乏力、恶心等反应，静注过快可引起血压下降。硫代硫酸钠与亚硝酸钠合用时，二者均可致血压下降，故应注意不宜混合注射。分别给药时也要控制静脉注射速度，避免速度过快引起血压骤降。

（范业宏）

### 思考题

1. 在解救有机磷酸酯类中毒时，如何判断阿托品化与阿托品中毒？

2. 家住农村的张阿姨，现年 45 岁，因家庭琐事与丈夫发生口角后，服用农药敌敌畏 200ml 企图自杀，服用后出现恶心、呕吐、大小便失禁、瞳孔缩小、大汗淋漓、呼吸困难、肌束颤动、谵妄等症状，被家人紧急送往医院救治。诊断为有机磷酸酯类中毒，医生给予阿托品、氯解磷定救治，用药后病情稳定。试分析：有机磷酸酯类农药中毒的机制是什么？作为一名护士如何对张阿姨进行正确的用药护理？

# 第三十一章 | 免疫功能调节药

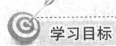

## 学习目标

1. 熟悉环孢素、硫唑嘌呤、雷公藤多苷的药理作用、用途、不良反应及注意事项;了解干扰素、转移因子的作用特点及用途。

2. 初步具有根据免疫功能调节药的药理作用、用途、不良反应及注意事项制定护理措施及对患者、家属进行相关护理宣教的能力。

## 第一节 免疫抑制药

免疫抑制药是一类具有非特异性抑制机体免疫功能的药物,主要用于防治器官移植时排斥反应和自身免疫性疾病。免疫抑制药主要用于器官移植和自身免疫性疾病的治疗,以减轻免疫反应。长期应用可致免疫功能低下,诱发感染、肿瘤、致畸和不育等严重不良反应。常用的免疫抑制药有:

1. 肾上腺糖皮质激素类 如泼尼松等。
2. 钙调磷酸酶抑制剂 如环孢素等。
3. 抗增殖 / 抗代谢类 如西罗莫司等。
4. 抗体类 如抗淋巴细胞球蛋白等。
5. 中药有效成分 雷公藤总苷等。

### 环孢素(cyclosporin A,CsA)

**【药动学特点】**

是从真菌的代谢产物中分离得到的中性环肽,含 11 个氨基酸。口服吸收慢而不完全,组织浓度高于血浓度。$t_{1/2}$ 为 14~17 小时。大部分经肝代谢自胆汁排出,0.1% 药物以原形经尿排出。

**【药理作用和用途】**

对细胞免疫和胸腺依赖性抗原的体液免疫有较高的选择性抑制作用。与环孢素受体结合抑制钙调磷酸酶对活化 T 细胞核因子去磷酸化的催化作用,抑制后者进入细胞核,从而阻止其诱导的基因转录。

临床主要用于抑制器官移植后的排异反应和自身免疫性疾病。主要用于肾、心、肝、肺、角膜和骨髓等组织器官的移植手术,与小剂量糖皮质激素合用。也用于治疗系统性红斑狼疮、骨髓增生异常综合征、肾病综合征等自身免疫性疾病。

**【不良反应及注意事项】**

1. **肾毒性** 为最常见的不良反应,发生率为 70%~100%,故用药期间应严格控制剂量,并密切监测肾功,血清肌酐水平较用药前增高 30% 时,应减量或停用。

2. **高血压** 可给予抗高血压药进行治疗,若无法控制应减量或停药。

笔记

175

3. 诱发肿瘤　用药者肿瘤发生率明显高于一般人群，故应用期间应定期进行体格检查。

4. 神经系统毒性　在治疗移植排异或长期用药时发生，主要表现为震颤、头痛、惊厥、癫痫发作等。

5. 其他可有肝损害及食欲缺乏、恶心、呕吐等胃肠道反应，久用后出现多毛、牙龈增生等。长期用药可引起继发感染，应及时停药，并进行有效的抗感染治疗。

肾功能不全、未能控制的高血压或感染、恶性肿瘤患者禁用环孢素。

### 硫唑嘌呤（azathioprine，Aza）

6-巯基嘌呤的衍生物，干扰嘌呤代谢抑制嘌呤核苷酸的合成，进而抑制 DNA、RNA 及蛋白质的合成，发挥抑制 T、B 淋巴细胞及 NK 细胞的效应，对细胞免疫和体液免疫均有抑制作用。主要用于治疗肾移植排异反应、类风湿性关节炎、系统性红斑狼疮等。可见变态反应、肝损害及低血压等不良反应。

### 雷公藤总苷（tripterygium glycosides）

从卫矛科植物雷公藤去皮的根中提取，具有较强的免疫抑制作用。主要用于治疗类风湿性关节炎、肾病综合征、狼疮性或紫癜性肾炎、皮肌炎等自身免疫性疾病。常见胃肠道反应，如食欲减退、恶心、呕吐、腹痛、腹泻等，可见白细胞减少，偶见血小板减少及皮肤黏膜反应等，停药后多可恢复。

# 第二节　免疫增强药

凡通过激活或部分激活机体免疫系统，提高机体原来处于低下状态的免疫功能，并用于治疗与免疫功能低下有关疾病的药物称为免疫增强药。主要用于增强机体的抗肿瘤、抗感染能力，纠正免疫缺陷。常用的免疫增强药有：

1. 微生物来源的药物　如卡介苗、短小棒状杆菌苗等。
2. 人或动物免疫产品　如胸腺肽、转移因子、干扰素、白介素等。
3. 化学合成药物　如左旋咪唑、异丙肌苷等。
4. 生物多糖类　如香菇多糖、灵芝多糖等。
5. 中药及其他　如人参、黄芩、枸杞等的有效成分，植物血凝素等。

### 干扰素（interferon，IFN-α、β、γ）

【药理作用和用途】

是一组具有多种功能的活性蛋白质（主要是糖蛋白），是一种由单核细胞和淋巴细胞产生的细胞因子，对酸、碱、热有较强的抵抗力，但易被蛋白酶等破坏。IFN 具有高度的种属特异性，故动物的 IFN 对人无效。具有广谱抗病毒、抑制肿瘤细胞增殖及免疫调节作用。免疫调节作用取决于剂量及注射时间，致敏前或大剂量给药可抑制免疫，致敏后或小剂量给药可增强免疫功能。

主要用于多种恶性肿瘤，包括毛状细胞性白血病、恶性黑色素瘤、艾滋病相关 Kaposi 肉瘤等。亦可作为放疗、化疗及手术的辅助治疗药物及病毒性疾病的防治。

【不良反应及注意事项】

1. 常见不良反应是发热、寒战、肌肉疼痛和注射部位反应等类流感综合征。大剂量可引起白细胞和血小板减少等骨髓抑制。
2. 心肌梗死、严重高血压、脑血管疾病病人慎用 IFN。
3. IFN 应置于 1~4℃处保存。冻干制剂萎缩、变色，液体制剂混浊、有异物或不溶性沉淀等均不宜使用。

4. 多采用皮下注射、肌注、脑脊髓腔内或腹腔内、局部灌注给药,不可口服和静注。

**转移因子**（transfer factor，TF）

是从健康人或动物的淋巴细胞、脾、扁桃体等淋巴组织中提取的一种多核苷酸和低分子量多肽,无抗原性。具有免疫佐剂作用,可将供体的细胞免疫信息转移给未致敏受体,使之获得与供体同样的特异和非特异的细胞免疫功能。临床用于原发和继发性免疫缺陷病,难以控制的病毒性和真菌感染(如带状疱疹,流行性乙型脑炎,白色念珠菌感染,病毒性心肌炎等)、肿瘤(主要用于肺癌,鼻咽癌,乳腺癌,骨肉瘤等)辅助治疗。禁与热的饮料、食物同服,以免影响疗效;混浊或变色勿用。

（范业宏）

# 第三十二章 | 化学治疗药物概论

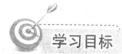

1. 掌握化学治疗药物的常用术语;熟悉细菌耐药性的概念、抗菌药的作用机制;了解机体、病原体与药物三者之间的关系、细菌产生耐药性的机制。

2. 初步具有对患者、家属进行抗菌药物合理应用的护理宣教能力。

应用化学药物对对病原微生物、寄生虫及恶性肿瘤细胞所致疾病的治疗称为化学治疗(简称化疗)。用于化学治疗的药物称为化学治疗药物(简称化疗药),包括抗微生物药、抗寄生虫药和抗恶性肿瘤药。抗微生物药指能抑制或杀灭病原微生物,用于防治感染性疾病的药物,包括抗菌药、抗真菌药和抗病毒药等。在应用化学治疗药时,需注意机体、病原体和药物三者之间的相互关系(图 32-1),充分发挥药物的治疗作用,调动机体的防御功能,减少或避免药物的不良反应,有效控制或延缓病原体耐药性的产生。

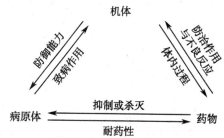

图 32-1 机体、病原体和化学治疗药三者之间的关系

## 第一节 常 用 术 语

1. 抗菌药(antibacterial drugs) 是指对细菌具有抑制或杀灭作用的药物,包括抗生素和人工合成抗菌药。

2. 抗生素(antibiotics) 是指由某些微生物(真菌、细菌、放线菌等)产生的具有抑制或杀灭其他病原体作用的化学物质。抗生素包括天然抗生素和人工半合成品,前者由微生物代谢产生,后者是对天然抗生素进行结构修饰改造获得的半合成品。

3. 抗菌谱(antibacterial spectrum) 是指抗菌药物的抗菌范围,是临床选用抗菌药物的重要依据。

4. 抗菌活性(antibacterial activity) 是指抗菌药物抑制或杀灭病原微生物的能力,常用最低抑菌浓度(MIC,指能够抑制培养基内细菌生长的最低浓度)和最低杀菌浓度(MBC,指能够杀灭培养基内细菌的最低浓度)来表示。

5. 抑菌药(bacteriostatic drugs)和杀菌药(bactericidal drugs) 抑菌药是指仅能抑制微生物生长繁殖而无杀灭作用的药物;杀菌药是指具有杀灭微生物作用的药物。

6. 化疗指数(chemotherapeutic index,CI) 是指化疗药物的半数致死量($LD_{50}$)与半数有效量($ED_{50}$)的比值,是衡量化疗药物临床应用价值和评价化疗药物安全性的重要参数。通常,化疗指数愈大,表明药物的安全性愈大。

7. 抗菌后效应(post antibiotic effect,PAE) 是指药物与细菌短暂接触后,当血药浓度低

笔记

于 MIC 或被消除之后,细菌生长仍受到持续抑制的现象。如青霉素、头孢菌素对革兰阳性菌的后效应约为 2~4 小时。后效应长的药物,给药间隔时间可延长,而疗效不减。

## 第二节　抗菌药物的作用机制

抗菌药物主要是通过特异性干扰病原体的生化代谢过程,影响其结构和功能,而呈现抑菌或杀菌作用。

1. 抑制细菌细胞壁的合成　细菌细胞壁的基础成分是肽聚糖(亦称黏肽),具有维持细菌正常形态及功能的作用。青霉素类、头孢菌素类抗生素等可抑制病原菌细胞壁黏肽的合成,造成细胞壁缺损,失去屏障作用,细菌细胞膨胀、破裂而死亡。

2. 抑制菌体蛋白质合成　细菌核糖体为 70S,由 30S 和 50S 两个亚基构成。氨基糖苷类、四环素类、大环内酯类抗生素等可作用于病原菌的核糖体,有效抑制菌体蛋白质合成的不同环节而呈现抗菌作用。

3. 影响细菌胞浆膜的通透性　细菌胞浆膜具有渗透屏障和运输物质的功能。多黏菌素类抗生素、抗真菌药两性霉素 B 等可选择性地与病原菌胞浆膜中的磷脂或固醇类物质结合,使胞浆膜通透性增加,导致菌体内重要营养成分如蛋白质、氨基酸、核苷酸等外漏,造成病原菌死亡。

4. 影响细菌核酸和叶酸代谢　磺胺类药物、甲氧苄啶可分别抑制细菌二氢叶酸合成酶与二氢叶酸还原酶,妨碍叶酸代谢,进而导致细菌体内核苷酸合成受阻而产生抗菌作用;喹诺酮类药物、利福平可分别抑制细菌 DNA 回旋酶与依赖 DNA 的 RNA 多聚酶,从而抑制菌体核酸合成而呈现抗菌作用。

## 第三节　细菌产生耐药性的机制

耐药性又称抗药性,是指病原体对化疗药物敏感性降低的现象,包括固有耐药性和获得性耐药性两种。固有耐药性又称天然耐药性,是由细菌染色体基因决定的,不会改变;获得性耐药性,是指病原体与药物反复接触后产生的对抗菌药物敏感性降低甚至消失的现象。当病原体对某种化疗药物产生耐药性后,对其他同类或不同类化疗药物也同样耐药,称为交叉耐药性。

耐药性产生的机制如下:

1. 细菌产生灭活酶　细菌产生改变药物结构的酶,主要包括水解酶和钝化酶两种。水解酶如β- 内酰胺酶,可水解青霉素和头孢菌素类药物的β- 内酰胺环;钝化酶如乙酰化酶,可改变氨基糖苷类抗生素的分子结构,使其失去抗菌活性。

2. 细菌改变细胞壁、胞浆膜通透性　细菌可通过多种方式阻止抗菌药物透过胞浆膜进入菌体内,减少菌体内抗菌药物的有效浓度,使抗菌作用减弱,如铜绿假单胞菌可改变细胞壁、胞浆膜非特异性功能,使广谱青霉素类、头孢菌素类产生耐药性;革兰阴性杆菌通过改变细胞壁孔道,使氨基糖苷类药物不易渗入菌体内而产生耐药性。

3. 细菌改变药物作用的靶位蛋白　细菌通过改变靶位蛋白的结构,降低与抗菌药的亲和力,使抗生素不易与其结合;或通过增加靶蛋白的数量,使未结合的靶位蛋白仍能维持细菌的正常结构和功能。如利福霉素类耐药菌株,通过改变抗生素作用靶位 RNA 多聚酶的β亚基结构而产生耐药性。

4. 细菌改变自身的代谢途径　细菌通过改变自身代谢途径而改变对营养物质的需要,如对磺胺类药物耐药的菌株,不再利用对氨基苯甲酸等合成自身需要的叶酸,而转为直接利用外源性叶酸,或产生较多的磺胺药拮抗物对氨基苯甲酸而呈现耐药性。

5. 细菌对抗菌药物的泵出作用增强 药物主动外排系统活性增强,药物进入菌体内的速度小于排出速度,可使药物在菌体内不能达到有效浓度而耐药。

近年来,随着抗菌药物应用的日益广泛,特别是缺乏明确用药指征的滥用,细菌耐药性情况日益加剧,已成为影响抗菌药物疗效的严重问题。严格掌握药物适应证、合理应用抗菌药物、避免滥用,是防止和延缓耐药性产生的主要措施。

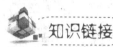 知识链接

### 超 级 细 菌

近年来在一些国家和地区发现的"超级细菌",是含有"耐药基因"、对多种抗生素耐药并可在细菌中广泛复制和转染的革兰阴性菌,今后还可能在更多的细菌中波及。"超级细菌"对多种抗生素耐药,目前尚无特效药物。因此,我们必须在医生的指导下慎用和合理使用抗生素,避免和(或)延缓耐药性的产生。

(黄素臻)

 思考题

1. 从药理学的角度分析化疗药物与非化疗药物的主要区别是什么?

2. 根据你对机体、病原体与药物三者之间关系的理解,抗菌药物应用时,有哪些注意事项?

3. 你认为在抗菌药物的应用过程中,应如何防止细菌耐药性产生?

# 第三十三章 β-内酰胺类抗生素

 学习目标

1. 掌握青霉素 G 的抗菌作用、用途及主要不良反应及注意事项;熟悉半合成青霉素类抗生素、头孢菌素类抗生素的抗菌作用特点及用途;了解其他 β-内酰胺类抗生素的抗菌作用及主要不良反应。

2. 初步具有根据青霉素 G 药理作用、用途、不良反应及注意事项制定护理措施及对患者、家属进行相关护理宣教的能力。

3. 充分认识青霉素过敏性休克的危害性,增强时间就是生命的职业意识。

## 第一节 概 述

### 一、β-内酰胺类抗生素分类

β-内酰胺类抗生素是指化学结构中含有 β-内酰胺环的一类抗生素,根据化学结构可分为青霉素类、头孢菌素类、碳青霉烯类、头霉素类、氧头孢烯类、单环 β-内酰胺类、β-内酰胺酶抑制剂及其复方制剂。本类抗生素抗菌活性强、毒性低、品种多、临床应用广泛,是一类最常用的抗菌药物。

### 二、抗 菌 机 制

本类抗生素的抗菌机制为其结构中的 β-内酰胺环与敏感菌胞浆膜上的青霉素结合蛋白(PBPs)结合,从而抑制了细菌细胞壁黏肽的生物合成,导致细胞壁成分缺损,加上自溶酶的作用,菌体膨胀、破裂、死亡,属繁殖期杀菌药。

### 三、细菌的耐药机制

细菌对 β-内酰胺类抗生素产生耐药性的机制如下:①细菌产生 β-内酰胺酶(青霉素酶),使药物结构中 β-内酰胺环裂解而失活,或与药物牢固结合使药物滞留在胞浆膜外不能到达作用靶位,无法发挥作用。如金黄色葡萄球菌、多数革兰阴性杆菌均可产生 β-内酰胺酶。②PBPs 结构或数量改变,与 β-内酰胺类抗生素结合减少,抗菌作用减弱。③细菌改变胞浆膜通透性、增加药物外排、缺乏自溶酶等机制,也可产生耐药性。

## 第二节 青 霉 素 类

青霉素类的基本结构均由母核 6-氨基青霉烷酸(6-aminopenicillinic acid,6-APA)和侧链组成,母核中的 β-内酰胺环为抗菌活性必需部分,当其被破坏后抗菌活性消失。根据来

源不同,可分为天然青霉素和半合成青霉素两类。

# 一、天然青霉素

## 青霉素 G(penicillin G)

天然青霉素是从青霉菌培养液中提取获得的,其中以青霉素 G 性质相对较稳定、抗菌作用强、毒性低、价格低廉。青霉素 G 为有机酸,水溶性差,临床常用其钠盐或钾盐。青霉素 G 水溶液不稳定,室温放置 24 小时大部分降解,并可产生具有抗原性的物质,故制成粉针剂,临用时现配。青霉素 G 遇酸、碱、醇、重金属离子及氧化剂易被破坏,应避免配伍使用。

**护理警示**

慎与其他药物混合应用!

【药动学特点】

青霉素 G 口服易被胃酸及消化酶破坏,故不宜口服;肌内注射吸收迅速且完全,约 30 分钟血药浓度达峰值。主要分布于细胞外液,体内分布广,可分布于各种关节腔、浆膜腔、淋巴液、中耳等部位,不易透过血 - 脑脊液屏障、骨组织和脓液腔中,但脑膜炎时,血脑屏障对青霉素 G 的通透性增加,脑脊液中可达有效浓度。约 90% 由肾小管排泌,10% 由肾小球滤过。血浆半衰期约为 0.5~1 小时,因存在抗生素后效应,其有效作用时间可维持 6 小时左右。

【药理作用】

青霉素 G 为繁殖期杀菌药,其抗菌谱较窄,主要作用于大多数革兰阳性菌、革兰阴性球菌、螺旋体和放线菌。敏感菌主要有:溶血性链球菌、肺炎链球菌、草绿色链球菌、脑膜炎奈瑟菌、白喉棒状杆菌、炭疽芽孢杆菌及不产酶的金黄色葡萄球菌和多数表葡萄菌;厌氧菌中的产气荚膜芽胞梭菌、破伤风芽胞梭菌等;梅毒螺旋体、钩端螺旋体、鼠咬热螺菌及放线菌等。对淋病奈瑟菌敏感性日益降低,对大多数革兰阴性杆菌、肠球菌及阿米巴原虫、立克次体、真菌、病毒无效。

多数细菌对青霉素 G 不易产生耐药性,但金黄色葡萄球菌较易产生。

【用途】

由于青霉素 G 高效、低毒、价格低廉,目前仍为治疗敏感菌感染的首选药。

1. 治疗革兰阳性球菌感染　肺炎链球菌感染如大叶性肺炎、急性支气管炎、支气管肺炎、脓胸等;溶血性链球菌感染如扁桃体炎、咽炎、中耳炎、丹毒、猩红热、蜂窝组织炎等;草绿色链球菌引起的心内膜炎;敏感的金黄色葡萄球菌感染如败血症、疖、痈、脓肿、骨髓炎等。

2. 治疗革兰阳性杆菌感染　如破伤风、气性坏疽、白喉等,因青霉素对细菌外毒素无效,治疗时应配合使用相应的抗毒素。

3. 治疗革兰阴性球菌感染　脑膜炎奈瑟菌感染引起的流行性脑脊髓膜炎,与磺胺嘧啶(SD)并列为首选药;淋病奈瑟菌感染应根据药敏试验确定是否选用。

4. 治疗螺旋体感染　如梅毒、回归热、钩端螺旋体病等,大剂量应用为治疗梅毒的首选药。

5. 治疗放线菌感染　宜大剂量,长疗程应用。

【不良反应及注意事项】

1. 过敏反应　为青霉素类最常见的不良反应,一般表现为皮肤过敏反应和血清病样反应,停药或服用 $H_1$ 受体阻断药可消失;严重者可出现过敏性休克,表现为胸闷、呼吸困难、面色苍白、发绀、冷汗、血压下降、脉搏细弱、昏迷、惊厥等症状,若抢救不及时,可致呼吸困难、循环衰竭而死亡。因此在应用青霉素 G 时,应采取以下防治措施:

(1)详细询问患者有无青霉素 G 过敏史及变态反应性疾病,如哮喘、荨麻疹、花粉症等,对青霉素 G 过敏者禁用。有其他药物过敏史或有变态反应性疾病者慎用。

（2）凡初次注射青霉素 G 或用药间隔 3 天以上者以及用药过程中更换不同厂家、不同批号青霉素时均应作皮肤过敏试验（皮试）。皮试阳性者禁用。皮试阴性者仍有可能发生过敏性休克，故用药后应观察 30 分钟，无反应者方可离去。

**护理警示**

必须皮试！

临用时现配！备好抢救药物！

（3）青霉素 G 应临用时现配，其最适 pH 值为 5~7.5，静滴时最好选用 0.9% 氯化钠注射液稀释（pH 值为 4.5~7.0）。

（4）应避免在饥饿状态下注射青霉素 G，并避免滥用和局部用药。

（5）应用青霉素 G 前及皮试时，应准备好抢救过敏性休克的药物（肾上腺素等）和器材，一旦发生过敏性休克，应及时抢救。抢救措施：立即皮下或肌内注射 0.1% 肾上腺素 0.5~1ml，必要时可重复用药；严重者可稀释后缓慢静脉注射或静脉滴注肾上腺素；心跳停止者，可心内注射，酌情加用大剂量糖皮质激素、$H_1$ 受体阻断药，以增强疗效、防止复发；呼吸困难者可给予吸氧或人工呼吸，必要时作气管切开。

2. 青霉素脑病　静脉快速滴注大剂量青霉素时，可引起头痛、肌肉痉挛、惊厥、昏迷等反应，偶可引起精神失常，称为青霉素脑病。

3. 赫氏反应　青霉素治疗梅毒等螺旋体病或炭疽等感染时，可出现症状突然加重的现象，称为赫氏反应，表现为全身不适、寒战、发热、咽痛、心跳加快等，严重时可危及生命。

4. 其他　青霉素肌内注射时可出现局部红肿、疼痛、硬结，甚至引起周围神经炎，钾盐尤甚，宜选深部肌内注射或缓慢静注，且每次应更换注射部位，必要时热敷；大剂量静脉给予青霉素钾盐时，尤其在肾功能不全或心功能不全时，可引起高钾血症，甚至心律失常，故青霉素钾盐不可快速静脉注射。青霉素与氨基糖苷类药物有协同抗菌作用，但不可混合在同一容器中使用。

【护理要点提示】

1. 用药前　①应清楚患者为青霉素敏感菌感染，清楚感染的程度、症状等。②应清楚患者的疾病史、用药史、过敏史、惊厥史等，如有，应提醒医生慎用本药。用药前必须做皮试。③应清楚患者的血常规、肾功能状态、血清电解质、心脏功能等，如不正常，应提醒医生慎用本药。④应清楚高钾血症、高钠血症、心律失常的早期临床症状，以备用药后，一旦发生，能及时发现。⑤提醒患者及家属不要在饥饿状态下用药。⑥告知患者本药局部刺激等不良反应，减轻患者的心理压力。

2. 用药期间　①遵医嘱用药。②长期应用或大剂量静脉给予青霉素钠盐或钾盐，应监测血清钾和钠水平，监测心脏及肾脏功能，如出现异常，应及时报告医生。③注意观察患者是否有皮肤过敏症状或呼吸状态的改变，如发现患者出现胸闷、心悸、大汗及呼吸困难等情况，应及时报告医生并采取措施。④大剂量静滴青霉素时，应注意观察患者有否头痛、喷射性呕吐、肌震颤、惊厥、昏迷等症状出现，婴儿、老人及肾功能不全的患者尤其应注意，一旦发生应及时报告医生。⑤对药效做出评价，感染是否得到控制，血象是否恢复正常。

### 苄星青霉素（Benzathine Benzylpenicillin）

苄星青霉素为青霉素 G 的二苄基乙二胺盐，肌注后缓慢游离出青霉素而呈抗菌作用，具有吸收较慢，维持作用时间长等特点，是青霉素 G 的长效制剂。

苄星青霉素的抗菌谱与青霉素相似，可用于治疗敏感菌所致的轻、中度感染如肺炎、扁桃体炎、泌尿道感染、淋病等，也可作为风湿性疾病患者的治疗和预防用药。由于本药在血液中浓度较低，故不能替代青霉素 G 用于急性感染。

本药的不良反应主要是青霉素过敏性反应，防治措施同青霉素 G。

## 二、半合成青霉素

为了克服青霉素 G 抗菌谱窄、不耐酸(胃酸)、不耐酶(β-内酰胺酶)等缺点,在青霉素母核 6-APA 的基础上引入不同侧链,分别得到具有耐酸、耐酶、广谱、抗铜绿假单胞菌、抗革兰阴性菌等特点的半合成青霉素。其抗菌机制、不良反应与青霉素相同,并与青霉素有交叉过敏反应,注射用药前需用青霉素做皮肤过敏试验。

### (一)耐酸青霉素类

主要有青霉素 V(penicillin V)。特点:①抗菌谱与青霉素相似,但抗菌作用弱于青霉素。②耐酸,可以口服。③不耐酶,对耐药金葡菌无效。适用于轻度敏感菌感染、恢复期的巩固治疗和防止感染复发的预防用药。

### (二)耐酶青霉素类

主要有苯唑西林(oxacillin)、甲氧西林(methicillin)、氯唑西林(cloxacillin)、双氯西林(dicloxacillin)和氟氯西林(flucloxacillin)等。特点:①抗菌谱与青霉素相似,但抗菌作用较青霉素弱。②耐酸,可以口服,不易透过血-脑脊液屏障。③耐酶,主要用于耐青霉素的金葡菌引起的肺炎、心内膜炎、败血症、软组织感染等。

### (三)广谱青霉素类

主要有氨苄西林(ampicillin)、阿莫西林(amoxicillin)等。特点:①抗菌谱广,对革兰阳性菌的作用比青霉素弱,对多种革兰阴性菌作用较青霉素强,对铜绿假单胞菌无效。②耐酸,可以口服。③不耐酶,故对耐药金葡菌无效。④与青霉素有交叉过敏反应,还可出现恶心、呕吐等消化道症状以及皮疹,少数人可出现氨基转移酶升高,偶有嗜酸性粒细胞增多。适用于敏感菌所致的呼吸道、泌尿道、胃肠道、胆道感染及伤寒、副伤寒等。氨苄西林为肠球菌感染的首选药,阿莫西林联合其他药物可用于慢性活动性胃炎、十二指肠溃疡幽门螺杆菌根除治疗。

### (四)抗铜绿假单胞菌广谱青霉素类

主要有羧苄西林(carbenicillin)、磺苄西林(sulbenicillin)、替卡西林(ticarcillin)、哌拉西林(piperacillin)、阿洛西林(azlocillin)、美洛西林(mezlocillin)等。特点:①抗菌谱广,为广谱抗菌药,对革兰阳性菌和革兰阴性菌均有作用,对铜绿假单胞菌作用强。②不耐酸,均需注射给药。③不耐酶,对耐青霉素的金葡菌无效。适用于铜绿假单胞菌、奇异变形杆菌及大肠埃希菌及其他肠杆菌引起的感染,如腹腔感染、泌尿道感染、肺部感染及败血症等。

### (五)抗革兰阴性菌青霉素类

主要有美西林(mecillinam)、匹美西林(pivmecillinam)、替莫西林(temocillin)等。本类药物对革兰阴性菌产生的 β-内酰胺酶稳定,主要用于革兰阴性菌所致的泌尿道、软组织感染等。

## 第三节　头孢菌素类

头孢菌素(先锋霉素)类抗生素是以 7-氨基头孢烷酸(7-ACA)为母核,引入不同侧链而制成的一类半合成广谱抗生素,其化学结构中含有与青霉素相同的 β-内酰胺环。目前临床应用的头孢菌素类药物共有四代:

第一代头孢菌素类包括头孢噻吩(cefalotin)、头孢氨苄(cefalexin)、头孢唑啉(cefazolin)、头孢拉定(cefradine)、头孢羟氨苄(cefadroxil)等。

第二代头孢菌素类包括头孢孟多(cefamandole)、头孢呋辛(cefuroxime)、头孢克洛(cefaclor)、头孢替安(cefotiam)、头孢尼西(cefonicid)、头孢雷特(ceforanide)等。

第三代头孢菌素包括头孢噻肟(cefotaxime)、头孢曲松(ceftriaxone)、头孢他啶(ceftazidime)、头孢哌酮(cefoperazone)、头孢克肟(cefixime)等。

第四代头孢菌素类包括头孢唑肟(ceftizoxime)、头孢吡肟(cefepime)、头孢匹罗(cefpirome)、头孢利定(cefalome)等。

**【药动学特点】**

除头孢氨苄、头孢拉定等少数药物口服吸收良好外,大多数头孢菌素类药物须注射给药。吸收后在体内分布较广,特别是第三代头孢菌素类,在前列腺、房水、脑脊液等均有较高浓度。大部分以原形或代谢产物经肾排泄,尿液中浓度较高,头孢曲松、头孢哌酮则主要经肝胆系统排泄。多数头孢菌素类药物 $t_{1/2}$ 较短,但第三代药物 $t_{1/2}$ 较长,如头孢曲松抗菌作用可维持24小时。

**【药理作用与用途】**

头孢菌素类药物抗菌机制与青霉素相同,但具有抗菌谱广、抗菌作用强、对β-内酰胺酶稳定及过敏反应少等优点。

细菌对头孢菌素也可产生耐药性,耐药机制同青霉素类。

1. 第一代头孢菌素类　对革兰阳性菌作用较二、三代强,对革兰阴性菌的作用比二代、三代弱,对铜绿假单胞菌、厌氧菌无效。对金葡菌产生的β-内酰胺酶较稳定。肾毒性较二、三、四代大。

临床主要用于治疗敏感菌所致呼吸道、尿路感染、败血症、心内膜炎及皮肤、软组织感染等。头孢唑林常用于预防术后切口感染。

口服制剂如头孢拉定、头孢氨苄等抗菌作用较注射剂头孢唑啉等差,主要用于治疗敏感菌所致的轻症感染。

2. 第二代头孢菌素类　对革兰阳性菌的作用略弱于第一代,强于第三代,对革兰阴性菌作用较强,对厌氧菌有一定作用,对铜绿假单胞菌无效。对多种β-内酰胺酶较稳定。肾毒性较第一代小。

临床主要用于治疗敏感菌所致肺炎、尿路感染、胆道感染、败血症、骨、关节感染、盆腔、腹腔感染等。头孢呋辛尚可用于治疗对磺胺药、青霉素或氨苄西林耐药的脑膜炎球菌、流感嗜血杆菌所致的脑膜炎,也可用于手术前预防用药。头孢呋辛酯口服还可用于治疗淋病奈瑟球菌所致的单纯性淋菌性尿道炎、宫颈炎等。

3. 第三代头孢菌素　对革兰阳性菌的作用不如第一代、第二代,对革兰阴性菌包括肠杆菌类、铜绿假单胞菌、厌氧菌作用均较强。对多种β-内酰胺酶稳定性较高。对肾基本无毒性。

临床主要用于治疗敏感菌所致的严重感染,如危及生命的败血症、脑膜炎、肺炎、腹腔感染、肾盂肾炎和尿路严重感染、盆腔炎性疾病、骨髓炎、复杂性皮肤软组织感染及铜绿假单胞菌感染等。治疗腹腔、盆腔感染时需与抗厌氧菌药如甲硝唑合用。

4. 第四代头孢菌素类　对革兰阳性菌、革兰阴性菌均有高效抗菌活性。对β-内酰胺酶高度稳定。对肾无毒性。

临床主要用于治疗对第三代头孢菌素耐药的细菌感染。

**【不良反应及注意事项】**

1. 过敏反应　多为药热、皮疹、荨麻疹、血清样反应等,偶见过敏性休克。与青霉素类有部分交叉过敏反应,必要时做皮试,并密切观察。发生过敏性休克的处理同青霉素。禁用于对任何一种头孢菌素类药物有过敏史及有青霉素过敏性休克史的患者。

2. 肾毒性　大剂量应用第一代头孢菌素可出现肾毒性,表现为蛋白尿、血尿、血中尿素氮升高,甚至肾衰竭。应避免与氨基糖苷类、强效利尿药等合用,并定期检测尿蛋白、血尿素氮。肾功能不全者可适当调整剂量。

3. 胃肠反应 口服可引起恶心、呕吐、食欲缺乏等胃肠道反应。应在饭前1小时或饭后2~3小时服药,避免食物影响其吸收。

4. 菌群失调症 长期应用第三、四代药物可引起肠道菌群失调,导致二重感染,如肠球菌、铜绿假单胞菌和念珠菌的增殖现象,临床应严格掌握其适应证。

5. 戒酒硫样反应 头孢哌酮、头孢孟多、头孢曲松钠等有抑制乙醛脱氢酶的作用,服药期间饮酒或含乙醇的饮料、药物可出现戒酒硫样反应。

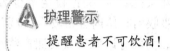

护理警示

提醒患者不可饮酒!

6. 其他 头孢菌素类药物如头孢哌酮、头孢孟多可抑制肠道细菌合成维生素K,长期用药可能并发出血。应避免与抗凝血药、非甾体抗炎药合用,用药期间发现患者有出血倾向时应及时报告医生,酌情补给维生素K。肌内注射有局部疼痛、硬结等,宜采用深部肌肉注射。

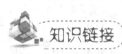 知识链接

### 戒酒硫样反应

又称"双硫仑样反应"。双硫仑是一种戒酒药物,服用后即使饮用少量酒,身体也会产生严重不适,而达到戒酒的目的。许多药物具有与双硫仑相似的作用,用药后如果饮酒,也会引起面部潮红、头昏、头痛、视觉模糊、出汗等症状,严重者可出现呼吸困难、血压下降、心律失常、心力衰竭、休克甚至死亡等。能引起双硫仑样反应的药物主要有头孢类和咪唑衍生物,如头孢曲松钠、头孢哌酮、头孢噻肟等;另外甲硝唑、替硝唑、异烟肼、酮康唑、呋喃唑酮、氯霉素、甲苯磺丁脲、格列本脲、苯乙双胍等也可引起双硫仑样反应。

# 第四节 其他 β-内酰胺类抗生素

## 一、碳青霉烯类

本类药物的化学结构与青霉素相似,具有广谱、强效、耐酶、毒性低的特点。常用的有亚胺培南(imipenem)、美罗培南(meropenem)等,作用机制与青霉素相似,可由特殊的外膜通道快速进入靶位,杀菌作用强。亚胺培南在体内可被肾脱氢肽酶灭活而失效,故需与抑制肾脱氢肽酶的西司他丁(cilastatin)(1:1)联合应用才能发挥作用。适用于治疗多重耐药菌引起的严重感染、医院内感染、严重需氧菌与厌氧菌混合感染。常见的不良反应有恶心、呕吐、药疹、静脉炎、一过性氨基转移酶升高,大剂量应用可出现惊厥、意识障碍等中枢神经系统不良反应。

美罗培南的抗菌谱和抗菌作用与亚胺培南相似,但对肾脱氢肽酶稳定,可单独给药。

## 二、头霉素类

本类药物化学结构与头孢菌素相类似,但对β-内酰胺酶的稳定性较头孢菌素高。临床应用的有头孢西丁(cefoxitin)、头孢美唑(cefmetazole)、头孢替坦(cefotetan)等,抗菌谱与第二代头孢菌素相似,对厌氧菌有高效,对耐青霉素的金葡菌及头孢菌素的耐药菌有较强活性。主要用于治疗厌氧菌和需氧菌所致的盆腔、腹腔及妇科的混合感染。不良反应有皮疹、静脉炎、蛋白尿、嗜酸性粒细胞增多等。

## 三、氧头孢烯类

本类药物主要包括拉氧头孢（latamoxef）和氟氧头孢（flomoxef），为广谱菌药，对革兰阳性球菌、革兰阴性杆菌、厌氧菌和脆弱类杆菌均有较强的抗菌活性。临床主要用于治疗敏感菌所致的泌尿道、呼吸道、胆道、妇科感染及脑膜炎、败血症。不良反应以皮疹多见，偶见低凝血酶原血症和出血症状，可用维生素 K 预防。

## 四、单环 β- 内酰胺类

氨曲南（aztreonam）为单环 β- 内酰胺类抗生素，其抗菌谱窄，主要对革兰阴性菌如大肠埃希菌、肺炎克雷伯菌、奇异变形菌、流感嗜血杆菌、铜绿假单胞菌、淋病奈瑟菌等有强大的抗菌活性，对革兰阳性菌和厌氧菌作用差，并具有耐酶、低毒、与青霉素无交叉过敏反应等优点，可用于青霉素过敏的患者。临床常用于治疗革兰阴性杆菌所致的下呼吸道、尿路、软组织感染及脑膜炎、败血症等，尤其是常见耐药菌株所致的各种感染。不良反应较少而轻，主要为皮疹、氨基转移酶升高、胃肠道不适等。

## 五、β- 内酰胺酶抑制药

本类药物常用的有克拉维酸（clavulanic acid）、舒巴坦（sulbactam）、他唑巴坦（tazobactam）等。其本身没有或仅有很弱的抗菌活性，但与其他 β- 内酰胺类联合应用，则可发挥抑酶增效的作用。对 β- 内酰胺酶不稳定的青霉素类和头孢菌素类与本类药物配伍，可扩大抗菌谱，增强抗菌作用。临床应用的 β- 内酰胺类与酶抑制剂的组成的复方制剂有：氨苄西林/舒巴坦（sultamicillin）、阿莫西林/克拉维酸钾（augmentin）、哌拉西林-三唑巴坦（tazocin）等。

（黄素臻）

**思考题**

1. 从护士的角度分析应用青霉素 G 时需要注意哪些问题？
2. 青霉素 G 是一毒性非常低的抗生素，为什么还要制造半合成青霉素呢？
3. 与青霉素类相比，头孢菌素类药物的优点有哪些？

# 第三十四章 | 大环内酯类抗生素

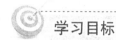

### 学习目标

1. 掌握红霉素、阿奇霉素、地红霉素、克拉霉素的药理作用、用途、主要不良反应及注意事项;熟悉其他药物的抗菌作用特点及用途。

2. 初步具有根据本类药物的作用、用途、不良反应及注意事项制定护理措施及对患者、家属进行相关护理宣教的能力。

大环内酯类药物是一类具有 14~16 元大内酯环结构的抗生素。本类药物通过抑制菌体蛋白质合成,迅速发挥抑菌作用。本类药物之间存在不完全交叉耐药性。临床应用的包括红霉素、乙酰螺旋霉素等天然品及罗红霉素、克拉霉素、阿奇霉素、地红霉素等半合成品。

### 红霉素(erythromycin)

红霉素是从链丝菌培养液中提取的 14 元环大环内酯类抗生素,在酸性环境中不稳定,碱性环境中抗菌作用增强。为避免红霉素被胃酸破坏,常将其制成肠溶片或酯类制剂,如琥乙红霉素(erythromycin ethylsuccinate)、依托红霉素(erythromycin estolate)等。

【药动学特点】

红霉素为难溶于水的碱性药物,常采用口服或静脉滴注的方式给药。药物吸收后广泛分布于各种体液及组织中,在扁桃体、乳汁、唾液、胸水、腹水、前列腺中均可达到有效浓度,特别是在胆汁中分布浓度最高,但不易透过血 - 脑屏障。红霉素在肝脏中代谢,主要以活性形式分泌在胆汁中并经胆汁排泄,少量药物以原形形式经肾排泄。红霉素口服后约 2 小时血药浓度达峰,$t_{1/2}$ 约为 2 小时,作用可维持 6~12 小时。

【药理作用】

红霉素抗菌谱与青霉素相似而略广,对革兰阳性菌如金黄色葡萄球菌、溶血性链球菌、肺炎链球菌、草绿色链球菌、白喉棒状杆菌、破伤风芽孢梭菌等有较强的抗菌活性,但不及青霉素 G;对部分革兰阴性菌如脑膜炎奈瑟菌、淋病奈瑟菌、百日咳鲍特菌、流感嗜血杆菌、布氏杆菌等高度敏感;对军团菌、弯曲杆菌、衣原体、肺炎支原体有强效;对立克次体、螺杆菌及某些螺旋体、除脆弱类杆菌和梭杆菌以外的厌氧菌等也有效。

红霉素属快速抑菌药,与 β- 内酰胺类等繁殖期杀菌药合用,可产生拮抗作用。

细菌对红霉素易产生耐药性,连续用药不宜超过一周,但停药数月后可逐渐恢复敏感性。与其他大环内酯类药物之间有不完全交叉耐药性。

【用途】

主要用于治疗对青霉素过敏或对青霉素耐药的革兰阳性菌感染,如金黄色葡萄球菌、肺炎链球菌及其他链球菌引起的感染;对军团菌病、白喉带菌者、支原体肺炎、沙眼衣原体所致的婴儿肺炎及结膜炎、弯曲杆菌所致的肠炎或败血症,本药可作为首选药;也可用于治疗百日咳、厌氧菌和需氧菌等引起的口腔感染。

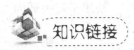 **知识链接**

### 军团菌与其传播途径

军团菌为需氧革兰阴性杆菌,广泛存在于天然水源及人工水环境中,且能在其中生长、繁殖。研究证实,多数军团菌感染均与人工水环境如冷热水管道系统、空调冷却水、空气加湿器等有关。气溶胶是军团菌传播的主要载体。近年来,由于空调、空气加湿器的大量应用,被军团菌污染的循环冷却水由冷却塔蒸发,含军团菌的气溶胶随蒸汽进入密闭的室内,人体吸入后即感染发病。另外,医院中被污染的呼吸道治疗器械也可引起人军团菌的感染。

**【不良反应及注意事项】**

1. 局部刺激　红霉素刺激性大,口服可出现恶心、呕吐、腹痛、腹泻等胃肠道反应,饭后服用可减轻。因食物可影响吸收,一般应在餐前或餐后 3~4 小时服用。肠溶片应整片吞服,且不能与酸性药同服。静脉给药可引起局部疼痛或血栓性静脉炎,应稀释后缓慢滴注。

2. 肝损害　长期或大量使用红霉素,尤其是酯化红霉素如依托红霉素、琥乙红霉素可引起肝损害,主要表现为黄疸、胆汁淤积和转氨酶升高等,及时停药可自行恢复。应定期检测肝功能,如有异常应立即通知医生。肝功能不全、孕妇和哺乳期妇女慎用。

3. 耳毒性　红霉素过量应用(>4g/ 日)有一定的耳毒性,表现为耳鸣、耳聋等。用药期间注意观察患者有无眩晕、耳鸣等症状,一旦出现,应立即通知医生。应嘱患者多饮水。

4. 过敏反应　偶见药热、药疹等,对大环内酯类过敏者禁用。

5. 其他　口服红霉素偶见假膜性肠炎。静脉滴注速度过快易出现心脏毒性,表现为心电图复极异常、恶性心律失常、QT 间期延长等,可发送晕厥或猝死。应缓慢静滴,禁止与特非那丁等 $H_1$ 受体阻断药合用,以免引起心脏不良反应。

### 阿奇霉素(azithromycin)

阿奇霉素是在红霉素结构基础上化学改造得到的半合成 15 元大环内酯类抗生素。对胃酸稳定,口服吸收快,生物利用度较红霉素高,组织分布广,血浆蛋白结合率低。大部分以原形自胆汁排入肠腔随粪便排出,少部分经尿排泄,$t_{1/2}$ 长达 35~48 小时,每日仅需给药 1 次。抗菌谱较红霉素广,对多种革兰阳性球菌、支原体、衣原体及军团菌等有效,对肺炎支原体的作用是本类药物中最强的;对革兰阴性菌作用明显比红霉素强,甚至对某些细菌表现出快速杀菌作用。

临床主要用于治疗敏感菌所致的急性扁桃体炎、咽炎、中耳炎、鼻窦炎、支气管炎、肺炎、皮肤及软组织感染、沙眼等。

本药不良反应轻,主要为腹痛、恶心、呕吐等胃肠道反应,偶见肝功能异常及白细胞减少。肝功能不全、孕妇和哺乳期妇女慎用,对大环内酯类过敏者禁用。

### 地红霉素(dirithromycin)

地红霉素是红霉胺的前体药物,为口服有效的具有 14 元内酯环的大环内酯类抗生素。口服迅速吸收,通过非酶水解转化成红霉胺,后者迅速、广泛地分布到组织中。红霉胺大部分原形由胆汁途径消除,约 2% 的药物由肾脏消除。$t_{1/2}$ 约 8 小时。

地红霉素的抗菌谱类似于红霉素。临床用于治疗敏感菌引起的轻、中度感染:由流感嗜血杆菌、卡他莫拉菌、肺炎链球菌引起的慢性支气管炎急性发作;由卡他莫拉菌、肺炎链球菌引起的急性支气管炎;由嗜肺军团菌、肺炎支原体、肺炎链球菌引起的社区获得性肺炎;由化脓性链球菌引起的咽炎和扁桃体炎;由金黄色葡萄球菌、化脓性链球菌引起的单纯性皮肤和软组织感染等。

本药不良反应较少,主要为头痛、腹痛、恶心、腹泻、呕吐、消化不良等。禁用于对大环内酯抗生素严重过敏的患者。

## 克拉霉素(clarithromycin)

克拉霉素为半合成的 14 元大环内酯类抗生素。耐酸,口服吸收迅速而完全,广泛分布于组织中,主要经肾排泄,$t_{1/2}$ 约 3.5~4.9 小时。抗菌谱与红霉素相近,对革兰阳性菌、军团菌、肺炎衣原体的作用是本类药物中最强者,对沙眼衣原体、肺炎支原体、流感嗜血杆菌、厌氧菌的作用强于红霉素。

临床主要用于治疗化脓性链球菌所致的咽炎、扁桃体炎;肺炎链球菌所致的急性中耳炎、肺炎、支气管炎;流感嗜血杆菌、卡他球菌所致的支气管炎;支原体肺炎及衣原体肺炎;葡萄球菌、链球菌所致的皮肤、软组织感染。与其他药物合用,还可用于治疗幽门螺杆菌感染。

本药不良反应主要为胃肠道反应,偶见头痛、皮疹、转氨酶暂时升高、胆汁性肝炎、二重感染、过敏反应等。禁用于妊娠期妇女,慎用于哺乳期妇女。

## 罗红霉素(roxithromycin)

罗红霉素为半合成的 14 元大环内酯类抗生素。空腹服用吸收好,血液与组织浓度均高于红霉素,$t_{1/2}$ 长达 12~14 小时。本药抗菌谱与红霉素相似,对肺炎支原体、衣原体作用较红霉素强,对革兰阳性菌及厌氧菌作用同红霉素,对流感嗜血杆菌的作用较红霉素弱。本药与红霉素间有交叉耐药性。

临床用于治疗敏感菌所致的呼吸道、泌尿道、皮肤和软组织等部位的感染。

本药不良反应发生率较低,常见恶心、腹痛、腹泻等胃肠道反应,偶见皮疹、皮肤瘙痒、头痛、头昏等。应用罗红霉素期间应嘱患者尽量避免驾驶、机械操作或高空作业。

## 乙酰螺旋霉素(acetylspiramycin)

乙酰螺旋霉素抗菌谱与红霉素相似,但作用较弱。耐酸,口服易吸收,组织中浓度较高。主要用于治疗敏感菌引起的呼吸道、泌尿道及软组织感染,也可用于治疗军团菌病及弓形体病。

本药不良反应较红霉素轻,大剂量可产生胃肠道反应。

（黄素臻）

 **思考题**

1. 为什么红霉素可用于对青霉素过敏或耐药的患者?
2. 阿奇霉素适合治疗敏感菌所致的胆道感染吗？为什么？

笔记

# 第三十五章 氨基糖苷类抗生素

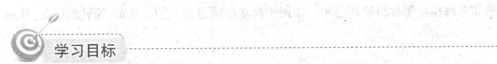

## 学习目标

1. 掌握阿米卡星、庆大霉素的用途及不良反应;熟悉氨基糖苷类抗生素的共性及其他氨基糖苷类药物的抗菌作用特点及用途。

2. 初步具有根据阿米卡星、庆大霉素的药理作用、用途、不良反应及注意事项制定护理措施及对患者、家属进行相关护理宣教的能力。

3. 充分认识氨基糖苷类抗生素毒性反应的严重危害。

## 第一节 氨基糖苷类抗生素的共性

氨基糖苷类抗生素是由氨基糖分子和氨基醇环以苷键连接而成的碱性化合物。根据来源可分为两类:一类为天然品,包括链霉素、新霉素、卡那霉素、妥布霉素、大观霉素、巴龙霉素、庆大霉素、小诺米星、西索米星等;另一类为半合成品,包括奈替米星、阿米卡星等。本类药物结构基本相似,因此在药动学、抗菌作用及不良反应方面有许多共同特性。

【药动学特点】

本类药物均为有机碱,制剂为硫酸盐,水溶性好,性质稳定,在碱性环境中抗菌作用增强。口服难吸收,仅用于肠道感染。肌内注射吸收迅速而完全,主要分布在细胞外液,在肾皮质及内耳内、外淋巴液中有高浓度聚积,可透过胎盘屏障,不易透过血脑屏障。大部分(约90%)以原形由肾排泄,$t_{1/2}$ 2~3小时,因尿药浓度较高,适用于治疗敏感菌所致的泌尿系统感染。肾功能减退时,$t_{1/2}$ 明显延长,应减小剂量或延长给药间隔时间。

【药理作用】

本类药物抗菌谱较广,对需氧的革兰阴性杆菌如大肠埃希菌、克雷伯菌属、肠杆菌属、变形杆菌属、志贺菌属等具有强大抗菌作用;有些药物对铜绿假单胞菌有强效;对枸橼酸菌属、沙雷菌属、沙门菌属、产碱杆菌属、不动杆菌属、分枝杆菌属等也有一定抗菌活性;对革兰阴性球菌如淋病奈瑟菌、脑膜炎奈瑟菌等作用较差;对革兰阳性球菌有作用;此外,链霉素对结核分枝杆菌敏感。

本类药物与β-内酰胺类抗生素合用,可获得协同抗菌作用,但二者不可在同一容器内混合给药,否则,会使本类药物失去活性。

> ⚠ 护理警示
>
> 不能与β-内酰胺类抗生素同容器混合应用!

抗菌机制主要是抑制菌体蛋白质合成,还能抑制细菌胞浆膜蛋白质的合成,增加通透性,使药物易于进入胞浆,导致胞浆内容物外渗而死亡。属于静止期杀菌药。

细菌对本类药物可产生不同程度的耐药性,本类药物之间有部分或完全交叉耐药性。

**【不良反应及注意事项】**

1. 耳毒性　包括前庭功能和耳蜗功能损伤。前庭功能损伤多见于链霉素和庆大霉素，出现较早，表现为眩晕、恶心、呕吐、眼球震颤和平衡失调等；耳蜗功能损伤多见于阿米卡星，出现较迟，表现为耳鸣、听力减退，严重者可致耳聋。

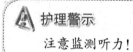

护理警示

注意监测听力！

用药期间应注意询问患者有无耳鸣、眩晕等早期症状，并进行听力监测，一旦出现早期症状，应立即停药；避免与有耳毒性的药物如强效利尿药、甘露醇等合用，也应避免与能掩盖耳毒性的药物如苯海拉明等抗组胺药合用。慎用于肾功能减退者、老人、儿童、哺乳期妇女，禁用于孕妇。

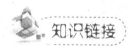　知识链接

### 药源性耳毒性

药源性耳毒性是由于用药不当引起的耳蜗毒性和前庭毒性反应，其中耳蜗毒性可引起听力损害，已成为发展中国家致耳聋的主要原因之一。我国每年约有2万儿童因药物致聋。氨基糖苷类抗生素是引起耳毒性最多的一类药物，其发生率约为0.7%~2.2%。其他有耳毒性的药物包括万古霉素类抗生素、红霉素、高效能利尿药等。

2. 肾毒性　常见蛋白尿、管型尿等，严重者可导致无尿、氮质血症和肾衰竭。庆大霉素和阿米卡星较易发生。用药期间应定期检查肾功能，一旦出现肾功能损害，应调整剂量或停药，并避免与有肾毒性的药物如磺胺药、呋塞米等合用。老人、小儿毒性反应尤其明显，更应注意观察尿量及颜色变化。禁用于老年人及肾功能不全者。

3. 过敏反应　皮疹、发热、嗜酸性粒细胞增多多见，也可引起过敏性休克，尤其是链霉素，用药前应作皮试。一旦发生过敏性休克，抢救措施除同青霉素外，还应静脉缓慢注射葡萄糖酸钙抢救。

4. 神经肌肉麻痹　常见于大剂量腹膜内或胸膜内应用后或静脉滴注速度过快，也偶见于肌内注射后。可引起肌肉麻痹、心肌抑制、血压下降、四肢瘫痪、呼吸困难甚至呼吸停止。一旦发生，立即注射新斯的明及钙剂进行抢救。氨基糖

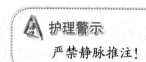

护理警示

严禁静脉推注！

苷类抗生素严禁静脉推注。避免与肌肉松弛药、全身麻醉药合用；禁用或慎用于重症肌无力、血钙过低的患者。

本类药物之间不可联用，以免毒性相加。

## 第二节　常用氨基糖苷类抗生素

### 阿米卡星（amikacin）

阿米卡星肌内注射45~90分钟血药浓度达峰值，静脉滴注15~30分钟达峰值。主要原形经肾排泄，半衰期为2~2.5小时。

阿米卡星在氨基糖苷类抗生素中抗菌谱最广，对革兰阴性杆菌和金黄色葡萄球菌均有较强的抗菌活性，但作用较庆大霉素弱。其显著的优点是对革兰阴性杆菌和铜绿假单胞菌产生的多种氨基糖苷类灭活酶稳定，不易产生耐药性。

临床主要用于治疗对其他氨基糖苷类抗生素耐药的菌株所致的泌尿道感染、肺部感染，以及铜绿假单胞菌、变形杆菌所致感染；与羧苄西林或头孢噻吩合用，治疗中性粒细胞减少

或其他免疫缺陷者严重革兰阴性杆菌感染,疗效满意。

本药不良反应以听力损害较常见,肾毒性较庆大霉素低,偶见过敏反应。

### 庆大霉素(gentamicin)

庆大霉素口服吸收很少,肌内注射吸收迅速而完全,主要以原形经肾排泄,半衰期为4小时,肾功能不全时可明显延长。

庆大霉素抗菌谱广,对多数革兰阴性菌具有有杀灭作用,如大肠埃希菌、奇异变形菌、肺炎克雷伯菌、流感嗜血杆菌、布鲁菌属、沙雷菌属,对铜绿假单胞菌有效;对革兰阳性菌如耐青霉素的金葡菌有效。其耐药性产生较慢,停药后可恢复敏感性。

临床主要用于治疗革兰阴性杆菌感染,如败血症、骨髓炎、肺炎、腹腔感染、脑膜炎等;也用于铜绿假单胞菌感染及耐青霉素的金葡菌感染。口服可用于肠道感染。

本药不良反应以肾毒性较多见;也易造成前庭功能损害,甚至出现不可逆耳聋;偶见过敏反应,甚至过敏性休克。

### 链霉素(streptomycin)

链霉素由链丝菌培养液中提出,是最早用于临床的氨基糖苷类药物,由于其耳毒性和肾毒性发生率高、耐药菌株多,随着新型青霉素类及头孢菌素类等抗生素的应用,链霉素的应用范围日渐缩小。临床主要用于治疗:①结核病:是治疗结核病的一线药物,常与利福平、异烟肼等同用,以增强疗效,延缓耐药性的产生。②鼠疫及兔热病:为首选药。③心内膜炎:链霉素常与青霉素合用治疗溶血性链球菌、草绿色链球菌及肠球菌等所致的心内膜炎。对链霉素耐药者,可改用庆大霉素等。

### 妥布霉素(tobramycin)

妥布霉素抗菌谱与庆大霉素相似,对多数肠杆菌属、铜绿假单胞菌及葡萄球菌有良好的抗菌作用,对铜绿假单胞菌的作用比庆大霉素强,且对庆大霉素耐药者仍有效。临床主要用于治疗铜绿假单胞菌引起的心内膜炎、烧伤、败血症、骨髓炎等,对其他敏感革兰阴性杆菌所致的感染也可应用。

本药不良反应与庆大霉素类似,但比庆大霉素轻。

### 奈替米星(netilmicin)

奈替米星的抗菌谱与庆大霉素相似,对多种革兰阴性杆菌如大肠埃希菌、铜绿假单胞菌、克雷伯菌属、沙门菌属、奇异变形杆菌等都具有较强的抗菌活性;对耐其他氨基糖苷类的革兰阴性杆菌及耐青霉素的金葡菌也有效。临床主要用于治疗敏感菌所致的呼吸道、泌尿道、消化道、皮肤软组织等部位的感染。

本药的肾、耳毒性在氨基糖苷类抗生素中最小,但仍需注意。禁用于孕妇,哺乳妇女用药期间应停止哺乳。

### 大观霉素(spectinomycin)

大观霉素是链霉菌产生的氨基环醇类抗生素,因作用机制与氨基糖苷类相似而列入本类。仅对淋病奈瑟菌有强大的杀灭作用,对产生 β- 内酰胺酶的淋病奈瑟菌仍有效,对肠杆菌科细菌有中度抗菌活性。临床主要用于治疗对青霉素耐药或过敏的淋病患者。

本药不良反应有注射部位疼痛、荨麻疹、眩晕、恶心、发热、寒战等。禁用于孕妇、新生儿、肾功能不全者。

(黄素臻)

**思考题**

1. 氨基糖苷类药物与青霉素类合用时,应注意什么?

2. 口服庆大霉素能否治疗大肠埃希菌所致的泌尿系统感染? 为什么?

3. 氨基糖苷类药物能与高效能利尿药合用吗? 为什么?

# 第三十六章 四环素类及氯霉素类抗生素

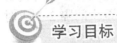 **学习目标**

1. 熟悉四环素类的药理作用、用途及主要不良反应及注意事项;了解氯霉素的抗菌作用及主要不良反应。
2. 初步具有根据多西环素的药理作用、用途、不良反应及注意事项制定护理措施及对患者、家属进行相关护理宣教的能力。

## 第一节 四 环 素 类

本类药物的结构中均有菲烷的基本骨架,为酸碱两性物质,在酸性溶液中较稳定,碱性溶液中易被破坏,临床一般用其盐酸盐。根据来源分为天然品和半合成品两类:天然品包括四环素(tetracycline)、土霉素(oxytetracycline)和金霉素(aureomycin)等。半合成品有多西环素(doxycycline)、美他环素(metacycline)和米诺环素(minocycline)等。半合成四环素类的抗菌活性高于天然品。

【药动学特点】

天然四环素类口服吸收不完全,易受食物影响,半合成四环素类口服吸收较完全,受食物影响较小。多价金属离子如 $Mg^{2+}$、$Ca^{2+}$、$Fe^{2+}$、$Al^{3+}$ 等能与四环素类络合,使药物吸收减少。酸性药物如维生素 C 等可促进四环素吸收,碱性药、$H_2$ 受体阻断药或抗酸药等可降低药物的溶解度而影响吸收。四环素类吸收后广泛分布于各组织和体液中,可沉积于形成期的骨及牙齿,但不易透过血脑屏障。多数四环素类以原形由肾排泄,但多西环素主要经胆汁排泄。天然四环素类 $t_{1/2}$ 较短,为 6~9 小时,半合成四环素类 $t_{1/2}$ 较长,为 14~22 小时。

【药理作用】

本类药物抗菌谱广,对革兰阳性菌、革兰阴性菌、立克次体、支原体、衣原体、螺旋体及放线菌均有抑制作用。但对革兰阳性菌作用不如青霉素和头孢菌素类,对革兰阴性菌则不如氨基糖苷类和氯霉素。抗菌作用的强弱依次为米诺环素、多西环素、美他环素、金霉素、四环素、土霉素。本类药物的作用机制为抑制细菌蛋白质的合成,属快速抑菌药,高浓度时亦有杀菌作用。本类药物之间存在交叉耐药性,但在天然品和部分合成品之间无完全交叉耐药性。

【用途】

四环素类药物可用于下列疾病的治疗,多西环素是本类药物的首选药物。

1. 治疗立克次体病 四环素类药物是治疗立克次体病的首选药物。

2. 治疗支原体感染 如支原体肺炎、解脲脲原体所致的尿道炎等,四环素类药物可作为首选药。

3. 治疗衣原体属感染　包括肺炎衣原体肺炎、鹦鹉热、性病淋巴肉芽肿及沙眼衣原体感染等,四环素类药物可作为首选药。

4. 治疗其他感染　包括回归热螺旋体所致的回归热、布鲁菌病(需与氨基糖苷类联合应用)、霍乱、土拉热杆菌所致的兔热病、鼠疫耶尔森菌所致的鼠疫;四环素类亦可用于对青霉素类抗生素过敏的破伤风、气性坏疽、雅司、梅毒、淋病、非淋菌性尿道炎和钩端螺旋体病的治疗。也可用于炎症反应显著痤疮的治疗。

【不良反应及注意事项】

1. 局部刺激　口服可引起恶心、呕吐、上腹不适及食道烧灼感等,应饭后服或与食物同服以减轻其胃肠道反应,不宜与牛奶、奶制品同服,与抗酸药同服,应至少间隔 2~3 小时为宜。

2. 二重感染(菌群交替症)　常见的有二种:①真菌感染,多见,表现为鹅口疮、肠炎、呼吸道炎、尿路感染等,一旦出现,应立即停药并用抗真菌药治疗。②假膜性肠炎,表现为肠壁坏死、体液渗出、剧烈腹泻甚至脱水或休克等。一旦发生,立即停药,并选用万古霉素或甲硝唑治疗。免疫功能低下的老年患者及幼儿尤易发生,故年老、体弱、免疫功能低下、合用糖皮质激素者应慎用。

3. 影响骨、牙生长　四环素类能与新形成的骨、牙中所沉积的钙结合,从而影响婴幼儿牙齿发育和骨骼的生长。因本类药物易透过胎盘和进入乳汁,故禁用于孕妇、哺乳期妇女、8岁以下儿童。

4. 其他　长期大剂量应用,可引起肝、肾损坏;偶见皮疹、药热、血管神经性水肿等过敏反应。禁用于肝、肾功能不全者。

多西环素易致光敏反应,应提醒患者注意;米诺环素有独特的前庭反应,用药期间不宜从事高空作业、驾驶车辆等。

# 第二节　氯霉素类

## 氯霉素(chloramphenicol)

氯霉素口服吸收快而完全,可广泛分布于全身各组织和体液中,脑脊液中分布浓度较其他抗生素高,主要经肝代谢,经肾排泄,可用于泌尿道感染。

氯霉素抗菌谱广,对革兰阳性菌和革兰阴性菌均有抑制作用,对后者作用较强,尤其对伤寒沙门菌、流感嗜血杆菌作用最强,高浓度时有杀菌作用;对厌氧菌(脆弱类杆菌)、百日咳杆菌、布鲁杆菌也有较强作用;对立克次体和沙眼衣原体、肺炎衣原体等也有效。氯霉素的作用机制为抑制菌体蛋白质合成,属速效抑菌药。

因氯霉素毒性反应严重,全身应用可作为伤寒、副伤寒的用药选择,一般不作为首选,其他则少用。局部滴眼可用于治疗各种敏感菌所致的眼内感染、全眼球感染、沙眼和结膜炎。

【不良反应及注意事项】

1. 抑制骨髓造血功能　为限制氯霉素应用的最严重的毒性反应,表现为红细胞、粒细胞及血小板减少。有两种类型:一是可逆性抑制,表现为白细胞和血小板减少,并伴有贫血,与剂量和疗程有关,停药后可逐渐恢复;二是不可逆的再生障碍性贫血,与剂量、疗程无直接关系,发生率低,一旦发生常难逆转,死亡率高。氯霉素用药应严格掌握适应证,用药前、后及用药期间应系统监护血象,发现异常应立即停药。避免长期用药。

2. 其他　新生儿、早产儿用药可致灰婴综合征;也可发生胃肠反应、二重感染、中毒性精神病、皮疹、药热等。禁用于肝肾功能不全者、新生儿尤其是早产儿、孕妇、哺乳期妇女。

氯霉素可抑制肝药酶,减少华法林、甲苯磺丁脲、苯妥英钠等药物的代谢,合用时应监测凝血酶原时间、血糖。

(黄素臻)

**思考题**

　　1. 对于敏感菌所致的伴有肾衰竭的肾外感染患者,应选用哪种四环素类药物? 为什么?

　　2. 氯霉素为广谱抗生素,对于敏感菌感染为何不做首选药?

# 第三十七章 | 其他类抗生素

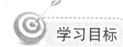 **学习目标**

1. 熟悉林可霉素、克林霉素的药理作用、用途、不良反应及注意事项;了解去甲万古霉素、磷霉素的药理作用、用途及主要不良反应。

2. 初步具有根据本类药物的药理作用、用途、不良反应及注意事项制定护理措施及对患者、家属进行相关护理宣教的能力。

## 第一节 林可霉素类抗生素

本类药物包括链丝菌产生的林可霉素(lincomycin)和半合成衍生物克林霉素(clindamycin)。

**【药动学特点】**

克林霉素口服吸收快而完全,但林可霉素吸收不完全,并易受食物影响,应空腹或饭后2小时。吸收后,两药分布广泛,在骨组织、关节中可达到有效浓度,胆汁、乳汁和胎盘中药物浓度高,不易透过血脑屏障。两药主要在肝中代谢,经胆汁和粪便排出,小部分经肾排出。本类药物不可静脉推注。

**【药理作用及用途】**

两药抗菌谱相同,对葡萄球菌、各型链球菌、肺炎球菌等革兰阳性球菌及各类厌氧菌具有强大抗菌作用,对白喉棒状杆菌、产气荚膜杆菌、人型支原体和沙眼衣原体、多数放线菌也有抑制作用。

抗菌机制是抑制细菌蛋白质合成。因与大环内酯类竞争同一结合位点而产生拮抗作用,故不宜与红霉素合用。克林霉素抗菌作用较强,且毒性较小,故较林可霉素常用。两药之间有完全交叉耐药性。

本类药物临床主要用于治疗金黄色葡萄球菌引起的骨髓炎,为首选药;还可用于治疗链球菌引起的咽喉炎、中耳炎、肺炎等感染以及厌氧菌引起的腹腔、口腔和妇科感染等。

**【不良反应及注意事项】**

主要为胃肠道反应,表现为恶心、呕吐、腹痛、腹泻,口服给药较注射给药多见;长期应用可发生严重的假膜性肠炎,可用万古霉素类和甲硝唑治疗。偶见皮疹、一过性中性粒细胞减少和血小板减少、黄疸等。用药期间如出现腹泻或便中带血,应立即停药,并报告医生处理。

## 第二节　多肽类抗生素

### 一、万古霉素类

**万古霉素**（vancomycin）**和去甲万古霉素**（norvancomycin）

【药理作用和用途】

对革兰阳性菌有强大杀菌作用，对厌氧的难辨梭菌亦有较好的抗菌作用，其抗菌机制是抑制细菌细胞壁的合成。

临床主要用于治疗耐药革兰阳性菌引起的严重感染，特别是耐甲氧西林金葡菌或耐甲氧西林表皮葡萄球菌、耐青霉素肠球菌属及耐青霉素肺炎链球菌所致感染，如败血症、肺炎、心内膜炎、结肠炎、脑膜炎、骨髓炎及某些抗生素如克林霉素引起的假膜性肠炎。也可用于对青霉素类过敏患者的严重革兰阳性菌感染。

> ⚠ 护理警示
> 　毒性大，应用时监测听力及肾功能！

【不良反应及注意事项】

较大剂量应用可出现耳鸣、听力减退、甚至耳聋；也可损伤肾小管，出现蛋白尿、管型尿、少尿、血尿等；尚可出现恶心、寒战、药热、皮疹、皮肤瘙痒及血栓性静脉炎等不良反应。应用万古霉素类期间应注意听力变化，一旦出现耳鸣应立即停药。老年人、孕妇、哺乳期妇女、听力障碍和肾功能不全者慎用。应避免与氨基糖苷类抗生素及高效能利尿药合用，以免增加耳、肾毒性。

### 二、多黏菌素类

多黏菌素类是从多黏杆菌培养液中提取的碱性多肽类化合物，临床应用的是多黏菌素E（polymyxin E）和多黏菌素 B（polymyxin B）。

【药理作用和用途】

本类药物对多数革兰阴性杆菌如铜绿假单胞菌、大肠埃希菌、流感嗜血杆菌、沙门菌属等有强大的杀灭作用，但对革兰阴性球菌、革兰阳性菌真菌等无作用。多黏菌素 B 的抗菌作用较多黏菌素 E 略高。

本类药物的作用机制是作用于细菌胞浆膜，使膜的通透性增加，菌体重要成分外漏，导致细菌死亡。属慢性窄谱杀菌药，对繁殖期和静止期细菌均有作用。

因本类药物毒性较大，临床多局部用于治疗敏感菌引起的眼、耳、皮肤、黏膜感染及烧伤后铜绿假单胞菌感染。

【不良反应及注意事项】

主要为肾损害及神经系统毒性。肾损害表现为蛋白尿、血尿等；神经系统的毒性为眩晕、手足麻木、共济失调等，但停药后可消失。也可出现瘙痒、皮疹、药热等；偶可诱发粒细胞减少和肝毒性。多黏菌素类应缓慢静滴。用药期间应注意药物对神经系统和肾脏的损害，如出现眩晕、视力模糊、运动失调等症状时，应立即停药；应监测尿量，如出现蛋白尿、血尿、管型尿等，应及时停药。多黏菌素类不宜与麻醉剂、肌松剂、氨基糖苷类等对肾、听神经有毒性的药物合用。用药期间不应进行高空作业等危险工作。

## 第三节　多磷类抗生素

**磷霉素**（fosfomycin）

磷霉素抗菌谱广，对葡萄球菌属、大肠杆菌、沙雷菌属和志贺菌属等均有较高抗菌活性，对铜绿假单胞菌、变形杆菌属、产气杆菌、肺炎杆菌、链球菌和部分厌氧菌也有一定抗菌作用，但作用较青霉素类和头孢菌素类弱。细菌对本药和其他抗生素间不产生交叉耐药性。

磷霉素的作用机制是抑制细菌细胞壁的早期合成，属杀菌药。

口服磷霉素钙盐适用于治疗敏感菌所致轻、中度感染，如皮肤软组织感染、尿路感染及肠道感染等；静脉给药可用于治疗肺部感染、腹膜炎、败血症及骨髓炎等较重感染，严重病例宜与β内酰胺类或氨基糖苷类联合用药。

不良反应一般较轻，主要是胃肠道反应，恶心、呕吐、食欲缺乏、腹胀、腹泻等；还可出现过敏性皮疹、转氨酶升高等。肌内注射局部可出现疼痛、硬结，静脉用药可致血栓性静脉炎。慎用于心悸、心、肾功能不全、高血压等患者。

（黄素臻）

**思考题**

1. 为什么万古霉素用于治疗耐药革兰阳性菌引起的严重感染？
2. 林可霉素类抗生素与青霉素 G 相比，其优缺点是什么？

笔记

# 第三十八章 化学合成抗菌药

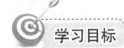

## 学习目标

1. 掌握喹诺酮类、硝基咪唑类的药理作用,用途及不良反应;熟悉常用的氟喹诺酮类抗菌药及磺胺类药物;了解硝基呋喃类、甲氧苄啶的作用特点及用途。

2. 初步具备观察抗菌药的疗效及监测不良反应的能力,能对患者、家属进行相关护理宣教。

## 第一节 喹 诺 酮 类

### 一、概　述

喹诺酮类(quinolones) 抗微生物药是近年来发展迅猛,含有4-喹酮母核的一类人工合成抗菌药物。根据药物合成先后和化学结构等不同将喹诺酮类抗微生物药分为四代:

第一代　萘啶酸、吡咯酸,抗菌谱窄,仅对部分革兰阴性杆菌有效,易产生耐药性,口服吸收差,毒副作用大,目前已淘汰。

第二代　吡哌酸,抗菌谱比第一代有所扩大,对大多数革兰阴性杆菌有效,口服易吸收,不良反应少,血中药物浓度低,尿中药物浓度高,主要用于敏感的革兰阴性杆菌所致的尿道和肠道感染。

第三代　诺氟沙星、培氟沙星、依诺沙星、氧氟沙星、左氧氟沙星、环丙沙星、洛美沙星、氟罗沙星、司帕沙星等,本代药物的分子中均有氟原子,统称为氟喹诺酮类。其特点为抗菌谱广、抗菌活性强、口服吸收好、体内分布广、半衰期较长。

第四代　莫西沙星、加替沙星、吉米沙星、克林沙星、格帕沙星、妥舒沙星等,称为新氟喹诺酮类。保持了原有氟喹诺酮类药的特点,更加强了抗革兰阳性菌、抗厌氧菌、抗耐药菌的活性,降低了不良反应的发生。

【药理作用】

1. 对革兰阴性杆菌如大肠埃希菌、痢疾志贺菌、铜绿假单胞菌、流感嗜血杆菌、肺炎克雷白杆菌、奇异变形杆菌、百日咳杆菌、伤寒沙门菌、霍乱弧菌及军团菌等,有强大的杀灭作用。

2. 对革兰阴性球菌如淋病奈瑟菌、脑膜炎奈瑟菌等也有效。

3. 对革兰阳性菌如金黄色葡萄球菌、链球菌、肺炎球菌、肠球菌等也有良好的抗菌作用。

4. 某些氟喹诺酮类药对厌氧菌、结核杆菌、支原体、衣原体也有作用。

【作用机制】

喹诺酮类药物的抗菌机制是抑制细菌DNA回旋酶,阻碍DNA的复制,产生快速杀菌作用。

喹诺酮类药物与其他抗菌药物之间无交叉耐药性,但本类药物之间存在交叉耐药性。

随着氟喹诺酮类药物的广泛应用,耐药菌株逐渐增加,应加以警惕。

**【用途】**

1. 呼吸系统感染 主要用于革兰阴性菌、支原体、衣原体、军团菌等感染所致的肺炎、支气管炎等。

2. 消化系统感染 用于革兰阴性杆菌如大肠埃希菌、痢疾志贺菌、伤寒沙门菌等引起的腹泻、胃肠炎、细菌性痢疾、伤寒或副伤寒等疾病的治疗。

3. 泌尿生殖系统感染 用于铜绿假单胞菌、肠球菌、淋病奈瑟菌等引起的单纯性或复杂性尿路感染、前列腺炎、尿道炎或宫颈炎。

4. 骨骼系统感染 药物可渗入骨组织,用于急、慢性骨髓炎和骨关节炎的治疗。

5. 五官科、皮肤软组织、外科伤口感染。

6. 化脓性脑膜炎、败血症,耐药结核杆菌和麻风杆菌的感染。

**【不良反应及注意事项】**

1. 消化道反应 味觉异常、食欲减退、胃部不适、疼痛、恶心、呕吐等。

2. 中枢神经系统反应 表现为头晕、头痛、失眠、烦躁、焦虑及精神症状。

3. 骨、关节损伤 影响软骨发育,引起关节肿胀、疼痛、骨损害等症状,故不宜于儿童、孕妇和哺乳期妇女。

4. 过敏反应 出现皮疹、红斑、瘙痒、血管神经性水肿等,个别病人出现光敏性皮炎。

5. 其他 大剂量或长期应用易致肝脏损害,引起转氨酶升高;肾脏损害,产生结晶尿、血尿、间质性肾炎等;少数病人有肌肉酸痛、肌无力现象。

## 二、常用氟喹诺酮类抗菌药

### 诺氟沙星(norfloxacin)

食物影响其吸收,空腹服药比饭后服药血药浓度高2~3倍,抗菌谱广,对革兰阳性菌和革兰阴性菌均有杀灭作用。临床主要用于敏感菌所致泌尿道、肠道、胆道、妇科外科及耳鼻喉等感染及淋病治疗。

### 环丙沙星(ciprofloxacin)

抗菌谱广,对革兰阳性菌和阴性菌均有强大杀灭作用,是诺氟沙星的2~4倍,对支原体、衣原体也有作用,但对厌氧菌无效。口服吸收不完全,一般选择静脉滴注。临床用于治疗:①细菌所致的泌尿生殖道、肠道、呼吸道、胆道、盆腔、皮肤软组织、骨关节以及眼耳鼻喉的感染;②多重耐药的伤寒杆菌所致伤寒;③支原体、衣原体、军团菌、结核菌的感染。

### 氧氟沙星(ofloxacin)

氧氟沙星为高效广谱抗菌药,口服吸收迅速而完全,生物利用度高,体内分布广泛,在胆汁中药物浓度是血药浓度的7倍。其突出特点是在脑脊液中浓度高,另一特点为尿药浓度居各种氟喹诺酮类药之首。抗菌活性强,对革兰阳性菌(包括耐甲氧西林金葡菌)、革兰阴性菌(包括铜绿假单胞菌)、结核分枝杆菌、衣原体、支原体有作用。临床上主要用于敏感菌引起的呼吸道、泌尿生殖道、胆道、耳鼻喉、皮肤软组织感染、妇科感染以及前列腺炎、伤寒、结核等。

### 左氧氟沙星(levofloxacin)

其抗菌谱、药动学特性与氧氟沙星相似,抗菌活性是氧氟沙星的2倍,水溶性是氧氟沙星的8倍,更易制成注射剂。与环丙沙星比,对葡萄球菌和链球菌的活性是后者的2~4倍,对厌氧菌的活性是后者的4倍,对肠杆菌的活性二者相当。对支原体、衣原体及军团菌也有较强的杀灭作用。因不良反应远远低于氧氟沙星,故广泛应用于敏感菌所致的泌尿道、呼吸道、胆道、皮肤软组织、耳鼻喉及眼的感染,也用作抗结核病的二线药物。

**莫西沙星**（moxifloxacin）

第四代喹诺酮类药,对大多数革兰阳性菌和阴性菌、厌氧菌、结核分枝杆菌、衣原体和支原体均有较强的抗菌活性。临床用于敏感细菌所致的急、慢性支气管炎和上呼吸道感染及泌尿生殖系统和皮肤软组织感染等。其不良反应发生率低,至今未见严重过敏反应,几乎没有光敏反应。

【护理要点提示】

1. 用药前 ①应清楚用药目的,首先要了解病人的症状、体征及血、尿常规等实验室检查结果,诊断为细菌感染者以及经病原检查确诊为细菌感染者才能应用抗菌药;②掌握病人基本情况,询问相关的用药史和药物过敏史;③尽早确定感染部位、致病菌的种类以及对抗菌药的敏感度;④根据抗菌药的抗菌活性、耐药性、药动学特性及药物敏感度试验结果选择用药;⑤儿童、青少年、孕妇及哺乳期妇女禁用喹诺酮类抗菌药。

2. 用药期间 ①告诉病人不要与钙、镁、锌等高价离子的食物与药物合用,以免影响药物的吸收;②嘱咐病人每天多饮水,定时定量用药,若出现消化道症状和神经系统反应,不用害怕停药后症状会消失;③若病人合并有消化性溃疡和肝肾功能不良者要谨慎用药物,并做好观察、检查和防治;④有些药物会引起光敏反应,注意避免阳光和紫外线直接或间接照射;⑤用药后不要从事带危险性操作的工作;⑥出现皮疹、瘙痒,白细胞减少等情况及时停药;⑦长期用药要注意关节肿胀、疼痛和肌腱炎等症状,一旦出现立即报告医生;⑧原有中枢神经系统疾病患者,例如癫痫及癫痫病史者均应避免应用,有指征时需仔细权衡利弊后应用;⑨对喹诺酮类抗菌药的药效做出正确评价。

# 第二节 磺胺类抗菌药

## 一、概 述

【药理作用】

磺胺类药（sulfonamides）为广谱抑菌药,对大多数革兰阳性菌和阴性菌有良好的抗菌活性,以溶血性链球菌、肺炎链球菌、脑膜炎奈瑟菌、淋病奈瑟菌、鼠疫耶氏菌、痢疾志贺菌最为敏感;对葡萄球菌、大肠埃希菌、变形杆菌属和沙门菌属有良好抑菌效果;对沙眼衣原体、弓形体、放线菌、疟原虫也有抑制作用;但对支原体、立克次体、螺旋体无效,甚至可促进立克次体生长。SML 和 SD-Ag 局部应用对铜绿假单胞菌有效。SMZ 对伤寒杆菌也有一定的抑制作用。

【作用机制】

磺胺类药物与细菌竞争并抑制二氢叶酸合成酶,阻碍二氢叶酸的合成,进而影响核酸和蛋白质的合成,从而抑制细菌的生长繁殖。细菌对磺胺类药易产生耐药性,且磺胺类药之间有交叉耐药性。

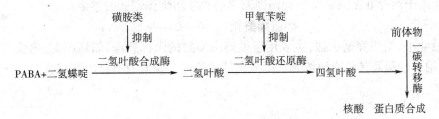

图 38-1 磺胺类药和甲氧苄啶抗菌作用机制示意图

**【不良反应及注意事项】**

1. 泌尿系统损害　磺胺类药的乙酰化代谢产物溶解度较低,易在肾小管析出结晶,引起腰痛、尿痛、血尿、结晶尿、尿少,甚至尿闭。

2. 过敏反应　以皮疹、药热多见,严重者可出现剥脱性皮炎、多形性红斑,甚至死亡。

3. 抑制骨髓造血功能　长期用药可引起粒细胞减少、血小板减少及再生障碍性贫血。葡萄糖-6-磷酸脱氢酶缺乏者发生溶血性贫血。

4. 神经系统反应　可有头晕、头痛、乏力、精神不振等。

5. 肝损害　可出现黄疸、肝功能减退,严重者可发生急性肝坏死。

6. 消化系统反应　可引起胃部不适、恶心、呕吐、食欲减退等症状。

## 二、常用磺胺类抗菌药

### (一)用于全身性感染的磺胺类药

见表38-1。

表 38-1　用于全身性感染的磺胺类药

| 药物 | 半衰期 | 药物特点 | 用途 |
|---|---|---|---|
| 磺胺异噁唑<br>(sulfafurazole,SIZ) | 6~7h | 口服易吸收,体内分布广泛,尿中浓度高且不易析出结晶,抗菌效力强于磺胺嘧啶 | 用于敏感菌引起的泌尿系感染,亦可用于其他部位引起的感染 |
| 磺胺嘧啶<br>(sulfadiazine,SD) | 10~13h | 口服吸收较慢但完全,体内分布广泛,能透过血脑屏障,脑脊液中浓度较高,尿中易析出结晶 | 用于防治流行性脑膜炎及敏感菌所致感染 |
| 磺胺甲噁唑<br>(sulfamethoxazole,SMZ) | 10~12h | 口服吸收完全,体内分布广泛,脑脊液浓度低于磺胺嘧啶,尿中易析出结晶而损害肾脏 | 用于敏感菌所致的呼吸系统、泌尿系统等感染 |

### (二)用于肠道感染的磺胺类药

**柳氮磺吡啶**(sulfasalazine,SASP)

临床用于治疗急性和慢性溃疡性结肠炎、节段性回肠炎、直肠炎或肠道手术预防感染。

### (三)外用的磺胺类药

**磺胺米隆**(sulfamylon,SML)

有较强的组织穿透力,迅速到达感染部位,且不受脓液、分泌物、坏死组织的影响,同时能促进创面上皮愈合及提高植皮成活率。适用于烧伤后创面感染及化脓创面的治疗。外用局部刺激性强,可有疼痛、烧灼感等。

**磺胺嘧啶银**(sulfadiazine silver,SD-Ag)

临床用于治疗Ⅱ度或Ⅲ度烧烫伤创面感染和预防烧伤创面的感染。

**磺胺醋酰钠**(sulfacetamide)

刺激性小,组织穿透力强,主要用于敏感菌所致的眼部感染,如结膜炎、角膜炎、眼睑炎等;也可用于沙眼及其他衣原体感染的局部辅助治疗。滴眼时有轻度刺痛感。

笔记

## 第三节　甲氧苄啶

### 甲氧苄啶（trimethoprim，TMP）

甲氧苄啶抗菌谱与磺胺类药基本相似，单用易产生耐药性。甲氧苄啶的抗菌机制是抑制二氢叶酸还原酶，阻止四氢叶酸的合成，干扰菌体核酸和蛋白质的代谢，抑制细菌的生长繁殖（图38-1）。与磺胺类药合用可对细菌的叶酸代谢形成双重阻断，抗菌作用增强数十倍，并可减少耐药菌株的形成。

用于敏感菌所致的呼吸道、泌尿道、肠道、伤寒等感染，以及流脑的预防。本药也能增强四环素、庆大霉素、红霉素等多种抗菌药的抗菌作用。

不良反应有恶心、呕吐、皮疹、血尿、过敏等反应；因本药抑制二氢叶酸还原酶，可干扰人体细胞的叶酸代谢，出现粒细胞减少，巨幼红细胞贫血，致畸等。用甲氧苄啶期间，会出现胃肠道反应，嘱咐病人多饮水；注意观察有无过敏现象，一旦发现立即停药；若长期用药需同时服用亚叶酸钙，定期检查血象。

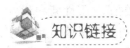 **知识链接**

#### 复方磺胺甲噁唑

复方磺胺甲噁唑（cotrimoxazole，SMZco），是 SMZ 和 TMP 按 5：1 比例制成的复方制剂，复方磺胺甲噁唑通过双重阻断机制，协同阻断细菌四氢叶酸合成，抗菌活性可增强数倍至数十倍，甚至呈现杀菌作用，且抗菌谱扩大，并减少细菌耐药性的产生。复方磺胺甲噁唑对大多数革兰氏阳性和阴性菌有效，对厌氧菌无效，对磺胺药耐药的细菌如大肠埃希菌、伤寒沙门菌和志贺菌属对复方磺胺甲噁唑仍敏感。目前仍广泛用于敏感菌引起的肠炎、支气管炎、中耳炎、泌尿道感染等。也用于卡氏肺孢子虫肺炎等。

## 第四节　硝基咪唑类和硝基呋喃类

### 一、硝基咪唑类

### 甲硝唑（metronidazole）

【药理作用和用途】

1. 抗厌氧菌作用　对革兰阴性厌氧杆菌、革兰阳性厌氧芽孢梭菌和厌氧球菌均有杀灭作用，尤其对脆弱杆菌更为敏感，至今未发现耐药菌株。临床用于厌氧菌感染的治疗和预防，如牙周炎、骨髓炎、口腔黏膜感染、中耳炎、盆腔炎、腹膜炎、阑尾炎、妇产科手术的病人等。目前，甲硝唑是临床治疗厌氧菌感染的首选药。

2. 抗滴虫作用　甲硝唑对阴道滴虫有强大的杀灭作用，是治疗阴道滴虫病的首选药。

3. 抗阿米巴原虫作用　对肠内和肠外阿米巴滋养体均有强大杀灭作用，是治疗肠内、肠外阿米巴病的首选药。

4. 抗贾第鞭毛虫作用　对贾第鞭毛虫杀灭作用强大，是目前治疗贾第鞭毛虫病最有效的药物。

5. 抗幽门螺旋杆菌　幽门螺旋杆菌对甲硝唑敏感，常与其他抗菌药物联合用于消化性溃疡病人，以清除幽门螺旋杆菌，治愈溃疡。

**【不良反应及注意事项】**

1. 消化道反应 可出现食欲缺乏、恶心、呕吐、腹痛、腹泻、口腔金属味。

2. 神经系统反应 表现为头痛、头晕、肢体麻木、感觉异常及共济失调等。

3. 过敏反应 少数人可发生皮疹、白细胞减少、荨麻疹等。

4. 用硝基咪唑类药物期间,告诉病人会出现恶心、厌食、头晕、头痛、感觉异常等,停药后自然消失;若出现眩晕、共济失调、惊厥的情况,立即停药;此类药抑制乙醇代谢,用药期间禁止饮酒和含乙醇的饮料。

### 替硝唑(tinidazole)

为甲硝唑的衍生物,有效血药浓度可维持 72 小时,抗菌活性强于甲硝唑,用于厌氧菌、滴虫引起的感染,也可用于鞭毛虫病和阿米巴病的治疗。病人对本药的耐受程度比甲硝唑好,不良反应少而轻,偶有恶心、呕吐、食欲下降、皮疹等。

## 二、硝基呋喃类

### 呋喃妥因(nitrofurantoin)

为人工合成的硝基呋喃类抗菌药,可有效地杀灭引起下尿路感染的革兰阳性菌和革兰阴性菌,包括大肠埃希菌、肠球菌、葡萄球菌和肺炎克雷伯菌等。主要用于敏感菌引起的急性下尿路感染、慢性菌尿症和反复发作的慢性尿路感染。不良反应常见恶心、呕吐、腹泻,亦可引起头痛、眼球震颤和伴有脱髓鞘的多种神经病变等,长期应用可引起急性肺炎,部分病人可出现高敏反应。新生儿和孕妇禁用。

（范业宏）

**思考题**

1. 王婆婆,50 岁。因尿频、尿急、排尿时尿道有烧灼痛 2 天来就诊,经血常规、尿常规等检查后,诊断为急性尿道炎。医生给予诺氟沙星,每次 0.2 克,一日 3 次口服治疗。诺氟沙星是哪类抗菌药? 如何对病人进行用药护理?

2. 磺胺类药物引起肾损害的原因及其防治?

# 第三十九章 抗结核病药及抗麻风病药

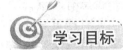

### 学习目标

1. 掌握异烟肼、利福平的作用特点、用途、不良反应;熟悉吡嗪酰胺、乙胺丁醇、链霉素的作用特点、用途;熟悉抗结核病药的应用原则。

2. 学会观察抗结核病药物的疗效和监测不良反应,能指导患者进行合理用药及提供用药咨询服务。

## 第一节　抗结核病药

### 一、常用抗结核病药

结核病是由结核分枝杆菌感染所致的慢性传染性疾病,可累及全身各组织器官,其中以肺结核最常见,其次为结核性脑膜炎、肠结核、肾结核、骨结核等。

抗结核病药(antituberculous drugs)是能抑制或杀灭结核分枝杆菌,治疗结核病的药物。根据药物的疗效、不良反应和病人的耐受情况把抗结核病药分为两大类:①一线抗结核病药:异烟肼、利福平、乙胺丁醇、吡嗪酰胺、链霉素等。②二线抗结核病药:对氨基水杨酸钠、乙硫异烟胺、丙硫异烟胺、阿米卡星、卡那霉素、卷曲霉素等。

#### (一)一线抗结核病药

##### 异烟肼(isoniazid)

【药动学特点】

口服吸收快而完全,分布广泛,其穿透力强,易透过血脑屏障和浆膜腔,也可透入巨噬细胞、纤维化或干酪样病灶中,经肝脏乙酰化代谢,分为快乙酰化代谢型和慢乙酰化代谢型。

【药理作用】

对结核杆菌有高度的选择性,能抑制结核杆菌分枝菌酸的合成,低浓度抑菌,高浓度杀菌,对静止期结核杆菌有抑制作用,对繁殖期结核杆菌有杀灭作用,对细胞内、外的结核杆菌均有作用。单用易产生耐药性,与其他抗结核病药之间无交叉耐药性,常选择联合用药,以延缓耐药性的产生。

【用途】

具有疗效高、毒性小、口服方便、价格低廉的优点,故为抗结核病的首选药,适用于全身各部位、各类型的结核病。临床上常与其他抗结核病药合用治疗结核病,单用适合于结核病的预防和维持治疗。

【不良反应及注意事项】

1. 神经系统毒性　对于慢乙酰化代谢型病人,常引起:①周围神经炎,表现为手脚麻木,肌肉震颤,步态不稳等;②中枢神经系统兴奋症状,表现为头痛、眩晕、失眠、惊厥、精

207

神错乱。此两者均与长期用药引起维生素 $B_6$ 缺乏有关。偶可见中毒性脑病或中毒性精神病。

2. 肝脏毒性　对于快乙酰化代谢型病人,常引起转氨酶升高、黄疸,严重者可发生多发性肝小叶坏死,甚至死亡。

3. 其他　皮疹、药热、粒细胞减少、血小板减少、口干、上消化道不适等。

【护理要点提示】

1. 用药前　①应清楚用药目的;②了解病人患有哪种结核病,感染结核的时间,是初治还是复治,身体状况能否耐受药物,有无药物过敏史;③应清楚病人是否患有严重肾功能不全、严重肝功能不全、血液及造血系统疾病及神经系统疾病;确认病人有严重肝功能异常、癫痫、精神病、糖尿病、胆道阻塞、消化道溃疡、过敏、妊娠、哺乳等禁用或慎用抗结核药;④结核病是一种慢性消耗性疾病,抗结核药本身毒性较大,治疗时间较长,且要联合用药,规律用药,不能随意更改化疗方案;⑤指导病人合理用药,应严格遵守抗结核药的应用原则;⑥嘱咐病人不可擅自减量、停药及更换药物;⑦嘱咐病人用药期间注重加强营养等。

2. 用药期间　①遵医嘱用药;②应严密监测病人的肝功能及神经系统毒性,并及时采措施;③服用维生素 $B_6$ 以防治异烟肼的神经毒性;④单用易产生耐药性需要视病情联合用药;⑤主动向病人解释定期检查肝功的必要性;提醒病人,异烟肼属于药酶抑制剂,可干扰乙醇代谢,用药期间不宜饮酒;⑥对药效作出正确评价。

## 利福平（rifampicin）

【药动学特点】

口服吸收快而完全,易受食物影响,分布于全身各组织,穿透力强,可进入细胞、结核空洞、痰液及胎儿体内,此药为肝药酶诱导剂,能加快自身及其他药物的代谢,主要从胆汁排泄,形成肝肠循环。

【药理作用】

利福平抗菌谱较广,对结核分枝杆菌、麻风分枝杆菌、革兰阳性球菌特别是耐药的金葡菌、革兰阴性菌如大肠埃希菌、奇异变形杆菌、流感嗜血杆菌及沙眼衣原体等有较强的杀灭作用。对繁殖期和静止期的结核菌均有效,且对繁殖期结核菌的作用更强,对巨噬细胞、纤维空洞、干酪样病灶中的结核杆菌也有杀灭作用。单用易产生耐药性,与异烟肼、乙胺丁醇合用能延缓耐药性的产生,并起协同作用。

【用途】

利福平是治疗结核病的有效药物之一,常与其他抗结核病药合用,治疗各种类型的结核病,包括初治和复治。也可用于耐药金葡菌及其他敏感菌引起的感染。还可用于麻风病和沙眼、结膜炎、角膜炎。

【不良反应及注意事项】

1. 消化道反应　常见恶心、呕吐、腹痛、腹泻,一般不严重。

2. 肝脏损害　为主要不良反应,表现为黄疸、转氨酶升高、肝肿大等。与异烟肼合用可加重肝损害,应注意监测肝功能。

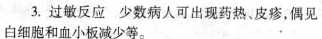
⚠ 护理警示
　与异烟肼合用可加重肝损害,应注意监测肝功能!

3. 过敏反应　少数病人可出现药热、皮疹,偶见白细胞和血小板减少等。

4. 神经系统反应　可见头痛、眩晕、嗜睡、乏力、视物模糊和运动失调等症状。

5. 用利福平期间,指导病人空腹用药,宜晨起顿服,以避免食物影响吸收;提前告知病人,利福平的排泄物可将汗液、唾液、泪液、尿液、粪便等染成橘红色,对健康无影响,避免出现恐慌情绪。

### 利福定（rifandin）

为利福平的衍生物，抗菌作用和用途与利福平相似，对结核分枝杆菌的作用比利福平强3倍，临床主要用于结核病、麻风病等的治疗。

### 乙胺丁醇（ethambutol，EMB）

抗结核杆菌作用较异烟肼、利福平弱，对繁殖期结核分枝杆菌有较强的抑制作用，耐药性形成缓慢，与其他抗结核病药无交叉耐药性。主要与异烟肼、利福平联用治疗各种类型结核病，可增强疗效，延缓耐药性产生。大剂量长期应用可致球后视神经炎，表现为视力下降、视野缩小、辨色力减弱、红绿色盲等；也可出现胃肠道反应如恶心、呕吐，过敏反应和肝脏损害。用药期间，告知病人要密切观察视力的变化和红绿色分辨力，若出现异常应立即报告医生，立即停药并给予大剂量的维生素 $B_6$，一般服药2~4周作一次眼科检查。

### 吡嗪酰胺（pyrazinamide，PZA）

对结核分枝杆菌有抑制和杀灭作用，在酸性环境中抗菌作用增强，单用易产生耐药性，与其他抗结核病药之间无交叉耐药性。临床与异烟肼、利福平合用治疗各型结核病，产生协同作用，缩短疗程。长期、大剂量使用可产生肝损害、关节痛、高尿酸血症。应用吡嗪酰胺期间，嘱咐病人定期检查肝功，警惕肝脏毒性；注意关节疼痛，并监测血尿酸，防止诱发痛风。

### 链霉素（streptomycin，SM）

抗结核杆菌作用较异烟肼和利福平弱，穿透力也弱，不易渗入纤维化、干酪化及厚壁空洞病灶，单用易产生耐药性且毒性较大，但与其他药物合用可减少用量，从而使毒性反应发生率降低，并延缓耐药性产生。临床上主要与其他抗结核病药合用治疗结核菌感染，如浸润性肺结核、粟粒型肺结核和重要器官的结核菌感染等。用链霉素期间，让病人关注自己是否出现听力障碍、眩晕、平衡失调；嘱咐病人用药前和用药后每1~2个月进行一次听力检查；定期做尿常规，及时发现肾功能改变。

### （二）二线抗结核病药

#### 对氨基水杨酸钠（sodium aminosalicylate，PAS）

抗菌谱窄，仅对结核分枝杆菌有较弱的抑制作用，耐药性形成缓慢，常与其他抗结核病药合用，以增强疗效，延缓耐药性产生。主要不良反应为胃肠道刺激症状及肾损害；偶见过敏反应，如皮疹、药热、关节痛等。用药期间，应嘱咐病人多饮水，以防出现结晶尿或血尿；静滴时应现用现配制，并在避光条件下使用，注意避热。

#### 丙硫异烟胺（protionamide）

为异烟肼的衍生物，仅对结核分枝杆菌有较弱的作用，但组织穿透能力强，能分布于全身各组织和体液中，易到达结核病灶内，对其他抗结核病药的耐药菌株仍有效，临床作为治疗结核病的辅助用药。不良反应以胃肠道反应多见。

### （三）其他抗结核病药

#### 氟喹诺酮类药（quinolones）

如氧氟沙星、环丙沙星、莫西沙星等，具有良好的抗结核杆菌作用，杀菌作用强，不易产生耐药性，与其他抗结核病药之间无交叉耐药性，口服生物利用度高，组织分布广，尤其在巨噬细胞内、呼吸道内浓度高，主要与其他抗结核病药联合，用于治疗多种耐药的结核杆菌感染。

## 二、抗结核病药的应用原则

1. 早期用药　结核病的早期多为渗出性反应，病灶局部血液循环良好，药物容易渗入,此时机体的抗病能力和修复能力也较强,且细菌正处于繁殖期,对药物较敏感,故疗效显著。

2. 联合用药　单用一种药物时,结核杆菌极易产生耐药性,联合用药的目的是延缓耐药性的产生,提高疗效。临床常将两种或两种以上的抗结核病药联合应用,一般多在异烟肼的基础上加用利福平,严重结核病则采用三药或四药联合应用。

3. 规律用药　病人随意停用抗结核病药或变换抗结核病药的剂量是结核病治疗失败的主要原因。目前广泛采用的是6~9个月的短程疗法,前2个月每日给异烟肼(H)、利福平(R)与吡嗪酰胺(Z),后4~7个月每日给异烟肼和利福平,即2HRZ/4HR方案。

4. 全程督导　病人的病情、用药、复查等都应在医务人员的监督之下,确保得到规范治疗是当今控制结核病的首要策略。

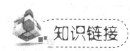 **知识链接**

### 世界防治结核病日

1882年3月24日,德国科学家罗伯特·科赫宣布人类发现了结核杆菌是导致结核病的病原菌。为了纪念这一伟大发现,世界卫生组织与国际预防结核病和肺部疾病联盟将每年的3月24日确定为"世界防治结核病日"。

目前由于人口流动频繁和非规范的抗结核治疗,导致近年来结核病再次形成发病高峰,使结核病成为致死率最高的传染性疾病。全世界每年约有1000万人感染发病,死亡约200万人。

# 第二节　抗麻风药

抗麻风药包括砜类、利福平和氯法齐明等。

### 砜类(dapsone,DDS)

是麻风病的最重要治疗药物,最常用的是氨苯砜。口服吸收迅速而完全,分布广,皮肤病变部位的浓度远高于正常部位。病人服用3~6个月后,症状即可改善。麻风杆菌对其可产生耐药性,需采用联合疗法。常见不良反应为贫血,偶有胃肠刺激症状、头痛、失眠、中毒性精神病和变态反应等。治疗早期或增量过快可引起麻风反应(麻风症状加剧),一般认为是麻风杆菌裂解产生的磷脂类颗粒引起的变态反应,是预后良好的现象。

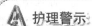 **护理警示:**
G-6-PD缺乏的病人可出现急性溶血性贫血!

### 利福平

对麻风杆菌及对砜类耐药的菌株均有快速的杀灭作用,单独使用易产生耐药性,是麻风病联合治疗中的必要组成药物。

### 氯法齐明(clofazimine)

干扰核酸代谢,抑制菌体蛋白质合成,作用缓慢,用药50天后才显效,对于瘤型麻风和其他类型麻风均有一定疗效,对砜类耐药的菌株也有效,为联合治疗药物之一。

(范业宏)

**思考题**

1. 比较异烟肼、利福平、吡嗪酰胺、乙胺丁醇、链霉素的抗结核病作用特点及用药护理。

2. 郝女士，30岁，因午后低热、食欲减退，全身疲乏无力、夜间盗汗3个月，咳嗽、咯血1周入院。经临床多项检查，诊断为肺结核。用什么药物来治疗肺结核？用药期间应如何进行用药护理？

# 第四十章 | 抗病毒药和抗真菌药

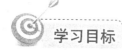
## 第一节 抗 病 毒 药

病毒感染性疾病的发病率高、传播快。病毒需寄生于宿主细胞内,并借助宿主细胞的代谢系统而进行繁殖。抗病毒药(antiviral agents)可通过干扰病毒吸附、阻止病毒穿入和脱壳、阻碍病毒在细胞内复制、抑制病毒释放或增强宿主抗病毒能力等方式呈现作用。

### 一、抗艾滋病病毒药

艾滋病病毒(human immunodeficiency virus,HIV)属反转录 RNA 病毒,分为 HIV-1 和 HIV-2 两种,HIV 复制子代病毒过程依赖反转录酶将 RNA 反转录为 DNA;在 HIV 复制的后期蛋白酶可将病毒 gag 及 pol 基因编码的多蛋白水解成为功能蛋白及结构蛋白,促成子粒病毒的成熟;最终导致 $CD_4$ 淋巴细胞减少,引起获得性免疫缺陷综合征(AIDS,艾滋病)。目前抗艾滋病病毒药主要有核苷反转录酶抑制剂、非核苷反转录酶抑制剂和蛋白酶抑制剂三类。

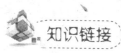 知识链接

**鸡尾酒疗法**

1996 年由华裔美籍科学家何大一提出了反转录酶抑制药和蛋白酶抑制剂联合用药的高效抗反转录病毒治疗法(HAART,鸡尾酒疗法),是人类治疗艾滋病研究进程中的一个里程碑,显现了强大的抗病毒作用,使艾滋病患者血液中的病毒载量迅速下降,$CD_4$ 细胞迅速增加。"鸡尾酒疗法"已成为艾滋病常规治疗方法予以广泛应用。

**齐多夫定**(zidovudine)

【药动学特点】

口服生物利用度为 52%~75%,血浆蛋白结合率为 34%~38%,主要在肝脏代谢,$t_{1/2}$ 为 1 小时。

【药理作用】

齐多夫定代谢物通过竞争性地抑制天然核苷与反转录酶的结合而抑制反转录酶,导致未成熟的 DNA 链合成终结,阻碍前病毒的合成。单独用药易产生耐药性。核苷类反转录酶

笔记

抑制剂和蛋白酶抑制剂联合应用产生协同作用,大大降低了病毒在体内的复制水平。

**【用途】**

本药为治疗艾滋病的首选药,可减轻或缓解艾滋病和艾滋病相关综合征,临床常与其他抗艾滋病药物合用治疗艾滋病。可降低死亡率及机会性感染率,但都不能治愈艾滋病。

**【不良反应及注意事项】**

主要为骨髓抑制,发生率与剂量和疗程有关。也可出现喉痛、无力、发热、恶心、头痛、皮疹、失眠、肝功能异常、粒细胞减少、贫血及味觉改变等。用药期间注意定期检查凝血功能、血常规和肝功能。

### 奈韦拉平（nevirapine）

奈韦拉平可非竞争性抑制 HIV-I 反转录酶。与核苷类反转录酶抑制药合用有协同作用。常与核苷类反转录酶抑制剂或蛋白酶抑制剂联合使用。与其他抗反转录病毒药物合用治疗HIV 感染。可单独用于预防母婴传播。最常见的不良反应是出现皮疹和肝脏毒性。由于是肝细胞色素 P450 代谢酶的诱导剂,应特别注意药物相互作用。

### 茚地那韦（indinavir）

茚地那韦能够使蛋白酶不能与底物结合而水解相应的肽键,从而抑制新病毒组装时所需的功能性酶和结构蛋白的合成,阻碍病毒的成熟。由此产生的不成熟的病毒颗粒不具有感染性,无法启动新一轮感染。用于治疗成人及儿童 HIV-1 感染。与齐多夫定等合用能减缓艾滋病的发展进程及致死亡的危险性。本药可引起胆红素升高、溶血性贫血和肝炎、肾结石、排尿困难等。服用 3 个月或以上蛋白酶抑制剂后,部分患者可出现"库欣综合征"症状。

## 二、其他抗病毒药

### 阿昔洛韦（aciclovir,ACV）

**【药动学特点】**

口服生物利用度为 15%~30%,在肾脏药物浓度比血药浓度高 10 倍,$t_{1/2}$ 为 2~3.5 小时。

**【药理作用】**

阿昔洛韦具有广谱抗疱疹病毒作用,是特异性抗疱疹类病毒的 DNA 聚合酶抑制剂,对单纯疱疹病毒、水痘、带状疱疹病毒和 EB 病毒有效,对巨细胞病毒作用较弱。

**【用途】**

为治疗单纯疱疹病毒感染的首选药。局部用于治疗疱疹性角膜炎、单纯疱疹和带状疱疹;口服或静脉注射可治疗单纯疱疹脑炎、生殖器疱疹、免疫缺陷患者单纯疱疹感染等。

**【不良反应及注意事项】**

不良反应较少,可见皮疹、恶心、食欲缺乏等。静脉给药可见静脉炎。静脉给药时,须选择较粗的血管,定期更换给药部位,以免引起静脉炎。由于药物在尿中溶解度较低,易在肾小管内析出结晶,因此可引起暂时性的肾功能不全,可通过减慢注射速度、控制剂量及增加饮水等方法以减轻肾损害。不宜与氨基糖苷类等有肾毒性的药物配伍。肾功能不全、小儿及哺乳期妇女慎用,禁用于妊娠期妇女。

### 利巴韦林（ribavirin）

利巴韦林为广谱抗病毒药,可抑制多种 RNA 和 DNA 病毒,包括呼吸道合胞病毒、疱疹病毒、痘病毒、流感病毒、副流感病毒、鼻病毒、肠病毒等。本药主要用于防治流感、腺病毒肺炎、疱疹病毒引起的角膜炎、结膜炎、疱疹性口腔炎、带状疱疹等;对甲、乙型肝炎及麻疹也有效。全身不良反应包括疲倦、头痛、虚弱、乏力、胸痛、发热、寒战、流感等症状。口服治疗后最初 1~2 周内出现血红蛋白下降、红细胞下降、白细胞下降,治疗前后及治疗中应频繁监测血红蛋白。有地中海贫血、镰刀细胞性贫血患者不推荐使用本品。有较强的致畸作用,禁用于妊娠期妇女。

### 拉米夫定（lamivudine）

拉米夫定是脱氧胞苷类似物,可迅速抑制肝炎病毒复制,使血氨基转移酶降低,长期应用可减轻或阻止进化为肝硬化和肝癌。常与干扰素联用。用于治疗有病毒活动的慢性乙型肝炎患者、乙型肝炎后肝硬化失代偿期、防治肝移植术后乙型肝炎的复发。与齐多夫定合用治疗艾滋病。少数患者可出现恶心、腹泻和头痛。

### 干扰素（interferon,IFN）

干扰素是机体细胞在病毒感染或其他诱导剂刺激下产生的一类生物活性糖蛋白,临床常用的是重组干扰素。干扰素具有广谱抗病毒作用,通过使未受感染的细胞产生抗病毒蛋白而干扰病毒的复制和增殖,对 RNA 和 DNA 病毒均有效。此外,还有免疫调节和抗恶性肿瘤作用。主要用于治疗急性病毒感染性疾病,如流感及其他呼吸道病毒感染、病毒性心肌炎、流行性腮腺炎、乙型脑炎以及慢性病毒性感染如慢性活动性肝炎、巨细胞病毒感染等。主要不良反应有倦怠、头痛、肌痛、全身不适,少见白细胞和血小板减少,停药后可恢复。大剂量可出现共济失调、精神失常等。禁用于对本药过敏者、肾功能不全、妊娠期妇女等。

## 第二节　抗真菌药

抗真菌药（antifungal agents）是一类能抑制或杀灭真菌生长繁殖的药物,主要用于真菌感染性疾病。真菌感染分为浅部真菌感染和深部真菌感染两类。浅部真菌感染较多见,由各种癣菌引起,主要侵犯皮肤、毛发、指（趾）甲,引起各种癣症,治疗药物常用唑类药物。深部真菌感染常由白色念珠菌和新型隐球菌等引起,主要侵犯内脏器官和深部组织,发病率低,但危害性大,治疗药物主要有两性霉素 B 及唑类抗真菌药等。

### 一、抗生素类抗真菌药

#### 两性霉素 B（amphotericin B）

**【药动学特点】**

两性霉素 B 口服和肌内注射均难吸收,一般采用缓慢静脉滴注。静脉滴注后药物缓慢释放,血浆蛋白结合率为 10%。不易透过血 - 脑屏障,脑膜炎时需鞘内注射。$t_{1/2}$ 为 24 小时,缓慢从尿排泄,大部分在 72~96 小时排出,但 1 年后仍可于尿中检出,停药 1 年内仍可能引起肾损害。

**【药理作用】**

两性霉素 B 与细胞膜上的麦角固醇相结合,改变真菌细胞膜的通透性,使 $K^+$、$Na^+$ 等重要成分漏出而导致真菌生长受到抑制或死亡。两性霉素 B 对多种深部真菌如新型隐球菌、荚膜组织胞浆菌、粗球孢子菌及白色念珠菌等均有强大抗菌作用。

**【用途】**

两性霉素 B 为治疗深部真菌感染的首选药,用于治疗全身性念珠菌病、隐球菌病（特别是隐球菌性脑膜炎）等真菌感染。预防艾滋病患者隐球菌病复发;局部应用治疗眼科、皮肤科及妇科真菌病。对浅部真菌无效。

**【不良反应及注意事项】**

毒性较大。静脉滴注时可出现寒战、高热、头痛、恶心和呕吐,有时可出现血压下降、眩晕等,静脉滴注过快可出现心室颤动和心搏骤停。此外,尚有肾损害、低钾血症和贫血,偶见过敏反应。静脉滴注前加用解热镇痛抗炎药和抗组胺药,滴注液中加一定量的氢化可的松或地塞米松,并加强监护,以减轻用药初期寒战、高热等不良反应的发生。用药期间应定期作血钾、血常规、尿常规、肾功能和心电图检查。本药禁用 0.9% 氯化钠注射液稀释,需用 5% 葡萄糖注射液稀释。

### 制霉菌素(nystatin)

制霉菌素抗真菌作用与两性霉素 B 相似,但毒性更大,不能注射给药。口服难吸收,可用于防治消化道念珠菌病,局部用药可治疗口腔、皮肤及阴道念珠菌感染。大剂量口服可有恶心、呕吐、腹泻等胃肠道反应,阴道用药可致白带增多。

## 二、人工合成类抗真菌药

### 氟康唑(fluconazole)

【药动学特点】

氟康唑口服易吸收,体内分布较广,可透过血 - 脑屏障,主要以原形经肾排泄。

【药理作用】

本药具有广谱抗真菌作用,对浅部、深部真菌均有抗菌作用,尤其对白色念珠菌、新型隐球菌具有较高的抗菌活性。

【用途】

用于治疗肺、口咽、胃肠道、泌尿道、败血症等的念珠菌以及隐球菌感染;外用治疗浅部真菌感染。艾滋病患者的隐球菌性脑膜炎首选氟康唑。

【不良反应及注意事项】

恶心、头痛、皮疹、腹泻、呕吐等,少数患者有一过性血清转氨酶升高等肝功能损害。可能导致畸胎,故不能用于孕妇。氟康唑与甲苯磺丁脲、格列吡嗪合用时,能使降糖药血药浓度升高,可发生低血糖反应。

### 伊曲康唑(itraconazole)

伊曲康唑抗菌谱及作用与氟康唑相似,主要用于隐球菌病、全身性念珠菌病、急性或复发性阴道念珠菌病及免疫功能低下者预防真菌感染。不良反应较轻,可出现消化道反应,少见头痛、头晕、红斑、瘙痒、血管神经性水肿等,偶有一过性氨基转移酶升高。

### 特比萘芬(terbinafine)

特比萘芬为新合成的第二代广谱抗真菌药,口服吸收快而完全,主要分布于皮肤角质层。其作用特点是高效、速效、低毒、低复发率。可外用或口服用于体癣、股癣、手足癣、甲癣等,也可用于念珠菌病。不良反应主要有胃肠道反应,也可出现皮疹、荨麻疹等过敏反应,偶见肝功能损害和中性粒细胞减少,严重肝功能减退者慎用。

(范军军)

# 第四十一章 消毒防腐药

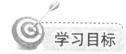

## 学习目标

1. 掌握乙醇、甲醛、聚维酮碘的药理作用特点和用途；了解其他消毒防腐药的作用特点和用途。
2. 初步具有根据护理需要选择消毒防腐药的能力。

## 第一节 概 述

消毒药（disinfectants）指能迅速杀灭病原微生物的药物，防腐药（antiseptics）指能抑制微生物生长繁殖的药物。两者之间没有严格的界限，低浓度的消毒药仅有抑菌作用，而高浓度的防腐药可有杀菌作用。因此，总称为消毒防腐药。一般不作为全身用药，主要用于体表、器械、器具、排泄物以及周围环境等消毒的外用药。

消毒防腐药杀菌或抑菌的作用方式主要有：①使病原微生物的蛋白质凝固、变性；②干扰病原微生物的重要酶系统，影响其代谢功能，呈现杀灭作用；③增加微生物细胞膜的通透性，使细胞内物质外渗或药液浸入细胞内，呈现抑菌或杀菌作用；④氧化、水解或脱水作用。

消毒防腐药作用强弱主要受以下因素影响：

（1）药物本身因素：①药物本身的理化因素；②药物浓度，一般来说，随浓度的增加，效果提高，但有些药物需选择合适的浓度；③作用时间，作用时间越长，杀菌抑菌效果越好，但其副作用将加大；④药物配制所用的溶媒，溶媒不同可以影响药物的抗菌效能。

（2）环境因素：①药物作用部位的有机物，如病变部位有大量脓血等蛋白质有机物，其杀菌效能将减弱；②药物溶液 pH，影响药物对微生物细胞膜的吸附性和穿透性；③温度和湿度。因此，在应用消毒防腐药时需从多方面考虑。

## 第二节 常用消毒防腐药

### 一、醇 类

醇类能渗入细菌体内使菌体蛋白质变性而呈现杀菌作用，但对芽胞、病毒、真菌无效。

#### 乙醇（alcohol）

乙醇为无色澄明液体，具醇香，味烈。易挥发和燃烧，燃烧呈淡蓝色火焰。可与水、甘油及多种有机溶剂任意混溶。

【药理作用】

乙醇凝固菌体蛋白和溶解其细胞膜而具有抑菌或杀菌作用。乙醇可杀灭葡萄球菌、链球菌、铜绿假单胞菌和各种肠道杆菌等细菌繁殖体，亦可杀灭结核杆菌，但乙醇不能杀灭细菌芽孢。乙醇的杀菌作用随浓度升高而增强,但浓度过高时可引起蛋白质凝固而影响穿透,故消毒时浓度不宜超过 90%,以 70%~75% 的浓度杀菌作用最强。有机物的存在可减弱其杀菌作用。

**【用途】**

用于皮肤消毒、医疗器械与小型物品浸泡或涂抹消毒(不得用于灭菌处理)。皮肤消毒时用 75% 乙醇;浸泡医疗器械与小型物品用 70% 乙醇;20%~30% 的乙醇用于皮肤的涂搽,使高热患者降温;长期卧床的患者可用 40%~60% 的乙醇涂搽皮肤,促进局部血液循环,防止压疮发生。

**【不良反应及注意事项】**

1. 因有刺激性,不宜用于伤口,包括皮肤与黏膜破损处,少数人较长时间接触可引起过敏反应。

2. 乙醇浓度过高时可引起蛋白质凝固而影响穿透,影响杀菌作用,故消毒时浓度不宜超过 90%,不宜用于消毒被大量血、脓、粪便污染的表面。

3. 因本品引起周围血管扩张,导致热量散失,勿将其作大面积涂搽。

4. 使用中注意防火,勿接近火源而引起燃烧。

5. 乙醇易挥发和吸收空气中水分,应密闭保存。

## 二、醛 类

醛类能与菌体蛋白质中氨基结合,使其变性,从而能杀灭细菌、真菌、芽胞及病毒。

### 甲醛(formaldehyde)

福尔马林(formalin)是甲醛 40% 的水溶液,外观无色透明,具有腐蚀性,有刺激性气味。福尔马林不可接触强氧化剂、强碱、酚类、尿素等物质,易引起化学反应造成危险。

**【药理作用】**

阻止细胞核蛋白的合成,抑制细胞分裂及抑制细胞核和细胞质的合成,导致微生物死亡。

**【用途】**

甲醛蒸汽用于畜禽棚舍、仓库、卵化室、皮毛、衣物、器具等的消毒;2% 甲醛溶液用于器械消毒;10% 甲醛溶液用于保存和固定病理标本、尸体防腐、保存疫苗和血清;牙科用甲醛配成干髓剂,充填髓洞,使牙髓失活。

**【不良反应及注意事项】**

1. 甲醛蒸汽对呼吸道、眼有刺激作用,可引起流泪、咳嗽、鼻炎、支气管炎等,使用时避免蒸汽吸入。与皮肤接触过久可致皮肤角质化,甚至发生接触性皮炎。

2. 熏蒸时穿透力弱,衣服最好悬挂消毒。

3. 大量吸收本品可出现中枢神经系统症状,意识丧失或惊厥、中枢抑制,甚至死亡。

### 戊二醛(glutaral)

戊二醛 2% 的溶液用于各种内镜、不耐热手术器械、导管注射器、口腔科器械、透析器械消毒。在内镜连续使用时需间隔消毒 10 分钟,每天使用前后各消毒 30 分钟,消毒后用冷开水冲洗。消毒后的物品使用前用无菌生理盐水冲洗。

## 三、酚 类

酚类能使菌体蛋白质变性而呈现抑菌或杀菌作用。对结核分枝杆菌效果差,对芽胞、病毒无效。

### 苯酚(phenol)

苯酚为无色或白色淡红色针状结晶,微溶于水,有毒且具腐蚀性。溶于乙醇、乙醚、三氯

217

甲烷、甘油、二硫化碳等。

**【药理作用】**

苯酚为一种原浆毒,能使细菌细胞的原生质蛋白发生凝固或变性而杀菌。对 G⁺ 细菌和 G⁻ 细菌均具有杀菌作用,浓度约为 0.2% 即有抑菌作用,大于 1% 能杀死一般细菌,1.3% 溶液可杀死真菌,5% 溶液 24 小时杀灭结核杆菌。对芽胞、病毒无效。

**【用途】**

苯酚软膏(2%)用于皮肤防腐止痒、神经性皮炎、慢性湿疹等;1%~5% 的苯酚甘油滴耳液消炎止痛,用于治疗外耳炎与中耳炎;苯酚溶液加碳酸氢钠后可用于金属器械浸泡消毒。

**【不良反应及注意事项】**

本品对皮肤黏膜有刺激性,局部应用浓度过高可导致组织损伤甚至坏死。

## 四、酸　类

酸类可解离出氢离子与菌体蛋白质中的氨基结合,使其变性、沉淀或改变细菌的生长环境而产生抗菌作用。

### 苯甲酸(benzoic acid)

苯甲酸为无色、无味片状晶体。微溶于水,易溶于乙醇、乙醚等有机溶剂。在酸性环境中,0.1% 浓度即有抑菌作用。通常 pH 较低,效果较好。用于浅部真菌感染,如体癣、手癣及足癣等;也用作食物和药品制剂的防腐剂。蒸汽有很强的刺激性,吸入后易引起咳嗽。口服本品可发生过敏反应;外涂可发生接触性皮炎。

### 硼酸(boric acid)

硼酸对细菌及真菌有较弱的抑制作用,刺激性小。2%~4% 溶液用于皮肤、黏膜伤口和角膜冲洗;5%~10% 软膏用于皮肤及黏膜患处。硼酸的钠盐称硼砂,呈碱性,作用与硼酸相似,常制成复方硼砂溶液作口腔感染、咽炎、扁桃体炎的含漱剂。

### 醋酸(acetic acid)

醋酸刺激性小,其 0.1%~0.5% 溶液用于冲洗阴道,配合其他药物用于治疗阴道滴虫病;1%~3% 溶液用于洗涤铜绿假单胞菌感染伤口;5% 溶液 2ml/m³ 熏蒸用于房屋消毒,可预防流感和普通感冒。

## 五、卤素类

卤素类通过氧化细菌细胞质的活性基团并与蛋白质的氨基结合,使蛋白质变性而发挥强大杀菌作用。

### 聚维酮碘(povidone iodine)

聚维酮碘为非离子表面活性剂聚乙烯吡咯酮与碘的复合物。本品因能逐步释放碘而发挥抗菌作用,作用机制是使菌体蛋白质变性、死亡。对病毒、细菌、真菌均有良好的杀灭作用,其特点是对组织刺激性小。临床可用于皮肤和黏膜消毒,如 1%~3% 聚维酮碘溶液洗刷 2 分钟,可作为手术前手的消毒或传染病房、传染病专科门诊医务人员手的消毒;0.05%~0.1% 聚维酮碘溶液可用于伤口的消毒;0.03%~0.05% 聚维酮碘溶液可用于泌尿生殖系统和黏膜冲洗等。少数患者易引起过敏反应,所以对碘过敏者禁用。烧伤面积大于 20% 者,不宜局部使用。孕妇及 4 周岁以下儿童不宜使用。

### 碘酊(iodine tincture)

2% 的碘酊溶液用于一般皮肤消毒;3.5%~5% 碘酊溶液用于手术野皮肤消毒,稍干后用 75% 乙醇脱碘;2% 碘甘油用于牙龈感染和咽炎时涂搽咽部;500ml 水中加入 2% 碘酊溶液 2~3 滴,可作饮水消毒。对黏膜及皮肤有刺激性,破损处不宜使用。

### 含氯石灰（chlorinatedlime）

含氯石灰是次氯酸钙、氯化钙和氢氧化钙的混合物,有氯臭。可用于饮水消毒;0.5%溶液用于非金属用具及无色衣物消毒;粪便及排泄物消毒时用干粉1:5,留置2小时即可。本药受潮易分解失效,宜盛放于密闭陶器内,于阴暗干燥处保存,临用时新鲜配制。忌与酸、铵盐、硫黄和其他有机化合物配伍。

## 六、氧 化 剂

氧化剂类药物遇有机物释放新生态氧,使菌体内活性基团氧化而杀菌。

### 过氧化氢（hydrogen peroxide solution）

**【药理作用】**

本品在过氧化氢酶的作用下迅速分解,释放出新生氧而发生抗菌作用。可抑制或杀灭各种微生物,对厌氧菌效果更佳。

**【用途】**

3%过氧化氢溶液用于清洗创伤和黏附于伤口的敷料和痂皮;1%过氧化氢溶液用于扁桃体炎、口腔炎漱口。

**【不良反应及注意事项】**

1. 高浓度对皮肤、黏膜产生刺激性灼伤。

2. 反复含漱可出现可逆性舌乳头肥厚,可致牙釉质脱钙。

3. 用于身体内部的医疗器材,消毒或灭菌后,应将残留的过氧化氢洗净;对金属器材有腐蚀作用,勿长期浸泡。

4. 本药性质不稳定,遇光、受热、震荡和贮存过久均可分解失效,故应密闭避光、置阴凉处存放。

### 过氧乙酸（peracetic acid）

过氧乙酸为无色透明液体,具强烈的酸性气味和刺激性。对物品腐蚀性强。过氧乙酸为强氧化剂,遇有机物放出新生氧而产生氧化抗菌作用。对细菌、芽孢、真菌和病毒均有高效杀灭作用。0.1%~0.2%过氧乙酸溶液用于手消毒;0.3%~0.5%过氧乙酸溶液用于医疗器械消毒;0.04%过氧乙酸溶液用于熏蒸空气、橡胶制品、地面及家具等消毒。浓度较高的过氧乙酸溶液对皮肤和黏膜有强烈腐蚀性,甚至引起烧伤。对金属有腐蚀性,勿用于金属器械的消毒。有漂白剂腐蚀作用,禁用于有色织物和有色纸张的消毒。

### 高锰酸钾（potassium permanganate）

高锰酸钾为强氧化剂,能除臭消毒,高浓度有刺激性和腐蚀性。0.1%溶液用于膀胱炎、创伤洗涤及水果等食物消毒,0.02%~0.05%高锰酸钾溶液用于食物或某些药物中毒时洗胃、阴道冲洗。因浓溶液刺激性强会损伤皮肤,故应严格掌握用药浓度。禁与碘化物、还原剂及大多数有机物配伍。注意避光、密闭、防潮保存。

## 七、表面活性剂

表面活性剂类药物常用的是阳离子表面活性剂,易吸附在细菌表面,改变细菌胞壁的通透性,使蛋白变性;还具有清洁、溶解角质、乳化等作用。

### 氯己定（chlorhexidine）

氯己定为含氯的双胍类表面活性剂,常用其醋酸盐和盐酸盐。醋酸氯己定为白色或灰白色微晶粉,溶于水、醇;盐酸氯己定为白色或似白色的结晶性粉末,难溶于水、醇。

**【药理作用】**

氯己定通过破坏细菌胞质膜的渗透屏障来发挥抗菌作用。对 $G^+$ 细菌、$G^-$ 细菌、真菌和铜绿假单胞菌均有杀灭作用,而对抗酸杆菌、芽孢和病毒无效。

**【用途】**

0.01% 氯己定溶液用作眼药水的防腐剂;0.02% 氯己定水溶液用于皮肤消毒;0.05% 氯己定水溶液冲洗伤口;0.1% 氯己定水溶液用于医疗器械消毒;0.5% 氯己定水溶液用于喷雾病房、手术室等环境消毒;0.5% 氯己定醇溶液用于手术部位皮肤消毒。

**【不良反应及注意事项】**

1. 含漱剂可使牙齿着色,味觉失调,可发生黏膜剥脱。使用本品的口腔制剂后至少需30 分钟才可刷牙。

2. 可引起接触性皮炎,高浓度溶液对眼结膜刺激性较强。

3. 脑膜和穿孔的鼓膜不能接触本品。

4. 本品水溶液用于贮存器械时应加入 0.1% 亚硝酸钠,以防金属生锈,并且需要每 10 天换 1 次。

5. 忌与肥皂、碱等共用;不可与碘酊、红汞、高锰酸钾等配伍。

### 苯扎溴铵(benzalkonium bromide)

苯扎溴铵 0.05%~0.1% 的溶液用于外科术前洗手;0.1% 溶液用于皮肤和器械消毒;0.01%~0.05% 溶液用于黏膜消毒。消毒金属器械时需加 0.5% 亚硝酸钠防锈;忌与肥皂及盐类消毒药合用;不宜用于膀胱镜、眼科器械及橡胶制品的消毒;水溶液不得贮存于聚乙烯容器内。

## 八、染 料 类

染料类药物分为酸性染料和碱性染料,通过其阳离子或阴离子与细菌蛋白质的羧基或氨基结合,干扰细菌代谢而杀菌;以碱性染料作用为强,临床较常用。

### 甲紫(methylrosanilinium chloride)

甲紫为深绿紫色的颗粒性粉末。在乙醇或三氯甲烷中溶解,在水中略溶,在乙醚中不溶。

**【药理作用】**

能与微生物酶系统发生氢离子的竞争性对抗,使酶成为无活性的氧化状态,而发挥杀菌作用。毒性小,对组织无刺激,且能与坏死组织凝结成保护膜,起收敛作用。本品有较好的杀菌作用,对大部分细菌、真菌有杀灭和抑制作用。但 $G^-$ 细菌及抗酸性细菌可对本品产生高度抗药性。

**【用途】**

1%~2% 水溶液常用于皮肤、黏膜创伤感染及溃疡;0.1%~1% 水溶液用于烫、烧伤;1% 糊剂用于足癣继发感染及脓皮病等。

**【不良反应及注意事项】**

1. 对黏膜有刺激或引起接触性皮炎,不宜长期使用。

2. 面部有溃疡性损害时可造成皮肤着色,应慎用;治疗鹅口疮时,只在患处涂药,如将溶液咽下可造成食管炎、喉头炎。大面积破损皮肤不宜使用。

3. 脓、血及分泌物可明显减弱其活性,使用前应先清洗。

### 依沙吖啶(ethacridine)

依沙吖啶 0.1%~0.3% 的溶液用于创面皮肤、黏膜化脓性感染的冲洗和湿敷。不宜与氯化物或碱性溶液配伍,宜避光保存。

## 九、气体消毒剂

### 环氧乙烷(ethylene oxide)

环氧乙烷是一种广谱、高效的气体消毒剂,在室温、常压下为无色气体,能与水以任意比例混溶,并能溶于常用有机溶剂和油脂。

【药理作用】

环氧乙烷是广谱、高效的气体杀菌消毒剂,其作用机制是能与微生物的蛋白质、DNA 和 RNA 发生非特异性烷基化作用,导致微生物死亡。环氧乙烷对消毒物品的穿透力强,可达到物品深部,可以杀灭多数病原微生物,包括细菌繁殖体、芽孢、病毒和真菌。气体和液体均有较强杀灭微生物作用,以气体作用更强。

【用途】

本品在医学消毒和工业灭菌上用途广泛。常用于其他方法不能使用的皮革、棉制品、化纤织物、精密仪器、生物制品、纸张、书籍、文件、某些药物、橡皮制品等的消毒。消毒时必须在密闭容器内进行,较常用的有固定容器消毒法、消毒袋消毒法等。消毒作用随温度的升高而增强,过分干燥的条件不利于消毒,必须给予水分湿润才能杀灭。

【不良反应及注意事项】

1. 本药易燃易爆,必须熟悉使用方法并严格遵守安全操作程序;放置阴凉通风、无火源及电源开关处;贮存温度不可超过 40℃,在空气总浓度不能超过 3% 以防爆炸。

2. 因本品可导致红细胞溶解、补体灭活和凝血酶原破坏,不能用做血液灭菌。

3. 蒸汽对眼、鼻有刺激。皮肤过度接触环氧乙烷液体或溶液可产生灼烧感,出现水泡、皮炎等。

4. 环氧乙烷属烷基化剂,有致癌可能。

（范军军）

思考题

1. 乙醇发挥抗菌作用的最佳浓度是多少？为什么？

2. 应用过氧化氢时应注意什么？

# 第四十二章 抗寄生虫病药

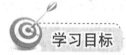

**学习目标**

1. 掌握氯喹、伯氨喹、甲硝唑、吡喹酮、阿苯达唑的药理作用、用途、不良反应及注意事项；了解其他抗寄生虫病药的特点。

2. 初步具有根据甲硝唑、吡喹酮、阿苯达唑的药理作用、用途、不良反应及注意事项制定护理措施及对患者、家属进行相关护理宣教的能力。

## 第一节 抗 疟 药

疟疾是流行于热带、亚热带地区，由疟原虫经按蚊传播的传染病。致病的疟原虫主要有间日疟原虫、三日疟原虫及恶性疟原虫，它们分别引起间日疟、三日疟和恶性疟，前两种又称良性疟。恶性疟病情严重，死亡率高。我国以间日疟最常见，恶性疟较少见。抗疟药（antimalarial drugs）是防治疟疾的药物。疟原虫的生活史分为两个阶段，即蚊体内的有性生殖阶段和人体内的无性生殖阶段。不同的抗疟药物对疟原虫生活史中的不同发育阶段作用不同。

### 一、疟原虫的生活史和抗疟药的作用环节

#### （一）人体内的无性生殖阶段

1. 原发性红细胞外期 当受感染的雌性按蚊叮咬人体时，蚊体内的子孢子随唾液进入人体血液，在肝细胞内发育成熟为裂殖子后释入血液。此阶段为疟疾的潜伏期，无临床症状。乙胺嘧啶对此期有杀灭作用，可发挥病因预防作用。

2. 继发性红细胞外期 良性疟的红外期子孢子有两种遗传类型：速发型和迟发型。按蚊叮咬人体时两种子孢子同时进入肝细胞后，速发型子孢子首先完成原发性红外期的裂体发育过程，转入红内期导致疟疾的临床发作；而迟发型子孢子则经过长短不一的休眠后开始发育，这是间日疟复发的原因。伯氨喹可清除迟发型子孢子而用于根治疟疾，防止复发。恶性疟和三日疟无此期，故无复发性。

3. 红细胞内期 肝细胞破裂释放出的裂殖子进入血液后，继续侵入红细胞内生长发育为滋养体、裂殖体，最后红细胞被破坏并释出大量裂殖子，后者又侵入新的红细胞进行新一轮裂体增殖，临床表现为周期性反复发作的寒战、高热、大汗、贫血及肝脾大。氯喹、奎宁、青蒿素对此期疟原虫有杀灭作用，能控制临床症状发作。

4. 配子体期 红细胞内期疟原虫经 3~4 代裂体增殖后，部分裂殖子分化为雌、雄配子体，成为疟疾传播的根源。伯氨喹对配子体有杀灭作用，可控制疟疾传播。

#### （二）雌性按蚊内有性生殖阶段

当雌按蚊叮咬疟疾患者时，雌、雄配子体随血液进入蚊胃内受精，二者结合形成合子，进

一步发育成子孢子,移行至按蚊的唾液腺内,当它再次叮咬人时,子孢子则随唾液进入被叮咬的人体内,造成疟疾的传播。疫区人群服用乙胺嘧啶后,随血液进入蚊体内抑制配子体在蚊体内的发育,能防止疟疾的传播,但不能杀灭子孢子。

## 二、常用抗疟药

### 氯喹(chloroquine)

**【药动学特点】**

氯喹口服吸收快而完全,血药浓度达峰时间为 1~2 小时,抗酸药可影响其吸收。广泛分布于血管外组织,以脾、肾、肺、心和肝的药物含量较高,被疟原虫寄生的红细胞内的浓度则较正常红细胞高 25 倍。主要从肾缓慢排泄,酸化尿液可促进其排泄。

**【药理作用】**

对红细胞内各种疟原虫的无性繁殖体均有较强的杀灭作用,能迅速控制临床症状。氯喹治疗后 24~48 小时,体温降至正常,48~72 小时血检原虫转阴。对间日疟、卵形疟和三日疟原虫的配子体和未成熟的恶性疟原虫配子体亦有杀灭作用,但对肝细胞内的休眠子和红外期疟原虫无效。此外,氯喹还可用于治疗肠道外阿米巴,对盘状红斑狼疮和类风湿关节炎等结缔组织疾病亦有一定缓解作用。

**【用途】**

1. 控制各型疟疾症状的首选药物。用于治疗间日疟、三日疟、卵形疟和敏感的恶性疟。与伯氨喹联用根治间日疟和卵形疟。

2. 用于治疗肠外阿米巴感染。(本章第二节)

3. 用于治疗自身免疫性疾病。

**【不良反应及注意事项】**

用于治疗疟疾的剂量不良反应较少且轻微,偶有轻度头晕、胃肠不适和皮肤瘙痒、皮疹等;一般能耐受,饭后服药可减轻胃肠道反应。大剂量应用时可导致视网膜病,应定期进行眼科检查,以免发生严重的不良反应。大剂量(10mg/kg)肌内注射或快速静脉滴注可导致严重低血压和呼吸心跳停止,故需严密注意患者血压,必要时应进行心电监护。

### 青蒿素(artemisinin)

**【药动学特点】**

青蒿素口服吸收迅速,0.5~1 小时后血药浓度达高峰,主要从肾及肠道排出,青蒿素为脂溶性物质,故可透过血脑屏障进入脑组织。

**【药理作用】**

青蒿素是我国学者 1971 年从黄花蒿分离的杀红内期裂殖体的药,其作用快速、不良反应轻微、疗效良好,对耐氯喹虫株感染有效,是我国抗疟治疗的首选用药。青蒿素的多种衍生物如双氢青蒿素、青蒿琥酯、蒿甲醚、蒿乙醚等均是治疗疟疾的有效单体。

**【用途】**

用于治疗间日疟和恶性疟,症状控制率可达 100%,其退热时间及疟原虫转阴时间都较氯喹短。主要用于治疗耐氯喹的恶性疟和脑型疟。因为青蒿素与氯喹只有低度交叉耐药性,用于耐氯喹虫株感染仍有良好疗效;而且青蒿素可透过血脑屏障,对凶险的脑型疟疾有良好抢救效果。青蒿素亦可用以治疗系统性红斑狼疮与盘状红斑狼疮。青蒿素与伯氨喹合用,可使复发率降至 10% 左右,因而青蒿素必须与伯氨喹合用根治间日疟。

**【不良反应及注意事项】**

不良反应少,偶见恶心、呕吐、腹痛、腹泻、四肢麻木及氨基转移酶轻度升高。

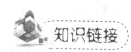

知识链接

#### 青蒿素与疟疾

我国在 20 世纪 70 年代开始研究的青蒿素及其衍生物,已成为当今必不可少的抗疟"武器"。1995 年,世界卫生组织(WHO)评价其是治疗恶性疟疾"唯一真正有效"的药物,并将它们列入国际药典,成为我国创新药物被国际承认的首例。

WHO 推荐控制疟疾的重要干预措施包括:用以青蒿素为基础的联合疗法进行迅速和有效的治疗;让有危险的人群使用经杀虫剂处理的蚊帐;用杀虫剂进行室内滞留喷洒以控制病媒蚊子。

### 伯氨喹(primaquine)

伯氨喹为疟原虫红外期裂殖体杀灭药,能杀灭间日疟和卵形疟肝内休眠体,对配子体也有杀灭作用,但对红内期的作用弱,杀灭红内期有效剂量能引起中毒,不能控制疟疾症状的发作。疟原虫对此药很少产生耐药性。用于根治间日疟和控制疟疾传播,但须与氯喹合用。毒性较大是本药一大缺点,但目前尚无合适药物取代。绝大多数的疟疾患者能耐受治疗剂量的伯氨喹。常用量即可出现头晕、恶心、呕吐、腹痛、发绀等,停药后逐渐消失。少数特异质者可发生严重的急性溶血性贫血和高铁血红蛋白血症,禁用于 G-6-PD 缺乏患者。

### 乙胺嘧啶(pyrimethamine)

乙胺嘧啶口服吸收良好,作用持久,服药一次预防作用可维持一周以上。本药对恶性疟及间日疟某些株的红前期有效,是病因性预防的首选药。乙胺嘧啶对疟原虫红内期裂殖体的核分裂亦有抑制作用,但不能阻止成熟阶段原虫分裂,故控制临床症状起效缓慢,不用于控制疟疾症状。乙胺嘧啶虽不杀灭配子体,但能抑制配子体在蚊体内发育,从而阻断疟疾的传播。主要用于疟疾的病因性预防,和磺胺多辛合用可用于耐氯喹的恶性疟。不良反应主要有食欲减退、恶心、呕吐、腹痛、发热、黄疸、发绀、粒细胞减少、血小板减少、共济失调、震颤和癫痫样发作等。长期大剂量应用时可干扰人体的叶酸代谢,出现巨幼红细胞贫血或白细胞减少症,停药或服用亚叶酸钙可逐渐恢复,应每周检查白细胞、血小板两次,以便及早发现对造血功能的影响。药物带有甜味,易被儿童大量误服中毒,在服药后 1~2 小时出现胃肠道症状、心悸、烦躁不安、眩晕、模糊、阵发性抽搐和惊厥昏迷,甚至死亡。

## 三、抗疟药的合理应用

目前尚无一种药物对各个环节的疟原虫都有作用,故临床一般采用联合用药(表 42-1)。

表 42-1　抗疟药的合理应用

| 病例 | 各型疟疾发作期 | 脑型恶性疟 | 耐氯喹恶性疟 | 休止期 | 病因性预防用药 |
|------|----------------|------------|--------------|--------|----------------|
| 药物 | 氯喹+伯氨喹 | 奎宁+青蒿素+伯氨喹 | 奎宁+青蒿素+伯氨喹 | 乙胺嘧啶+伯氨喹 | 乙胺嘧啶 |

## 第二节　抗阿米巴病药

阿米巴病是由溶组织阿米巴原虫感染人体所致的疾病。阿米巴原虫的发育包括小滋养体、包囊和大滋养体三种类型,小滋养体在不同的条件下分别转变成传染源包囊和具有侵袭力的大滋养体。大滋养体破坏肠壁引起阿米巴痢疾和肠炎,称为肠内阿米巴病;也可由血液进入肝、肺等组织形成脓肿，为肠外阿米巴病。目前应用的抗阿米巴病药主要杀灭滋养体，根据药物作用部位，将抗阿米巴病药分为：①抗肠内、肠外阿米巴病药，如甲硝唑；②抗肠内阿米巴病药，如二氯尼特；③抗肠外阿米巴病药，如氯喹。

## 一、治疗肠内、外阿米巴病药

### 甲　硝　唑

甲硝唑对肠内、外阿米巴滋养体均有强大杀灭作用，治疗急、慢性阿米巴痢疾和肠外阿米巴病具有高效、低毒的特点，是治疗肠内、外阿米巴病的首选，但本药在结肠内浓度低，因而治疗阿米巴痢疾时宜和在肠道浓度高的药物联用。（详见第三十八章）

### 替　硝　唑

替硝唑口服吸收好，比甲硝唑作用维持时间长，不良反应少而轻。替硝唑也可用于治疗治疗肠内、外阿米巴病（详见第三十八章）。

## 二、治疗肠内阿米巴病药

### 二氯尼特（diloxanide）

二氯尼特是目前最有效的杀阿米巴包囊药，口服后肠内被未吸收的部分能直接杀灭阿米巴滋养体，肃清肠内包囊。对无症状或症状轻微的排包囊者首选；也可用于慢性阿米巴痢疾；单用对急性阿米巴痢疾疗效差，可用甲硝唑控制症状后，再用本药肃清肠腔内包囊。对肠外阿米巴病无效。不良反应较轻，多见胃肠胀气，偶见皮疹、呕吐。

### 喹碘仿（chiniofon）和双碘喹啉（diiodohydroxyquinoline）

属于卤化喹啉类药物。本类药物口服吸收较少，肠腔内浓度高，能直接杀灭阿米巴原虫，肃清肠内包囊。主要用于无症状带包囊者及慢性阿米巴痢疾。对急性阿米巴痢疾疗效差，须与甲硝唑合用。毒性较低，但可致腹泻。

## 三、治疗肠外阿米巴病药

### 依米丁（emetine）和去氢依米丁（dehydroemetine）

依米丁是从吐根碱中提取出的一种生物碱，故又称吐根碱。去氢依米丁为其衍生物，抗阿米巴作用更强，毒性略低。二者对组织中阿米巴滋养体均有直接杀灭作用，对阿米巴肝脓肿、急性阿米巴痢疾和慢性阿米巴痢疾的急性发作均有效。但因毒性大，对心肌有较强的抑制作用，一般只在阿米巴病病情严重，且甲硝唑治疗无效时，在医师的严密监护下使用。孕妇、儿童和有心、肝、肾疾患者禁用。对胃肠道刺激性强，易致呕吐，宜深部肌内注射。

### 氯　喹

氯喹为抗疟药（见本章第一节），并具有杀灭阿米巴滋养体作用。口服吸收迅速、完全，肝中药物浓度比血浆药物浓度高数百倍。但肠壁分布量少，肠内浓度低，对肠内阿米巴病无效。临床仅用于甲硝唑治疗无效的阿米巴肝脓肿，并应与抗肠内阿米巴病的药物联合，以防复发。

# 第三节　抗滴虫病药

### 甲　硝　唑

甲硝唑是治疗阴道滴虫的最有效药物，口服和局部应用疗效均佳。在 2.5μg/ml 浓度时，24 小时可杀灭 99% 的阴道滴虫。治疗失败原因多为配偶未同时治疗，故夫妻必须同查同治。

### 乙酰胂胺（acetarsol）

乙酰胂胺为五价胂剂,将其片剂置于阴道穹隆部有直接杀滴虫作用。本药有一定的局部刺激作用,使阴道分泌物增多。

# 第四节　抗血吸虫病药和抗丝虫病药

## 一、抗血吸虫病药

血吸虫病是由血吸虫寄生人体而引起,是一类严重危害人类健康的疾病。我国流行的是日本血吸虫病,新中国成立后在国内已得到有效控制,但目前在南方部分农村地区尚有流行,防治工作仍十分艰巨。

### 吡喹酮（praziquantel）

**【药动学特点】**

吡喹酮口服吸收快,首过效应强,血药浓度浓度低,$t_{1/2}$ 为 2~3 小时。

**【药理作用】**

吡喹酮能使血吸虫短暂兴奋、持续挛缩,继则活动减弱;也能广泛损害血吸虫的皮层,形成空泡和出现肿胀;虫体糖原含量明显减少;抑制血吸虫的 RNA 合成,但对 DNA 的合成则无影响。

**【用途】**

本药是治疗血吸虫病的首选药物,特点是剂量小、疗程短、不良反应轻、有较高的近期疗效。是目前治疗日本血吸虫病的唯一选用药物。由于本品对尾蚴、毛蚴也有杀灭效力,故可用于预防血吸虫感染。也是广谱抗蠕虫药,可用于治疗华支睾吸虫、肺吸虫、绦虫和姜片虫病等。

**【不良反应及注意事项】**

吡喹酮不良反应轻微、短暂。服药后短期内可见腹部不适、恶心、腹痛以及头昏、头痛、肌肉颤动等,偶见心电图异常。但治疗脑囊虫病时,如剂量过大,大量虫体迅速死亡,可诱发颅内压升高和癫痫发作等神经系统症状,严重者可发生脑疝。采取低剂量长疗程和间歇给药的方法可减轻上述不良反应,同时应住院观察。发现颅内压升高或癫痫症状时,应立即停药并使用糖皮质激素和甘露醇治疗。

## 二、抗丝虫病药

### 乙胺嗪（diethylcarbamazine）

**【药动学特点】**

乙胺嗪口服吸收迅速,能进入非脂肪组织,也可进入鞘膜积液,$t_{1/2}$ 为 5~13 小时,50% 药物以原形从尿排泄。

**【药理作用】**

乙胺嗪在体外对丝虫的微丝蚴和成虫并无杀灭作用,但在体内能使微丝蚴几乎全部集中在肝脏,并在肝脏内被吞噬和溃溶。剂量大时对成虫也有杀灭作用。也可用于罗阿丝虫病、盘尾丝虫病、热带嗜酸细胞增多症和内脏丝虫幼虫移行。

**【用途】**

本药是治疗丝虫病的首选药。

**【不良反应及注意事项】**

乙胺嗪对非丝虫感染者并不引起不适,但用于丝虫患者可引起发热、头痛、全身软弱、心率加快、恶心、呕吐和食欲减退。症状的严重程度和乙胺嗪剂量、血微丝蚴计数和寄生部位有关。不良反应和体内微丝蚴被杀死释放大量的异性蛋白有关,少数患者可发生脑膜脑炎或休克。

### 伊维菌素(ivermectin)

伊维菌素为广谱抗线虫药,也可用于治疗盘尾丝虫病和丝虫病。其抗虫机制与刺激神经突触前的 γ- 氨基丁酸释放有关,γ- 氨基丁酸中介的信号被加强,从而使虫体麻痹。伊维菌素抗微丝蚴作用可持续达一个月。伊维菌素不良反应发生率低,有时可引起眼睛刺激症状和短暂的非特异性心电图改变,偶有短暂头痛、皮疹、瘙痒、关节痛、肌肉痛、淋巴结肿大、水肿、发热、乏力、恶性和呕吐。剂量过大可引起震颤和共济失调。

## 第五节　抗肠蠕虫药

### 阿苯达唑(albendazole)

**【药动学特点】**

阿苯达唑因不溶于水,在肠道内吸收缓慢。在体内分布依次为肝、肾、肌肉,可透过血 - 脑脊液屏障,脑组织内也有一定浓度。原药在肝脏内转化为丙硫苯咪唑 - 亚砜与丙硫苯咪唑 - 砜,前者为杀虫成分。口服后 2.5~3 小时血药浓度达峰值。血液中半衰期为 8.5~10.5 小时。本药及其代谢产物在 24 小时内 87% 从尿排出,13% 从粪便排出,在体内无积蓄作用。

**【药理作用及用途】**

本药可抑制寄生虫对葡萄糖的吸收,导致虫体糖原耗竭,或抑制延胡索酸还原酶系统,阻碍 ATP 的产生,使寄生虫无法存活和繁殖。本药尚有完全杀死钩虫卵和鞭虫卵及部分杀死蛔虫卵的作用。除可杀死或驱除寄生于动物体内的各种线虫外,对绦虫及囊尾蚴亦有明显的杀死及驱除作用。

临床可用于驱蛔虫、蛲虫、绦虫、鞭虫、钩虫、粪圆线虫等,是广谱、高效、低毒的驱肠虫药。

**【不良反应及注意事项】**

本药不良反应较少,可有轻度头痛、头昏、恶心、口干、乏力等,一般不需特别处理。孕妇、哺乳期妇女,化脓性或弥漫性皮炎及有癫痫病患者,不宜服用。

### 甲苯达唑(mebendazole)

**【药理作用及用途】**

本药对多种线虫的成虫和蚴虫有杀灭作用。作用机理为本药能选择性地使线虫的体被和肠细胞中的微管消失,抑制虫体对葡萄糖的摄取,减少糖原量,使虫体糖原耗竭,ATP 生成减少,虫体生长发育抑制。对钩虫、蛔虫、蛲虫、鞭虫及绦虫治愈率高达 90% 以上,特别适用于上述蠕虫的混合感染。并对钩虫卵、蛔虫卵和鞭虫卵均有杀灭作用,可有效的控制传播。

**【不良反应及注意事项】**

本药不良反应较少。少数病例由于大量虫体排除,可见短暂腹痛、腹泻。大剂量偶见转氨酶升高、脱发、粒细胞减少等。也可引起过敏反应。有致畸可能,孕妇、哺乳妇禁用。2 岁以下儿童及本药过敏者不宜使用。注意儿童服药期间可出现吐蛔虫现象。

### 噻嘧啶(pyrantel)

噻嘧啶为广谱驱肠虫药。对鞭虫和绦虫无效。不良反应短暂而轻微,主要为胃肠不适,其次为头昏、发热等。

### 氯硝柳胺(niclosamide)

氯硝柳胺对各种绦虫均有杀灭作用,尤以牛肉绦虫最敏感。由于不能杀死虫卵,为防止猪肉绦虫死亡节片被消化后,释出虫卵逆流入胃继发囊虫病的危险,应在服药 1~3 小时内服硫酸镁导泻。本药口服不易吸收,故不良反应少,偶见消化道反应。

（范军军）

**思考题**

为什么治疗各型疟疾都需选用伯氨喹?

# 第四十三章 | 抗恶性肿瘤药

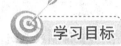

## 学习目标

1. 熟悉常用抗恶性肿瘤药的常见不良反应及注意事项;了解抗恶性肿瘤药的分类及代表药的用途。

2. 初步具有根据抗恶性肿瘤药的不良反应及注意事项制定护理措施及对患者、家属进行相关护理宣教的能力。

恶性肿瘤是严重危害人类健康的常见病和多发病。化学治疗(简称化疗)、外科治疗和放射治疗是治疗恶性肿瘤的主要手段。其中化疗尽管历史较短,疗效有限,不良反应严重,但发展迅速。随着现代分子生物学、细胞动力学和免疫学的研究进展,免疫治疗、基因治疗、分化诱导剂、生物反应调节剂、肿瘤疫苗等许多新的治疗手段和有效药物不断出现和应用于临床,在开拓肿瘤治疗新途径的同时,也使肿瘤化疗的内涵得到不断地充实。抗恶性肿瘤药(anticancer drugs)或肿瘤化学治疗药主要是指细胞毒类抗肿瘤药。合理应用化疗药物,尤其是与其他抗癌手段相结合,可延长患者的生存时间和改善生活质量。

## 第一节 概　　述

### 一、抗恶性肿瘤药的分类

**(一)根据抗恶性肿瘤药的化学结构和来源分类**

1. 烷化剂　如氮芥类、乙烯亚胺类、亚硝脲类、甲烷磺酸酯类等。

2. 抗代谢药　如叶酸、嘧啶、嘌呤类似物等。

3. 抗癌抗生素　如丝裂霉素、博来霉素、放线菌素 D 等。

4. 植物成分药　如长春碱类、喜树碱类、紫杉醇类、三尖杉生物碱类、鬼臼毒素衍生物类。

5. 激素类　如肾上腺皮质激素、雌激素、雄激素等激素及其拮抗药。

6. 其他类　如铂类配合物和酶等。

**(二)根据抗恶性肿瘤药的作用周期分类**

1. 细胞周期非特异性药物(cell cycle nonspecific agents,CCNSA)是指对细胞增殖周期中各阶段均有抑制作用的化疗药物。此类药物又可分为两类:一类对增殖期及 $G_0$ 期细胞均有杀伤作用,如氮芥、丝裂霉素等;另一类对增殖期细胞有杀伤作用,但对 $G_0$ 期细胞作用弱或几乎无作用,如环磷酰胺、塞替派、白消安等。

2. 细胞周期特异性药物(cell cycle specific agents,CCSA)是指对细胞增殖周期中某一阶段有抑制作用的化疗药物,如主要作用于 S 期的抗代谢药甲氨蝶呤、氟尿嘧啶、羟基脲等;主要作用于 M 期的长春碱、长春新碱、秋水仙碱等。

**（三）根据抗恶性肿瘤药的作用机制分类**

1. 干扰核酸合成的药物如甲氨蝶呤、氟尿嘧啶、巯嘌呤、羟基脲、阿糖胞苷等。

2. 直接破坏 DNA 结构与功能的药物　如环磷酰胺、白消安、塞替派、顺铂、丝裂霉素、博来霉素、喜树碱、鬼臼毒素类衍生物等。

3. 干扰转录过程和阻止 RNA 合成的药物放线菌素 D、多柔比星、柔红霉素。

4. 干扰蛋白质合成的药物如长春碱类、紫杉醇类、三尖杉生物碱类、L-门冬酰胺酶。

5. 调节体内激素平衡的药物如糖皮质激素、雌激素类、雄激素类、他莫昔芬。

## 二、抗恶性肿瘤药的不良反应

绝大多数化疗药属于细胞毒类药物,都有化疗指数小、选择性差的特点。在抑制或杀伤肿瘤细胞的同时,对体内处于增殖期的正常细胞群同样有严重的毒性作用,这是限制化疗剂量和影响疗效的关键因素。稍有不慎,可因过度治疗导致患者器官损害,严重者甚至引起死亡。化疗药主要的不良反应有:

**（一）近期毒性**

1. 共有的毒性反应

（1）骨髓抑制:全血细胞减少,最早出现的是白细胞、血小板减少。

（2）消化道反应:恶心、呕吐、腹痛、腹泻、食欲缺乏、便血等。

（3）毛囊损伤:常出现脱发,停药后毛发可再生。

（4）免疫功能低下:化疗患者易受病原微生物感染,出现发热、咽痛等症状。

2. 特有的毒性反应

（1）心脏毒性:多柔比星等有此反应,表现为心肌损伤、心律失常等。

（2）呼吸系统毒性:博来霉素和白消安等可引起肺纤维化,表现为干咳、呼吸困难。

（3）肝毒性:甲氨蝶呤、羟基脲、环磷酰胺、长春新碱、鬼臼毒素类等有肝毒性,表现为氨基转移酶升高、脂肪变性及肝炎等。

（4）肾和膀胱毒性:顺铂及大剂量甲氨蝶呤可直接损伤肾小管上皮细胞,表现为急性或慢性血尿素氮、肌酐升高;环磷酰胺可引起急性出血性膀胱炎,尤其在大剂量静脉注射时易出现。

（5）过敏反应:L-门冬酰胺酶、博来霉素、紫杉醇等可引起发热、皮疹、血管神经性水肿等反应。

（6）神经毒性:长春新碱、紫杉醇和顺铂有周围神经毒性,可引起手足麻木、腱反射消失及末梢神经感觉障碍等。

（7）耳毒性:顺铂有此毒性,可致耳聋。

**（二）远期毒性**

1. 致突变致癌　多数抗恶性肿瘤药可导致基因突变,诱发新的肿瘤,以烷化剂最明显。

2. 不育和致畸　抗恶性肿瘤药可损伤生殖细胞和胚胎,以抗代谢药作用最强。

# 第二节　常用抗恶性肿瘤药

## 一、烷　化　剂

### 司莫司汀（semustine）

司莫司汀口服吸收迅速,脂溶性大,易透过血脑屏障,体内分布以肝、胃、肠、肺、肾中浓度最大,60% 的药物在 48 小时后以代谢产物的形式从尿中排出,此外亦经胆汁、粪便及呼气

时随 $CO_2$ 排出。司莫司汀为细胞周期非特异性药物,对处于 $G_1$-S 边界,或 S 早期的细胞最敏感,对 $G_2$ 期也有抑制作用。司莫司汀进入体内后其分子从氨甲酰胺键处断裂为两部分,一为氯乙胺部分,将氯解离形成乙烯碳正离子,发挥烃化作用,使 DNA 链断裂,RNA 及蛋白质受到烃化,这与抗肿瘤作用有关;另一部分为氨甲酰基部分变为异氰酸酯,或再转化为氨甲酸,以发挥氨甲酰化作用。用于治疗恶性淋巴瘤、脑瘤、黑色素瘤、肺癌等。不良反应主要有胃肠道反应、骨髓抑制,还有肾毒性、口腔炎、脱发、轻度贫血及肝功能指标升高;可能出现肺纤维化,但较轻。

### 环磷酰胺(cyclophosphamide, CTX)

环磷酰胺为氮芥的衍生物。属于具有高度活性的周期非特异性抗癌药,能迅速与多种有机物的亲核基团结合。但体外无活性,需经肝微粒体细胞色素 P450 氧化,最终在组织或肿瘤细胞内分解出有活性的磷酰胺氮芥而发挥作用。CTX 口服易吸收,抗瘤谱广,对多种肿瘤有效。但不易透过血 - 脑脊液屏障。注射时药液外漏可致坏死和溃疡,肝功能异常时毒性加大。其代谢产物丙烯醛有较强的泌尿道毒性,可致出血性膀胱炎,应鼓励患者多饮水。

### 白消安(busulfan)

白消安在体内解离后起烷化作用,小剂量即可明显抑制粒细胞生成,对淋巴细胞影响小。主要用于慢性粒细胞性白血病;对慢性淋巴细胞性白血病无效。可引起白细胞及血小板减少,严重者可见出血、再生障碍性贫血及肺纤维化等。

## 二、抗代谢药

本类药物的化学结构与核酸代谢所必需的物质如叶酸、嘌呤、嘧啶等相似,通过干扰正常核酸代谢而阻止肿瘤细胞分裂的作用,故又称为抗代谢药。

### 甲氨蝶呤(methotrexate, MTX)

甲氨蝶呤属于二氢叶酸还原酶抑制药,对二氢叶酸还原酶具有强大而持久的竞争性抑制作用,通过干扰叶酸的代谢,主要抑制脱氧胸苷酸(dTMP)的合成,继而影响 S 期的 DNA 合成代谢。甲氨蝶呤主要用于急性白血病、绒毛膜上皮癌、恶性葡萄胎、骨肉瘤、卵巢癌、睾丸癌、头颈部及消化道肿瘤的治疗。也可作为免疫抑制剂用于组织器官移植的排斥反应和自身免疫性疾病的治疗。用药前后应密切监测骨髓及肝、肾功能,如出现严重黏膜溃疡、腹泻(每日 5 次以上)、血便及白细胞、血小板明显减少等严重反应时应立即停药。大剂量应用时必须配合使用亚叶酸钙,以保护骨髓正常细胞。

### 氟尿嘧啶(fluorouracil, FU)

氟尿嘧啶属于胸苷酸合成酶抑制药。氟尿嘧啶是尿嘧啶 5 位上的氢被氟取代的衍生物,与 5- 氟尿嘧啶脱氧核苷酸(5F-dUMP)竞争脱氧胸苷酸(dTMP)合成酶,抑制 dTMP 合成,继而影响 S 期的 DNA 合成代谢,是联合化疗方案中常用的周期特异性药物。主要用于消化道癌及乳腺癌、卵巢癌、绒毛膜上皮癌、头颈部癌、肺癌、膀胱癌、宫颈癌、皮肤癌的治疗。不良反应的监测及停药指征同 MTX,偶见共济失调等。

### 巯嘌呤(mercaptopurine, 6-MP)

巯嘌呤属于嘌呤核苷酸互变抑制药,是腺嘌呤 6- 位氨基被巯基取代的衍生物,可抑制腺嘌呤、鸟嘌呤的合成代谢或直接掺入 DNA、RNA 发挥细胞毒作用。对 S 期作用最显著,对 $G_1$ 期有延缓作用。主要用于急性白血病、绒毛膜上皮癌和恶性葡萄胎,对恶性淋巴瘤和多发性骨髓瘤也有一定疗效。

### 阿糖胞苷(cytarabine, Ara-C)

阿糖胞苷属于 DNA 多聚酶抑制药。在体内经脱氧胞苷激酶催化成二或三磷酸胞苷(Ara-CDP 或 Ara-CTP),与 dCTP 竞争,抑制 DNA 多聚酶而影响 DNA 的合成,也可掺入 DNA

中干扰其复制,使细胞死亡。主要影响 S 期,对 $G_1/S$、$S/G_2$ 期的过渡也有抑制作用。阿糖胞苷主要用于急性白血病及消化管癌,不应与氟尿嘧啶合用。

### 羟基脲(hydroxycarbamide,HU)

羟基脲为核苷酸还原酶抑制剂。通过阻止核糖核酸还原为脱氧核糖核酸而影响 DNA 的合成,杀伤 S 期细胞。羟基脲主要用于黑色素瘤和慢性粒细胞性白血病。

## 三、抗肿瘤抗生素

### 丝裂霉素(mitomycin C,MMC)

丝裂霉素属于破坏 DNA 的抗生素。其化学结构中的烷化基团与 DNA 双链交叉联结,阻止其复制并使其断裂。对多种实体瘤有效,特别适用于消化道肿瘤。除一般毒性外,偶见心、肝、肾及间质性肺炎。本药局部刺激性大,给药时不可漏于血管外。

### 多柔米星(doxorubicin)

多柔米星能嵌入 DNA 碱基对之间,并紧密结合到 DNA 上,阻止 RNA 转录过程,也能阻止 DNA 复制。属细胞周期非特异性药物,S 期细胞更为敏感。抗瘤谱广、疗效高,主要用于对常用抗恶性肿瘤药耐药的急性淋巴细胞性白血病或粒细胞性白血病、恶性淋巴肉瘤、乳腺癌、卵巢癌、小细胞肺癌、胃癌、肝癌及膀胱癌等。心脏毒性是其特有的毒性反应。

### 柔红霉素(daunorubicin,DNR)

柔红霉素抗恶性肿瘤作用和不良反应与多柔比星相似,主要用于对常用抗恶性肿瘤药耐药的急性淋巴细胞性白血病或粒细胞性白血病,但缓解期短。

### 依托泊苷(etoposide,VP-16)

依托泊苷为植物西藏鬼臼有效成分鬼臼毒素的半合成衍生物。主要抑制 DNA 拓扑异构酶Ⅱ,从而干扰 DNA 复制、转录和修复功能。VP-16 在同类药物中毒性最低,临床用于治疗肺癌、睾丸肿瘤及恶性淋巴瘤,有良好效果。

## 四、抗肿瘤植物药

### 长春新碱(vincristine,VCR)

长春新碱为夹竹桃科植物长春花所含的生物碱。属于微管蛋白抑制剂,主要作用于 M 期细胞,抑制微管聚合和纺锤丝的形成,致使细胞有丝分裂停止于中期。主要用于治疗急性白血病、恶性淋巴瘤及绒毛膜上皮癌。长春新碱对儿童急性淋巴细胞性白血病疗效好、起效快,常与泼尼松合用作诱导缓解药。长春新碱注射有较强的局部刺激性。长春新碱对骨髓毒性不明显,但外周神经系统毒性较大。

### 紫杉醇(paclitaxel)

紫杉醇为美国紫杉或我国红豆杉中提取的有效成分,也属于微管蛋白抑制剂。与长春新碱抑制微管聚合不同的是紫杉醇类能促进微管的装配,但抑制微管的解聚,从而使纺锤体失去正常功能,细胞有丝分裂终止。本药对卵巢癌和乳腺癌有独特的疗效,对肺癌、食管癌、大肠癌、黑色素瘤、头颈部癌、淋巴瘤、脑瘤也都有一定疗效。本药除共有毒性外,过敏反应、神经毒性和心脏毒性较为严重。

### 三尖杉碱(cephalotaxin)

三尖杉碱为三尖杉属植物提取的生物碱。属于干扰核糖体功能的抗恶性肿瘤药,使真核细胞多聚核糖体解聚,核糖体分解,蛋白质合成及有丝分裂停止。对急性粒细胞白血病疗效较好,也可用于急性单核细胞性白血病及慢性粒细胞性白血病等。三尖杉碱除共有毒性外,偶见心脏毒性。

## 五、抗肿瘤激素类

### 他莫昔芬（tamoxifen，TAM）

他莫昔芬为雌激素受体的部分激动药，在体内雌激素水平较高时表现为抗雌激素效应。主要用于雌激素受体阳性的乳腺癌患者及其他雌激素依赖性肿瘤的治疗。

## 六、其他抗肿瘤药

### 顺铂（cisplatin，DDP）

顺铂为二价铂与一个氯离子和两个氨基组成的金属配合物，在氯离子浓度高的环境下稳定。进入癌细胞后在低氯离子环境下水解为具有烷化功能的阳离子水化物，发挥周期非特异性抗癌作用。具有抗癌谱广的特点，用于多种乏氧实体肿瘤的治疗，对非精原细胞性睾丸瘤最有效。除一般不良反应外，大剂量连续应用时，对肾、神经系统及胰腺有明显毒性。

### 卡铂（carboplatin，CBP）

卡铂是第二代铂类抗癌药物，与顺铂相比，其疗效和不良反应方面均有改善。

### 奥沙利铂（oxaliplatin）

奥沙利铂为第三代铂类抗癌药物，是第一个对结肠癌有效的铂类药物，它对耐顺铂的肿瘤细胞亦有作用。

### 亚砷酸（arsenious acid）

亚砷酸属于细胞凋亡诱导剂。通过降解 PML-RARa 融合蛋白下调 *Bcl*12 基因表达等诱导白血病细胞凋亡。用于治疗急性早幼粒细胞性白血病。主要不良反应为干燥、丘疹、红斑或色素沉着、恶心、胃肠胀满、指尖麻木、血清氨基转移酶升高。

### 替加氟（tegafur）

替加氟为氟尿嘧啶的衍生物，在体内经肝脏活化逐渐转变为氟尿嘧啶而起抗肿瘤作用，在体内干扰、阻断 DNA、RNA 及蛋白质合成，是抗嘧啶类药物，为细胞周期特异性药物，化疗指数为氟尿嘧啶的 2 倍，毒性仅为氟尿嘧啶的 1/4~1/7。主要治疗消化道肿瘤，例如胃癌、结肠癌、直肠癌和胰腺癌，也可用于治疗乳腺癌、支气管肺癌和肝癌等。不良反应主要为轻度骨髓抑制，表现为白细胞和血小板减少。轻度胃肠道反应以食欲减退和恶心为主，停药后可消失。其他反应有乏力、寒战、发热、头痛、眩晕、运动失调、皮肤瘙痒、色素沉着、脱发、皮炎、黏膜炎及注射部位血管疼痛等。

### 门冬酰胺酶（asparaginase）

门冬酰胺酶通过选择性抑制某些肿瘤细胞生长所必需的氨基酸生成和供给而发挥作用。门冬酰胺是重要的氨基酸，某些肿瘤细胞不能自身合成，需从细胞外摄取。而正常细胞可自行合成门冬酰胺，受影响较少。本药可使血清内门冬酰胺水解，造成肿瘤细胞缺乏门冬酰胺。主要用于急性淋巴细胞性白血病。常见的不良反应有消化道反应及精神症状等，偶见过敏反应，应做皮试。

### 亚叶酸钙（calcium folinate，CF）

亚叶酸钙系叶酸在体内的活化形式。可促进骨髓造血细胞的分化、成熟和释放。用于预防甲氨蝶呤过量或大剂量治疗后所引起的严重毒性作用。当口服叶酸疗效不佳时，也用于口炎性腹泻、营养不良、妊娠期或婴儿期引起的巨幼红细胞性贫血，但对维生素 $B_{12}$ 缺乏性贫血并不适用。近年应用亚叶酸钙作为结肠、直肠癌的辅助治疗，与氟尿嘧啶联合应用，可延长存活期。不良反应少见，偶见皮疹、荨麻疹或哮喘等过敏反应。

### 维 A 酸（tretinoin）

维 A 酸是体内维生素 A 的代谢中间产物，主要影响骨的生长和促进上皮细胞增生、分

233

化、角质溶解等代谢作用。用于治疗寻常痤疮、银屑病、鱼鳞病、扁平苔藓、毛发红糠疹、毛囊角化病、鳞状细胞癌及黑色素瘤等疾病。

## 第三节　抗肿瘤辅助药

### 美司钠（mesna）

美司钠含有巯基（SH），可与环磷酰胺或异环磷酰胺所产生的毒性代谢产物丙烯醛结合形成无毒的化合物，经尿道排出，因而避免了膀胱炎的发生。本品的保护作用只限于泌尿系统的损害，用于预防高剂量异环磷酰胺或环磷酰胺进行肿瘤化疗时，引起的出血性膀胱炎等泌尿系统上皮毒性。一般无不良反应，而大剂量（即超过 60~70mg/kg），连用几天，可出现恶心、呕吐、痉挛性腹痛、腹泻等。

### 昂丹司琼（ondansetron）

昂丹司琼为选择性阻断 5-HT$_3$ 受体。用于治疗由化疗和放疗引起的恶心呕吐，预防或治疗手术后呕吐不良反应有头痛、头部和上腹部发热感、静坐不能、腹泻、发疹、急性张力障碍性反应、便秘等；部分患者可有短暂性氨基转移酶升高；罕见副作用有支气管痉挛、心动过速、胸痛、低钾血症、心电图改变和癫痫大发作。

（范军军）

**思考题**

为什么大多数抗肿瘤药物都有骨髓抑制、消化道反应等不良反应？

n-3 型多烯脂肪酸     n-3ployenoic fatty acids     119

## A

| 阿苯达唑 | albendazole | 227 |
| 阿伐斯汀 | acrivastine | 139 |
| 阿卡波糖 | acarbose | 132 |
| 阿洛西林 | azlocillin | 184 |
| 阿米卡星 | amikacin | 192 |
| 阿米洛利 | amiloride | 90 |
| 阿米替林 | amitriptyline | 68 |
| 阿莫西林 | amoxicillin | 184 |
| 阿莫西林 / 克拉维酸钾 | augmentin | 187 |
| 阿普唑仑 | alprazolam | 48 |
| 阿奇霉素 | azithromycin | 189 |
| 阿司匹林 | aspirin | 79,161 |
| 阿糖胞苷 | cytarabine, Ara-C | 231 |
| 阿替洛尔 | atenolol | 108 |
| 阿托品 | atropine | 30,172 |
| 阿昔洛韦 | aciclovir, ACV | 213 |
| 艾司唑仑 | estazolam | 48 |
| 氨苯蝶啶 | triamterene | 90 |
| 氨苄西林 | ampicillin | 184 |
| 氨苄西林 / 舒巴坦 | sultamicillin | 187 |
| 氨茶碱 | aminophylline | 143 |
| 氨甲苯酸 | aminomethylbenzoic acid, PAMBA | 156 |
| 氨甲环酸 | tranexamic acid, AMCHA | 156 |
| 氨氯地平 | amlodipine | 95 |
| 氨曲南 | aztreonam | 187 |
| 胺碘酮 | amiodarone | 108 |
| 昂丹司琼 | ondansetron | 152,234 |
| 奥卡西平 | oxcarbazepine | 55 |
| 奥美拉唑 | omeprazole | 149 |
| 奥沙利铂 | oxaliplatin | 233 |
| 奥沙西泮 | oxazepam | 48 |

## B

| 白消安 | busulfan | 231 |
| 胞磷胆碱 | citicoline | 84 |

| 保泰松 | phenylbutazone | 80 |
| 倍氯米松 | beclomethasone | 144 |
| 倍他米松 | betamethasone | 120 |
| 苯巴比妥 | phenobarbital | 49,55 |
| 苯丙酸诺龙 | nandrolone phenylpropionate | 135 |
| 苯二氮䓬类 | benzodiazepines, BZs | 55 |
| 苯酚 | phenol | 217 |
| 苯海拉明 | diphenhydramine | 139 |
| 苯海索 | trihexyphenidyl | 60 |
| 苯甲酸 | benzoicacid | 218 |
| 苯妥英钠 | phenytoin sodium | 54,107 |
| 苯溴马隆 | benzbromarone | 82 |
| 苯乙双胍 | phenformin | 132 |
| 苯乙酸睾酮 | testosterone phenylacetate | 135 |
| 苯扎贝特 | bezafibrate | 118 |
| 苯扎溴铵 | benzalkonium bromide | 220 |
| 苯佐那酯 | benzonatate | 142 |
| 苯唑西林 | oxacillin | 184 |
| 比索洛尔 | bisoprolol | 94,111 |
| 吡贝地尔 | piribedil | 60 |
| 吡格列酮 | pioglitazone | 132 |
| 吡喹酮 | praziquantel | 226 |
| 吡拉西坦 | piracetam | 85 |
| 吡罗昔康 | piroxicam | 81 |
| 吡嗪酰胺 | pyrazinamide, PZA | 209 |
| 苄丝肼 | benserazide | 59 |
| 苄星青霉素 | Benzathine Benzylpenicillin | 183 |
| 变态反应 | allergic reaction | 7 |
| 别嘌醇 | allopurinol | 82 |
| 丙泊酚 | propofol | 42 |
| 丙谷胺 | proglumide | 150 |
| 丙磺舒 | probenecid | 82 |
| 丙硫氧嘧啶 | propylthiouracil | 126 |
| 丙硫异烟胺 | protionamide | 209 |
| 丙酸睾酮 | testosterone propionate | 135 |
| 丙戊酸钠 | sodium valproate | 53 |
| 伯氨喹 | primaquine | 224 |
| 不良反应 | adverse reaction, ADR | 6 |
| 布比卡因 | bupivacaine | 44 |
| 布桂嗪 | bucinnazine | 75 |
| 布洛芬 | ibuprofen | 81 |
| 布美他尼 | bumetanide | 88 |
| 部分受体激动药 | partial agonist | 9 |

## C

| 长春新碱 | vincristine, VCR | 232 |
|---|---|---|
| 成瘾性 | addiction | 7 |
| 雌二醇 | estradiol | 133 |
| 促红细胞生成素 | erythropoietin, EPO | 161 |
| 促皮质素 | corticotrophin, ACTH | 124 |
| 醋酸 | acetic acid | 218 |

## D

| 达那唑 | danazol | 135 |
|---|---|---|
| 大观霉素 | spectinomycin | 193 |
| 胆茶碱 | cholinophylline | 144 |
| 低分子量肝素 | low molecular weight heparin, LMWH | 157 |
| 地芬诺酯 | diphenoxylate | 153 |
| 地高辛 | digoxin | 112 |
| 地红霉素 | dirithromycin | 189 |
| 地塞米松 | dexamethasone | 120 |
| 地西泮 | diazepam | 47 |
| 地昔帕明 | desipramine | 69 |
| 颠茄 | belladonnae | 33 |
| 碘酊 | iodine tincture | 218 |
| 碘解磷定 | pralidoxime iodide | 172 |
| 碘塞罗宁 | liothyronine | 125 |
| 丁卡因 | tetracaine | 44 |
| 东莨菪碱 | scopolamine | 32 |
| 毒性反应 | toxic reaction | 7 |
| 对氨基水杨酸钠 | sodium aminosalicylate, PAS | 209 |
| 对乙酰氨基酚 | acetaminophen | 80 |
| 对因治疗 | etiological treatment | 6 |
| 对症治疗 | symptomatic treatment | 6 |
| 多巴胺 | dopamine, DA | 35 |
| 多巴酚丁胺 | dobutamine | 37, 114 |
| 多奈哌齐 | donepezil | 61 |
| 多黏菌素 B | polymyxin B | 199 |
| 多黏菌素 E | polymyxin E | 199 |
| 多潘立酮 | domperidone | 151 |
| 多柔米星 | doxorubicin | 232 |
| 多塞平 | doxepin | 69 |
| 多西环素 | doxycycline | 195 |

## E

| 恩氟烷 | enflurane | 41 |
|---|---|---|

| 恩他卡朋 | entacapone | 60 |
| 二甲弗林 | dimefline | 84 |
| 二甲双胍 | metformin | 132 |
| 二氯尼特 | diloxanide | 225 |
| 二羟丙茶碱 | diprophylline | 144 |

## F

| 法莫替丁 | famotidine | 149 |
| 芬太尼 | fentanyl | 74 |
| 酚妥拉明 | phentolamine | 37 |
| 奋乃静 | perphenazine | 66 |
| 砜类 | dapsone, DDS | 210 |
| 呋喃妥因 | nitrofurantoin | 206 |
| 呋塞米 | furosemide | 87 |
| 氟奋乃静 | fluphenazine | 66 |
| 氟康唑 | fluconazole | 215 |
| 氟喹诺酮类药 | quinolones | 209 |
| 氟氯西林 | flucloxacillin | 184 |
| 氟尿嘧啶 | fluorouracil, FU | 231 |
| 氟哌啶醇 | haloperidol | 66 |
| 氟轻松 | fluocinolone acetonide | 120 |
| 氟氢可的松 | fludrocortisone | 120 |
| 氟西泮 | flurazepam | 48 |
| 氟氧头孢 | flomoxef | 187 |
| 副作用 | side reaction | 6 |
| 富马酸亚铁 | ferrous fumarate | 159 |

## G

| 干扰素 | interferon, IFN | 214 |
| 干扰素 | interferon, IFN-α、β、γ | 176 |
| 甘露醇 | mannitol | 90 |
| 肝素 | heparin | 119,156 |
| 高锰酸钾 | potassium permanganate | 219 |
| 格列本脲 | glibenclamide | 131 |
| 格列吡嗪 | glipizide | 131 |
| 格列喹酮 | gliquidone | 131 |
| 格列齐特 | gliclazide | 131 |
| 枸橼酸铁胺 | ferrac am-monium citrate | 159 |
| 癸氟奋乃静 | fluphenazine decanoate | 66 |
| 过氧化氢 | hydrogen peroxide solution | 219 |
| 过氧乙酸 | peracetic acid | 219 |

## H

| 含氯石灰 | chlorinatedlime | 219 |
|---|---|---|
| 红霉素 | erythromycin | 188 |
| 后遗效应 | residual effect | 7 |
| 琥乙红霉素 | erythromycin ethylsuccinate | 188 |
| 华法林 | warfarin | 158 |
| 环孢素 | cyclosporin A，CsA | 175 |
| 环丙贝特 | ciprofibrate | 118 |
| 环丙沙星 | ciprofloxacin | 202 |
| 环磷酰胺 | cyclophosphamide，CTX | 231 |
| 环氧乙烷 | ethylene oxide | 220 |
| 磺胺醋酰钠 | sulfacetamide | 204 |
| 磺胺甲噁唑 | sulfamethoxazole，SMZ | 204 |
| 磺胺米隆 | sulfamylon，SML | 204 |
| 磺胺嘧啶 | sulfadiazine，SD | 204 |
| 磺胺嘧啶银 | sulfadiazine silver，SD-Ag | 204 |
| 磺胺异噁唑 | sulfafurazole，SIZ | 204 |
| 磺苄西林 | sulbenicillin | 184 |

## J

| 吉非贝齐 | gemfibrozil | 118 |
|---|---|---|
| 己烯雌酚 | diethylstilbestrol | 133 |
| 继发反应 | secondary reaction | 7 |
| 加兰他敏 | galantamine | 62 |
| 甲氨蝶呤 | methotrexate，MTX | 231 |
| 甲苯达唑 | mebendazole | 227 |
| 甲苯磺丁脲 | tolbutamide | 131 |
| 甲地孕酮 | megestrol | 134 |
| 甲睾酮 | methyltestosterone | 135 |
| 甲硫氧嘧啶 | methylthiouracil | 126 |
| 甲氯芬酯 | meclofenoxate | 85 |
| 甲泼尼龙 | methylprednisolone | 120 |
| 甲羟孕酮 | medroxyprogesterone | 134 |
| 甲醛 | formaldehyde | 217 |
| 甲硝唑 | metronidazole | 205 |
| 甲氧苄啶 | trimethoprim，TMP | 205 |
| 甲氧氯普胺 | metoclopramide | 151 |
| 甲氧西林 | methicillin | 184 |
| 甲状腺片 | thyroid tables | 125 |
| 甲紫 | methylrosanilinium chloride | 220 |
| 间羟胺 | metaraminol | 36 |
| 胶体次枸橼酸铋 | colloidal bismuth subcitrate | 150 |

| 金刚烷胺 | amantadine | 60 |
| 金霉素 | aureomycin | 195 |
| 肼屈嗪 | hydralazine | 114 |

## K

| 卡比多巴 | carbidopa | 59 |
| 卡比马唑 | carbimazole | 126 |
| 卡铂 | carboplatin, CBP | 233 |
| 卡马西平 | carbamazepine | 53 |
| 卡托普利 | captopril | 96 |
| 卡维地洛 | carvedilol | 111 |
| 咖啡因 | caffeine | 83 |
| 开塞露 | Enema Glycerini | 153 |
| 考来替泊 | colestipol | 117 |
| 考来烯胺 | cholestyramine | 117 |
| 可待因 | codeine | 73,141 |
| 可的松 | cortisone | 120 |
| 可乐定 | clonidine | 97 |
| 克拉霉素 | clarithromycin | 190 |
| 克拉维酸 | clavulanic acid | 187 |
| 克林霉素 | clindamycin | 198 |
| 克仑特罗 | clenbuterol | 143 |
| 喹碘仿 | chiniofon | 225 |
| 喹硫平 | quetiapine | 67 |
| 喹诺酮类 | quinolones | 201 |

## L

| 拉米夫定 | lamivudine | 214 |
| 拉莫三嗪 | lamotrigine | 55 |
| 拉氧头孢 | latamoxef | 187 |
| 劳拉西泮 | lorazepam | 48 |
| 雷公藤总苷 | tripterygium glycosides | 176 |
| 雷尼替丁 | ranitidine | 148 |
| 利巴韦林 | ribavirin | 213 |
| 利多卡因 | lidocaine | 44,106 |
| 利福定 | rifandin | 209 |
| 利福平 | rifampicin | 208 |
| 利培酮 | risperidone | 66 |
| 利舍平 | reserpine | 97 |
| 利斯的明 | rivastigmine | 61 |
| 利托君 | ritodrine | 166 |
| 链激酶 | streptokinase, SK | 158 |
| 链霉素 | streptomycin | 193 |

| 链霉素 | streptomycin, SM | 209 |
| 两性霉素 B | amphotericin B | 214 |
| 林可霉素 | lincomycin | 198 |
| 磷霉素 | fosfomycin | 200 |
| 硫代硫酸钠 | sodium thiosulfate | 174 |
| 硫喷妥 | thiopental | 49 |
| 硫喷妥钠 | thiopental sodium | 42 |
| 硫酸类肝素 | heparan sulfate | 119 |
| 硫酸镁 | magnesium sulfate | 50,152 |
| 硫酸葡聚糖 | dextran sulfate | 119 |
| 硫酸软骨素 A | chondroitin sulfate A | 119 |
| 硫酸亚铁 | ferrous sulfate | 159 |
| 硫糖铝 | sucralfate | 150 |
| 硫唑嘌呤 | azathioprine, Aza | 176 |
| 柳氮磺吡啶 | sulfasalazine, SASP | 204 |
| 氯胺酮 | ketamine | 42 |
| 氯苯那敏 | chlorpheniramine | 139 |
| 氯吡格雷 | clopidogrel | 161 |
| 氯丙嗪 | chlorpromazine | 63 |
| 氯法齐明 | clofazimine | 210 |
| 氯化铵 | ammonium chloride | 142 |
| 氯化钾 | potassium chloride | 163 |
| 氯化钠 | sodium chloride | 162 |
| 氯磺丙脲 | chlorpropamide | 131 |
| 氯己定 | chlorhexidine | 219 |
| 氯解磷定 | pralidoxime chloride | 172 |
| 氯喹 | chloroquine | 223 |
| 氯雷他定 | loratadine | 139 |
| 氯霉素 | chloramphenicol | 196 |
| 氯米芬 | clomifene | 134 |
| 氯米帕明 | clomipramine | 68 |
| 氯普噻吨 | chlorprothixene | 66 |
| 氯沙坦 | losartan | 96 |
| 氯硝柳胺 | niclosamide | 227 |
| 氯硝西泮 | clonazepam | 48 |
| 氯唑西林 | cloxacillin | 184 |
| 罗格列酮 | rosiglitazone | 132 |
| 罗红霉素 | roxithromycin | 190 |
| 罗通定 | rotundine | 75 |
| 螺内酯 | spironolactone | 89 |
| 洛贝林 | lobeline | 84 |

# M

| 吗啡 | morphine | 71 |
| 麦角新碱 | ergometrine | 165 |
| 毛果芸香碱 | pilocarpine | 27 |
| 美金刚 | memantine | 62 |
| 美罗培南 | meropenem | 186 |
| 美洛西林 | mezlocillin | 184 |
| 美沙酮 | methadone | 75 |
| 美司钠 | mesna | 234 |
| 美他环素 | metacycline | 195 |
| 美替拉酮 | metyrapone | 124 |
| 美托洛尔 | metoprolol | 40,108,111 |
| 美西林 | mecillinam | 184 |
| 美西律 | mexiletine | 107 |
| 门冬酰胺酶 | asparaginase | 233 |
| 蒙脱石 | dioctahedral smectite | 153 |
| 孟苯醇醚 | menfegol | 137 |
| 孟鲁司特 | montelukaast | 145 |
| 咪达唑仑 | midazolam | 49 |
| 咪唑斯汀 | mizolastine | 139 |
| 米安色林 | mianserin | 70 |
| 米非司酮 | mifepristone | 138,165 |
| 米力农 | milrinone | 114 |
| 米诺环素 | minocycline | 195 |
| 米索前列醇 | misoprostol | 138 |
| 米托坦 | mitotane | 124 |
| 棉酚 | gossypol | 137 |
| 莫西沙星 | moxifloxacin | 203 |

# N

| 纳洛酮 | naloxone | 76 |
| 纳曲酮 | naltrexone | 76 |
| 奈多罗米钠 | nedocromil sodium | 145 |
| 奈替米星 | netilmicin | 193 |
| 奈韦拉平 | nevirapine | 213 |
| 尼尔雌醇 | nilestriol | 133 |
| 尼可刹米 | nikethamide | 84 |
| 尼群地平 | nitrendipine | 95 |
| 尿激酶 | urokinase,UK | 158 |
| 凝血酶 | thrombin | 156 |
| 诺氟沙星 | norfloxacin | 202 |

## P

| 帕罗西汀 | paroxetine | 69 |
|---|---|---|
| 哌甲酯 | methylphenidate | 83 |
| 哌拉西林 | piperacillin | 184 |
| 哌拉西林 - 三唑巴坦 | tazocin | 187 |
| 哌仑西平 | pirenzepine | 150 |
| 哌替啶 | pethidine | 73 |
| 哌唑嗪 | prazosin | 97,114 |
| 喷他佐辛 | pentazocine | 75 |
| 喷托维林 | pentoxyverine | 142 |
| 硼酸 | boric acid | 218 |
| 匹美西林 | pivmecillinam | 184 |
| 泼尼松 | prednisone | 120 |
| 泼尼松龙 | prednisolone | 120 |
| 葡萄糖 | glucose | 91 |
| 葡萄糖氯化钠 | glucose and sodium chloride | 163 |
| 普拉克索 | pramipexole | 60 |
| 普鲁卡因 | procaine | 44 |
| 普鲁卡因胺 | procainamide | 106 |
| 普罗布考 | probucol | 118 |
| 普罗帕酮 | propafenone | 107 |
| 普萘洛尔 | propranolol | 40,94,101,108 |

## Q

| 七氟烷 | sevoflurane | 41 |
|---|---|---|
| 齐多夫定 | zidovudine | 212 |
| 前列腺素 | prostaglandins,PGs | 165 |
| 羟基保泰松 | oxyphenbutazone | 80 |
| 羟基脲 | hydroxycarbamide,HU | 232 |
| 羟乙基淀粉 | hetastarch | 162 |
| 青蒿素 | artemisinin | 223 |
| 青霉素 G | penicillin G | 182 |
| 青霉素 V | penicillin V | 184 |
| 氢化可的松 | hydrocortisone | 120 |
| 氢氯噻嗪 | hydrochlorothiazide | 88,94 |
| 氢氧化铝 | aluminium hydroxide | 148 |
| 庆大霉素 | gentamicin | 193 |
| 秋水仙碱 | colchicine | 82 |
| 巯嘌呤 | mercaptopurine,6-MP | 231 |
| 曲安西龙 | triamcinolone | 120 |
| 曲马朵 | tramadol | 75 |
| 曲唑酮 | trazodone | 70 |

| 去甲肾上腺素 | noradrenaline, NA | 35 |
| 去甲万古霉素 | norvancomycin | 199 |
| 去氢依米丁 | dehydroemetine | 225 |
| 去氧皮质酮 | desoxycortone | 123 |
| 去乙酰毛花苷 | deslanoside | 114 |
| 醛固酮 | aldosterone | 123 |
| 炔雌醇 | ethinyl estradiol | 133 |
| 炔雌醚 | quinestrol | 133 |
| 炔诺酮 | norethisterone | 134 |
| 炔诺孕酮 | norgestrel | 134 |

## R

| 壬苯醇醚 | nonoxinol | 137 |
| 柔红霉素 | daunorubicin, DNR | 232 |
| 乳酶生 | lactasin | 147 |
| 乳酸钠林格 | sodium lactate ringer's | 162 |
| 瑞格列奈 | repaglinide | 132 |

## S

| 噻嘧啶 | pyrantel | 227 |
| 赛庚啶 | cyprohetadine | 139 |
| 三硅酸镁 | magnesium trisilicate | 148 |
| 三尖杉碱 | cephalotaxin | 232 |
| 三唑仑 | triazolam | 49 |
| 色甘酸钠 | sodium cromoglycate | 145 |
| 沙丁胺醇 | salbutamol | 143 |
| 山莨菪碱 | anisodamine | 32 |
| 山梨醇 | sorbitol | 91 |
| 肾上腺素 | adrenaline, AD | 33 |
| 石杉碱甲 | huperzine A | 62 |
| 受体激动药 | agonist | 8 |
| 受体阻断药 | antagonist | 8 |
| 舒巴坦 | sulbactam | 187 |
| 舒必利 | sulpiride | 67 |
| 双碘喹啉 | diiodohydroxyquinoline | 225 |
| 双氯芬酸 | diclofenac | 81 |
| 双氯西林 | dicloxacillin | 184 |
| 双嘧达莫 | dipyridamole | 161 |
| 水合氯醛 | chloral hydrate | 50 |
| 顺铂 | cisplatin, DDP | 233 |
| 司可巴比妥 | secobarbital | 49 |
| 司来吉兰 | selegiline | 59 |
| 司莫司汀 | semustine | 230 |

| 司坦唑醇 | stanozolol | 135 |
|---|---|---|
| 丝裂霉素 | mitomycin C, MMC | 232 |
| 四环素 | tetracycline | 195 |
| 羧苄西林 | carbenicillin | 184 |
| 缩宫素 | oxytocin | 164 |

## T

| 他克林 | tacrine | 61 |
|---|---|---|
| 他莫昔芬 | tamoxifen | 134 |
| 他唑巴坦 | tazobactam | 187 |
| 碳酸钙 | calcium carbonate | 148 |
| 碳酸锂 | lithium carbonate | 67 |
| 碳酸氢钠 | sodium bicarbonate | 162 |
| 特比萘芬 | terbinafine | 215 |
| 特异质反应 | idiosyncrasy | 8 |
| 替加氟 | tegafur | 233 |
| 替卡西林 | ticarcillin | 184 |
| 替莫西林 | temocillin | 184 |
| 替硝唑 | tinidazole | 206 |
| 停药反应 | withdrawal reaction | 7 |
| 酮替酚 | ketotifen | 145 |
| 头孢氨苄 | cefalexin | 184 |
| 头孢吡肟 | cefepime | 185 |
| 头孢呋辛 | cefuroxime | 184 |
| 头孢克洛 | cefaclor | 184 |
| 头孢克肟 | cefixime | 185 |
| 头孢拉定 | cefradine | 184 |
| 头孢雷特 | ceforanide | 184 |
| 头孢利定 | cefalome | 185 |
| 头孢美唑 | cefmetazole | 186 |
| 头孢孟多 | cefamandole | 184 |
| 头孢尼西 | cefonicid | 184 |
| 头孢哌酮 | cefoperazone | 185 |
| 头孢匹罗 | cefpirome | 185 |
| 头孢羟氨苄 | cefadroxil | 184 |
| 头孢曲松 | ceftriaxone | 185 |
| 头孢噻吩 | cefalotin | 184 |
| 头孢噻肟 | cefotaxime | 185 |
| 头孢他啶 | ceftazidime | 185 |
| 头孢替安 | cefotiam | 184 |
| 头孢替坦 | cefotetan | 186 |
| 头孢西丁 | cefoxitin | 186 |
| 头孢唑啉 | cefazolin | 184 |

| 头孢唑肟 | ceftizoxime | 185 |
| 土霉素 | oxytetracycline | 195 |
| 托吡酯 | topiramate | 56 |
| 妥布霉素 | tobramycin | 193 |

## W

| 烷苯醇醚 | alfenoxynol | 137 |
| 万古霉素 | vancomycin | 199 |
| 维 A 酸 | tretinoin | 233 |
| 维拉帕米 | verapamil | 109 |
| 维生素 A | vitamin A | 169 |
| 维生素 $B_{12}$ | vitamin $B_{12}$ | 160 |
| 维生素 $B_1$ | vitamin $B_1$ | 167 |
| 维生素 $B_2$ | vitamin $B_2$ | 168 |
| 维生素 $B_6$ | vitamin $B_6$ | 168 |
| 维生素 C | vitamin C | 168 |
| 维生素 D | vitamin D | 170 |
| 维生素 E | vitamin E | 170 |
| 维生素 K | vitamin K | 155 |
| 胃蛋白酶 | pepsin | 147 |
| 五氟利多 | penfluridol | 67 |
| 戊二醛 | glutaral | 217 |

## X

| 西沙必利 | cisapride | 152 |
| 西司他丁 | cilastatin | 186 |
| 西替利嗪 | cetirizine | 139 |
| 稀盐酸 | dilute hydrochloric acid | 147 |
| 腺苷钴胺 | cobamamide | 161 |
| 硝苯地平 | nifedipine | 95, 102 |
| 硝普钠 | nitroprusside sodium | 96, 114 |
| 硝酸甘油 | nitroglycerin | 99 |
| 硝酸异山梨酯 | isosorbide dinitrate | 101 |
| 硝酸酯类 | nitrate esters | 114 |
| 硝西泮 | nitrazepam | 48 |
| 辛伐他汀 | simvastatin | 117 |
| 新斯的明 | neostigmine | 29 |
| 熊去氧胆酸 | ursodeoxycholic acid | 153 |
| 溴吡斯的明 | pyridostigmine bromide | 30 |
| 溴己新 | bromhexine | 142 |
| 溴隐亭 | bromocriptine | 60 |

# Y

| | | |
|---|---|---|
| 亚胺培南 | imipenem | 186 |
| 亚甲蓝 | methylthioninium chloride | 173 |
| 亚砷酸 | arsenious acid | 233 |
| 亚硝酸钠 | sodium nitrite | 174 |
| 亚叶酸钙 | calcium folinate, CF | 233 |
| 烟酸 | nicotinic acid | 117 |
| 盐酸小檗碱 | berberine hydrochloride | 153 |
| 氧氟沙星 | ofloxacin | 202 |
| 氧化镁 | magnesium oxide | 148 |
| 氧化亚氮 | nitrous oxide | 42 |
| 药理学 | pharmacology | 1 |
| 药物 | drug | 1 |
| 药物代谢动力学 | pharmacokinetics | 1 |
| 药物效应 | drug effect | 5 |
| 药物效应动力学 | pharmacodynamics | 1 |
| 药物作用 | drug action | 5 |
| 叶酸 | folic acid | 160 |
| 伊曲康唑 | itraconazole | 215 |
| 伊维菌素 | ivermectin | 227 |
| 依赖性 | dependence | 7 |
| 依米丁 | emetine | 225 |
| 依那普利 | enalapril | 96 |
| 依沙吖啶 | ethacridine | 220 |
| 依他尼酸 | etacrynic acid | 88 |
| 依托泊苷 | etoposide, VP-16 | 232 |
| 依托红霉素 | erythromycin estolate | 188 |
| 胰岛素 | insulin | 129 |
| 胰酶 | pancreatin | 147 |
| 乙胺丁醇 | ethambutol, EMB | 209 |
| 乙胺嘧啶 | pyrimethamine | 224 |
| 乙胺嗪 | diethylcarbamazine | 226 |
| 乙醇 | alcohol | 216 |
| 乙琥胺 | ethosuximide | 54 |
| 乙酰半胱氨酸 | acetylcysteine | 142 |
| 乙酰螺旋霉素 | acetylspiramycin | 190 |
| 乙酰胂胺 | acetarsol | 226 |
| 异丙嗪 | promethazine | 139 |
| 异丙肾上腺素 | isoprenaline | 36 |
| 异丙托溴铵 | ipratropium bromide | 145 |
| 异氟烷 | isoflurane | 41 |
| 异戊巴比妥 | amobarbital | 49 |

| 异烟肼 | isoniazid | 207 |
| 吲哒帕胺 | indapamide | 94 |
| 吲哚美辛 | indomethacin | 80 |
| 茚地那韦 | indinavir | 213 |
| 右美沙芬 | dextromethorphan | 141 |
| 右旋糖酐 | dextran | 161 |
| 右旋糖酐铁 | iron dextran | 159 |
| 预防作用 | preventive action | 6 |

## Z

| 扎鲁司特 | zafirlukast | 145 |
| 占诺美林 | xanomeline | 62 |
| 制霉菌素 | nystatin | 215 |
| 治疗作用 | therapeutic action | 6 |
| 转移因子 | transfer factor, TF | 177 |
| 紫杉醇 | paclitaxel | 232 |
| 组织型纤溶酶原激活剂 | tissues plasminogen activator, t-PA | 159 |
| 左甲状腺素 | levothyroxine | 126 |
| 左炔诺孕酮 | levonorgestrel | 134 |
| 左旋多巴 | levodopa, L-dopa | 58 |
| 左氧氟沙星 | levofloxacin | 202 |
| 左乙拉西坦 | levetiracetam | 55 |
| 佐匹克隆 | zopiclone | 50 |
| 唑吡坦 | zolpidem | 50 |

# 主要参考文献

1. 刘文俊 . 药理学 . 第 2 版 . 北京:高等教育出版社,2008
2. 王开贞,于肯明 . 药理学 . 第 6 版 . 北京:人民卫生出版社,2009
3. 陈新谦,金有豫,汤光等 . 新编药物学 . 第 17 版 . 北京:人民卫生出版社,2011
4. 徐　红 . 护理药理学 . 第 2 版 . 北京:人民卫生出版社,2011
5. 董　志 . 药理学 . 第 3 版 . 北京:人民卫生出版社,2012
6. 秦红兵 . 护理药理学 . 第 2 版 . 北京:人民卫生出版社,2013
7. 陈树君 . 护用药理学 . 第 2 版 . 西安:第四军医大学出版社,2012
8. 肖顺贞,姚景鹏 . 临床护用药理学 . 北京:人民卫生出版社,2008